高等学校食品营养与健康专业教材

生理学

欧阳五庆　主　编

兰　莹　张才乔　王晓玉　副主编

中国轻工业出版社

图书在版编目（CIP）数据

生理学／欧阳五庆主编. —北京：中国轻工业出版社，
2023.1

高等学校食品营养与健康专业教材

ISBN 978-7-5184-3834-1

Ⅰ.①生… Ⅱ.①欧… Ⅲ.①人体生理学—高等学校—
教材 Ⅳ.①R33

中国版本图书馆 CIP 数据核字（2022）第 002862 号

责任编辑：钟 雨 责任终审：白 洁 整体设计：锋尚设计
策划编辑：钟 雨 责任校对：朱燕春 责任监印：张 可

出版发行：中国轻工业出版社（北京东长安街 6 号，邮编：100740）
印 刷：北京君升印刷有限公司
经 销：各地新华书店
版 次：2023 年 1 月第 1 版第 1 次印刷
开 本：787×1092 1/16 印张：22
字 数：496 千字
书 号：ISBN 978-7-5184-3834-1 定价：59.00 元
邮购电话：010-65241695
发行电话：010-85119835 传真：85113293
网 址：http://www.chlip.com.cn
Email：club@ chlip.com.cn
如发现图书残缺请与我社邮购联系调换
210178J1X101ZBW

高等学校食品营养与健康专业教材编委会

	李春保	南京农业大学
	李 斌	沈阳农业大学
	邹小波	江苏大学
	张宇昊	西南大学
	张军翔	宁夏大学
	张 建	石河子大学
	张铁华	吉林大学
	岳田利	西北大学
	周大勇	大连工业大学
	庞 杰	福建农林大学
	施洪飞	南京中医药大学
	姜毓君	东北农业大学
	聂少平	南昌大学
	顾 青	浙江工商大学
	徐宝才	合肥工业大学
	徐晓云	华中农业大学
	桑亚新	河北农业大学
	黄现青	河南农业大学
	曹崇江	中国药科大学
	董同力嘎	内蒙古农业大学
	曾新安	华南理工大学
	雷红涛	华南农业大学
	廖小军	中国农业大学
	薛长湖	中国海洋大学
秘　书	吕 欣	西北农林科技大学
	王云阳	西北农林科技大学

本书编委会

主　编　欧阳五庆　西北农林科技大学

副主编　兰　莹　西北农林科技大学

　　　　　张才乔　浙江大学

　　　　　王晓玉　中国农业大学

参　编　（按姓氏笔划排序）

　　　　　王杨凯　海军军医大学

　　　　　丛日华　西北农林科技大学

　　　　　李雅丽　湖南师范大学

　　　　　苏建民　西北农林科技大学

　　　　　肖　垚　西北农林科技大学

　　　　　周京军　空军军医大学

　　　　　郑　寅　贵州大学

　　　　　赵建国　海南大学

　　　　　彭　莎　西北农林科技大学

　　　　　谢少林　华南农业大学

前　言

　　随着人民生活水平的提高、生活节奏的加快，营养供给能力显著增强，我国国民营养健康状况明显改善，但仍面临营养相关疾病多发、营养健康生活方式尚未普及等问题，这成为影响国民健康的重要因素。近年来包括《中华人民共和国国民经济和社会发展第十四个五年规划和2035年远景目标纲要》《"健康中国2030"规划纲要》在内的众多纲领性文件对研究和开发新的营养健康食品，提升国民健康做出了要求，而这些研究与相关人才的培养离不开生理学这一基础课程，为了推进"新工科"建设，满足食品营养与健康新专业的教学需要，我们共同编写了这部适合工科教学的《生理学》教材。

　　在编写过程中，我们参考了国内和国外优秀的生理学教材，融合了现代教学研究成果和教学观念，力求反映生理学发展的新概念、新成果、新理论和新技术。在内容上，强调专业性、科学性、启发性和教学适用性，突出了食品类专业特色，充分体现生理学相关专业的教学需要。在结构体系上，以生理功能及其调控为主线，以系统为基本单元，同时注重各系统的内在联系和协调。在写作上，尽量做到结构合理、逻辑严密、重点突出、特色鲜明、叙述严谨、条理清楚、体例统一。本教材广泛吸收现代信息技术成果，构筑立体化精品教材系列，将陆续编著教学课件和实验指导等部分，为本教材的学习提供系统的解决方案。

　　参与本教材编写的人员都是长期从事生理学课程教学工作的一线教师，有丰富的教学经验。兰莹、苏建民负责第一章和第十章的编写，周京军、谢少林负责第二章的编写，彭莎、郑寅负责第三章、第五章和第十二章的编写，王杨凯负责第四章的编写，丛日华负责第六章的编写，王晓玉负责第七章的编写，欧阳五庆负责第八章的编写，李雅丽、肖垚负责第九章的编写，张才乔、赵建国负责第十一章的编写，全书由欧阳五庆统稿。

　　本书可作为高等学校食品营养与健康、食品质量与安全、食品科学与工程、生物科学、生物技术、生物工程等专业本科生、研究生教材，也可供食品、营养相关行业科研、技术人员、营养师等参考。

由于编者知识水平和编写能力有限，本书错误在所难免，恳请读者给予批评指正。

欧阳五庆

2022 年 8 月

目 录

第六章　消化与吸收 ……………………………………………………………… 143

第一章

绪　论

学习目标

1. 生理学的研究对象及任务；
2. 机体的内环境及生理功能的调节；
3. 生理功能的控制系统，正、负反馈的概念。

第一节　生理学的任务和研究方法

一、生理学及其任务

　　生理学是研究有机体机能活动及其规律的科学，其核心在于揭示生命活动的规律及其调节机制。生理学的主要研究对象从简单的病毒到植物再到复杂的人类，每种类型的生物都有其自身的功能特征。因此，广义的生理学领域可以分为病毒生理学、细菌生理学、细胞生理学、植物生理学、动物生理学、人体生理学以及更多的细分领域。本书主要阐述人体生理学，但由于人体试验的受限，故很多研究内容来自动物。

　　人和动物的机体结构和功能十分复杂，在研究其生理功能及产生的机制时，必须从机体的不同角度进行讨论。构成机体最基本单位是细胞，许多不同的细胞构成器官，行使某种生理功能的不同器官互相联系，构成系统，如由心脏、动脉、毛细血管和静脉构成的循环系统，由鼻腔、喉、气管、支气管和肺构成的呼吸系统等。整个机体就是由各个系统互相联系、互相作用而构成的一个复杂的整体。因此，生理学研究可以在细胞水平甚至分子水平上进行，也可以在器官和系统水平，甚至在整体水平上进行。把在不同水平上研究所得到的知识综合起来，才能对生物机体的功能有全面、深入的认识。

二、生理学研究的不同水平

（一）细胞和分子水平的研究

细胞和分子水平主要研究细胞生命现象的基本物理化学过程。各个器官的功能都是由构成该器官的各种细胞的特性决定的。例如，肌肉的收缩功能和腺体的分泌功能，分别是由肌细胞和腺细胞的生理学特性决定的。因此，研究一个器官的功能，要从细胞水平上进行。而细胞的生理特性又是由构成细胞的各个成分，特别是细胞中各种生物大分子的物理和化学特性决定的。例如，肌细胞发生收缩，是由于某些离子浓度改变及酶的作用下，肌细胞内若干种特殊的蛋白质分子的排列方式发生变化。各种细胞的生理特性取决于它们所表达的各种基因，而在不同的环境条件下，基因的表达又可以发生改变。因此生理学研究还必须深入到分子水平。分子生物学理论和研究技术的不断发展，对于从分子水平进行生理学研究起了很大的促进作用。

在细胞水平上的研究，多数情况下需要将所研究的细胞从整体上分离下来，放在适当的环境中培养，使细胞仍能保持良好的状态，然后对其功能进行研究。分子生物学和生物化学的实验常常还要把细胞打碎，以取得研究所要观察的分子。对离体培养的细胞进行研究时，往往把细胞放在某种特殊的环境中，然后对细胞的功能进行研究观察，因此在分析这类实验结果时，必须注意实验当时细胞所处的特殊条件，不能简单地把在离体实验中观察到的结果直接用来推论或解释这些细胞在完整机体中的活动和功能。在完整机体内，细胞所处的环境比在离体实验条件下复杂得多。对于任何一种细胞在完整机体中所表现的生理功能的分析，必须考虑到这些细胞在体内所处的环境条件以及各种环境条件可能发生的变化。

在细胞和分子水平上进行的研究，其研究对象是细胞和构成细胞的分子。在这个水平上进行研究和获取知识的学科称为细胞生理学或普通生理学。

（二）器官和系统水平的研究

要了解一个器官或系统的功能，它在机体中所起的作用，它的功能活动的内在机制，以及各种因素对它活动的影响，都需要从器官和系统的水平上进行观察和研究。例如，要了解循环系统中心脏如何射血，血液在心血管系统中流动的规律，各种神经和体液因素对心脏和血管活动的影响等，就要以心脏、血管和循环系统作为研究对象。在这个水平上的研究和所获得的知识，就是器官生理学的内容，如循环生理学、消化生理学、肾脏生理学等。

（三）整体水平的研究

在整体中，体内各个器官、系统之间相互联系和相互影响。在生理情况下，各个器官和系统的功能互相协调，从而使机体能够成为一个完整的整体，并在不断变化着的环境中维持正常的生命活动。整体水平上的研究，就是要以完整的机体为研究对象，观察和分析在各种环境条件和生理情况下不同的器官、系统之间互相联系、互相协调，以及完整机体对环境变化发生各种反应的规律。所以整体水平上的研究比细胞水平和器官、系统水平上的研究更加复杂。

上述三个水平的研究之间不是相互孤立的，而是互相联系、互相补充的，构成了生理学研究的任务。要阐明某一个生理功能的机制，一般都需要从细胞和分子、器官和系统，以及整体三个水平进行研究，对在不同水平上的研究结果进行分析和综合，然后得出比较全面的结论。目前已经可以用基因转移和基因敲除的方法建立各种特殊的转基因动植物和基因敲除动植物，这对于在整体中观察和研究各种基因的功能起了很大的推动作用。

三、生理学的研究方法

生理学是一门实验科学，它的所有知识都来自临床实践和试验研究。早期的生理学研究方法主要是对人体和疾病过程的直接观察，1628 年英国医生 William Harvey 出版了《心与血的运动》，Harvey 首次在多种动物身上用活体解剖和科学实验的方法研究了血液循环，证明心脏是循环系统的中心，血液由心脏射入动脉，再由静脉回流入心脏，不断循环。这是历史上第一本基于实验证据的生理学著作。

1. 动物实验

（1）急性动物实验 急性动物实验是以完整动物或动物材料为研究对象，在人工控制的实验环境条件下，在短时间内对动物某些生理功能进行研究的实验，具有破坏性和不可逆性，通常造成动物死亡。急性动物实验分为离体实验和在体实验。离体实验是从活的或刚处死的动物身上取出器官、组织或细胞，置于一个能保持正常功能活动的类似体内环境的人工模拟环境中，使其在短时间内保持生理功能，以便进行研究。例如，蛙心灌流实验观察理化因素对心脏的调节，这就是典型的离体实验。在体实验是在麻醉或毁坏动物大脑的情况下，暴露所要研究的器官，以便进行生理实验。例如用麻醉的家兔来研究各种因素对家兔呼吸或胃肠运动的影响，即在体实验。这两种方法通常都不能持久，一般实验后动物都死亡，所以通称为急性实验法。

（2）慢性动物实验 以完整、健康的动物作为研究对象，在正常环境下进行的各种实验称为慢性动物实验。慢性动物实验可进行较长时间的观察、记录和实验，能反映动物正常的生理活动。由于这种动物可以在较长时间内用于实验，故此方法称为慢性动物实验。慢性实验方法的特点是保存了各器官的自然联系和相互作用，便于观察某一器官在正常情况下的生理功能及其与整体的关系，可以在动物清醒条件下长期观察某一活动，使所获得的结果更接近正常生理状态，但不便于分析诸多的影响因素。

2. 人体试验

基于伦理和人道主义考虑，目前人体生理试验主要是以调查和记录人体的一些生理参数资料为主，例如，人体身高、体重、血压、心率、肺活量、血细胞数量等。随着现代科学技术的飞速发展，借助仪器使人体无创伤的研究成为可能。心电图、脑电图、超声波检测和 X 射线技术等为人体生理功能的研究提供了条件。有些人体生理实验可在志愿者中进行，例如，研究人体在高压、低氧和失重等一些特殊环境下某些生理活动的变化。

第二节 机体的内环境和稳态

一、机体的内环境

人体内的液体称为体液。成年人体重约 60% 由体液构成。按其分布（图 1-1）可分为两大类：约 2/3 的体液（约占体重的 40%）分布在细胞内，称为细胞内液（intracellular fluid）；约 1/3 的体液（约占体重的 20%）分布在细胞外，称为细胞外液（extra cellular fluid）。细胞外液的 3/4（约占体重的 15%）分布在全身的组织间隙中，称为组织液（interstitial fluid），1/4（约占体重的 5%）分布在心血管系统的管腔内，即为血浆。机体的绝大多数细胞并不直接与外界环境发生接触，而是浸浴在细胞外液之中，因此细胞外液是细胞直接接触的环境。法国生理学家 Claude Bernard 首先提出了一个重要的概念，即细胞外液是细胞在体内直接所处的环境，故称之为内环境（internal environment），以区别于整个机体所处的外环境。

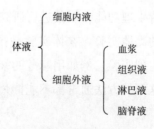

图 1-1 体液分布

细胞外液和细胞内液的成分有很大的差别。这种差别得以维持取决于细胞膜的结构以及细胞膜上的一些特殊蛋白质分子的功能。细胞外液主要由组织液和血浆组成。细胞外液中含有较多的钠、氯、碳酸氢根离子以及细胞所需的养分，如氧、葡萄糖、氨基酸、脂肪酸等，还含有二氧化碳及其他细胞代谢产物。细胞通过细胞膜与细胞外液之间发生物质交换，从细胞外液摄取氧和其他营养物质，同时将二氧化碳和其他代谢产物排入细胞外液。细胞外液在体内不断地流动，血浆与血细胞一起构成血液，在心血管系统内不停地循环；组织液则通过毛细血管壁以扩散等方式与血浆发生物质交换。

二、内环境稳态

生理学中一个十分重要的概念，内环境的各种物理、化学性质是保持相对稳定的，称为内环境稳态（homeostasis）。所谓保持相对稳定或稳态，是指在正常生理情况下内环境的各种理化性质只在很小的范围内发生变动。例如，体温维持在 37℃ 左右，血浆 pH 维持在 7.4 左右等。内环境的稳态是细胞维持正常生理功能的必要条件，也是机体维持正常生命活动的必要条件。内环境的稳态，并不是说内环境的理化性质是静止不变的。相反，由于细胞不断进行代谢活动，就要不断地与细胞外液发生物质交换，因此也就会不断地扰乱或破坏内环境的稳态；另外，外界环境因素的改变也可影响内环境的稳态。体内各个器官、组织往往都是从某个方面参与维持内环境的稳态的。例如，肺的呼吸活动可从外界环境摄取细胞代谢所需的 O_2，排出代谢产生的 CO_2，维持细胞外液中 O_2 和 CO_2 分压的稳态；胃肠道的消化、吸收可补充细胞代谢所消耗的各种营养物质；肾脏的排泄功能可将多种代谢产物排出体外；血液循环则能保证体内各种营养物质和代谢产物的运输。身体各个器官系统正常功能活动的综合，使内环境的各种理化性质维持相对稳定。总之，内环境稳态的维持是各种细胞、器官的正常生理活动的结果，内环境的稳态又是体内细胞、器官维持正常生理活动和功能的必要条件。因此，生理学的大量内容都是关于各种器官、细胞是如何在维持内环境稳态中起作用的。细胞外液的各种成分，如 O_2 和 CO_2 的分压、pH、各种离子和葡萄糖浓度等，在正常生理状态下都保持在一定的水平，其变动范围很小。内环境的各种理化性质的变动如果超出一定的范围，就可能引起疾病；相反，在疾病情况下，细胞、器官的活动发生异常，内环境的稳态就会受到破坏，细胞外液的某些成分就会发生变化，超出正常的变动范围。现在，生理学中关于稳态的概念已经被用于泛指体内各个水平上的生理活动在神经、体液等因素调节下保持相对稳定和相互协调的状况。

在各种病理情况下，内环境的理化性质偏离正常，而机体一些细胞和器官的活动可发生代偿性的改变，使改变了的理化性质的内环境重新恢复正常。如果器官、细胞的活动改变不能使内环境的理化性质恢复正常，甚至更加偏离正常水平，则细胞和整个机体的功能就会发生严重障碍，甚至导致死亡。关于各种病理情况下机体的细胞、器官功能所发生的变化的知识，属于病理生理学（patho physiology）的范畴。

第三节 机体生理功能的调节

在机体处于不同的生理情况时，或当外界环境发生改变时，体内一些器官、组织的功能活动会发生相应的改变，最后使机体适应各种不同的生理情况和外界环境的变化，也可使被扰乱的内环境重新得到恢复。这种过程称为生理功能的调节。机体对各种功能活动进行调节的方式主要有三种，即神经调节（nervous regulation）、体液调节（humoral regulation）和自身调节（autoregulation）。

一、神经调节

机体的许多生理功能是由神经系统的活动来进行调节的。神经调节是指通过神经系统的活动对机体各组织、器官和系统的生理功能所发挥的调节作用。神经调节的基本方式是反射。所谓反射是指在中枢神经系统的参与下，机体对内、外环境变化产生的有规律的适应性反应。反射的结构基础是反射弧，包括感受器、传入神经、神经中枢、传出神经和效应器五个基本环节（图1-2）。感受器感受体内某部位或外界环境的变化，并将这种变化转变成一定的神经信号（电活动），通过传入神经传导至相应的神经中枢，神经中枢对传入信号进行分析，做出反应，通过传出神经改变效应器（如肌肉、腺体）的活动。内部环境中的大多数因素由几个效应器控制，这些效应器往往具有拮抗作用。对抗效应器的控制有时被描述为"推-拉"，即一个效应器的活动增加，而另一个拮抗效应器的活动相应减少。与简单地打开和关闭一个效应器相比，这提供了更精准的控制。反射弧的各组成部分都很重要，如果其中任何一部分被破坏，都会导致反射活动的消失。反射性调节是机体重要的调节机制，神经系统功能不健全时，调节将发生紊乱。人类和高等动物的反射可分为非条件反射和条件反射两类。非条件反射是先天遗传的，是生物体在长期的进化发展过程中形成的，出生后无需训练就具有的反射，例如，防御反射、食物反射和性反射等。由非条件刺激引起，具有固定的神经联系，反射中枢位于神经系统的低级部位，是动物在进化过程中形成的，可遗传给后代。条件反射是动物出生后，通过训练而建立起来的反射，反射的高级中枢主要位于大脑皮层。一般来说，神经调节的特点是：反应迅速、准确、作用部位局限和作用时间短暂。

自主神经系统又称植物神经系统，包括交感神经和副交感神经。它在潜意识的水平上运作，并控制许多内脏器官的功能，包括心脏泵血活动的水平、胃肠道的运动，以及许多腺体的分泌。

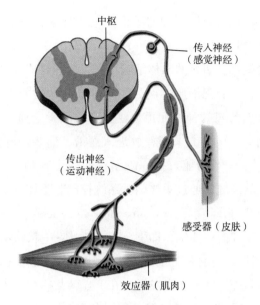

图 1-2 反射弧模式图

二、体液调节

机体内某些特定的细胞，能合成并分泌某些具有信息传递功能的化学物质，经体液途径运送到特殊的靶组织、细胞，作用于相应的受体，对靶组织、细胞活动进行的调节。体液调节的一般特点是：反应慢、作用广泛和作用时间较长。体内有多种内分泌腺细胞，能分泌各种激素。激素是一些能在细胞与细胞之间传递信息的化学物质，由血液或组织液携带，作用于具有相应受体的细胞，调节这些细胞的活动。激素调节为最典型的体液调节方式。接受某种激素调节的细胞，称为该种激素的靶细胞。例如，胰岛 B 细胞分泌的胰岛素，是一种调节全身组织细胞糖代谢的激素，能促进细胞对葡萄糖的摄取和利用，在维持血浆葡萄糖浓度的稳定中起重要的作用。有一些激素可以在组织液中扩散至邻近的细胞，调节邻近细胞的活动。这种调节是局部性的体液调节，又称为旁分泌调节。还有些细胞分泌的激素反过来作用于自身或者其周围的同类细胞，对自身或同类细胞的活动进行调节，这种调节方式称为自分泌。

神经系统与内分泌系统在功能上关系密切，有相互调节的作用，因此在生理功能调节中它们的调节又合称为神经-体液调节。神经系统控制内分泌腺的功能，大部分内分泌腺都受到三叉神经节的支配，而这些神经可以直接控制腺的内分泌功能。此外，内分泌组织的神经支配还可以调节腺体内的血液流动，从而影响激素的分布和功能。另一方面，激素可以影响中枢神经系统从而改变行为和情绪。除了这种高度整合的关系，还有专门的神经细胞，称为神经内分泌或神经分泌细胞，它直接将神经信号转化为激素信号。在神经末梢中发现的许多已证实的或潜在的神经递质也是众所周知的激素，包括精氨酸加压素、缩胆囊素、脑啡肽、去甲肾上腺素、分泌素和血管活性肠肽。

下丘脑的某些神经细胞具有明显的腺体细胞特征，也能合成和分泌激素，并由轴突末梢释放入血液，然后作用于相应的靶细胞。例如，高等脊椎动物的下丘脑视上核（相当于某些硬骨鱼类的视前核）和室旁核的神经元可分泌抗利尿激素（血管升压素）和催产素，激素经其轴突运输到神经垂体，被轴突末梢释放进入血液，这些细胞称为"神经内分泌神经元"，其激素的分泌方式称为神经分泌（neurosecretion）。下丘脑还有一些神经内分泌细胞，其轴突可以延伸到垂体门脉系统，通过垂体门脉系统控制腺垂体的活动。下丘脑和垂体间的结构和功能联系，称为神经内分泌系统（neuroendocrine system）。由下丘脑、腺垂体和内分泌腺组成的从上到下三级管理的功能轴，即下丘脑-腺垂体-甲状腺功能轴、下丘脑-腺垂体-肾上腺皮质功能轴、下丘脑-腺垂体-性腺功能轴是内分泌系统的主要部分，神经系统可在各个层次对内分泌腺的活动进行调节。已发现，在下丘脑某些神经内分泌神经元周围有密集的去甲肾上腺素能纤维，去甲肾上腺素能促进促甲状腺激素释放激素（thyrotropin releasing hormone，TRH）、促性腺激素释放激素（gonadotropin releasing hormone，GnRH）的分泌，而抑制促肾上腺皮质激素释放激素（corticotropin releasing hormone，CRH）的分泌。另外，一些中枢神经递质，如多巴胺、乙酰胆碱、5-羟色胺、β-内啡肽（β-endorphin）、强啡肽都对下丘脑的神经内分泌神经元的分泌活动有调节作用。此外，神经系统对腺垂体、内分泌腺和散在的内分泌细胞的分泌活动也有不同程度的调节作用。这类通过神经影响激素分泌，再由激素对机体功能实行调节的方式称之为神经体液调节（neurohumoral regulation）。例如，肾上腺髓质受交感节前纤维的支配；甲状腺腺泡、肾近球小体分泌肾素的颗粒细胞受交感神经纤维的支配；许多分泌胃肠激素的细胞，如分泌胃泌素的 C 细胞、分泌胰岛素和胰高血糖素的胰岛 B 细胞和 A 细胞，都受迷走神经和交感神经纤维的双重支配。内分泌腺激素也影响着神经系统的功能。许多激素存在于中枢和外周神经系统，调节突触传递的效率，使神经调节功能更加准确和有效。例如，TRH 除了作为激素控制腺垂体分泌促甲状腺素（thyroid-stimulating hormone，TSH）外，还广泛分布于其他脑区，参与抗抑郁、促醒觉、促运动和升体温等神经活动。TRH 在神经垂体浓度较高，可能参与血管升压素的分泌调节。视上核及室旁核分泌血管升压素和催产素的神经元除发出纤维到达神经垂体外，其纤维还可分布到脑的其他部位和脊髓等处，在脑内许多神经核中也发现了能产生血管升压素和催产素的神经细胞。血管升压素对中枢的作用有行为调节、自主神经调节（升高血压和加快心率）、促进腺垂体分泌促肾上腺皮质激素（adrenocor ticotropic hormone，ACTH）以及促进学习记忆等功能。生长抑素广泛分布于脑内外，普遍地起到抑制性作用。胃肠激素、血管紧张素 Ⅱ、心房钠尿肽、类固醇激素（包括肾上腺皮质激素和性激素）等在脑中都有发现，或找到了它们的相应受体。激素对外周神经的作用普遍存在，如血管紧张素 Ⅱ 能作用于分布在血管平滑肌上的交感神经末梢，促进去甲肾上腺素的释放，导致血管的收缩，而前列腺素（PCE_2 和

PG_{12}）则抑制去甲肾上腺素的释放，并降低血管平滑肌对去甲肾上腺素和血管紧张素Ⅱ的敏感性，使血管的口径更好地适应于血压的调节。激素还可通过其允许作用来影响神经调节，如交感神经末梢释放去甲肾上腺素使血管收缩的作用，需要有肾上腺糖皮质激素存在，否则，去甲肾上腺素将不能很好地发挥调节作用。

近年来的研究还发现，神经、内分泌和免疫功能间也有密切的关系，三者共同构成一个完整的调节网络，对它们自身以及机体各器官、系统进行调节，使机体内环境在各种不同的条件下保持稳态。

三、自身调节

许多组织、细胞自身也能对周围环境变化发生适应性的反应，这种反应是组织、细胞本身的生理特性，并不依赖于外来的神经或体液因素的作用，所以称为自身调节。例如，血管平滑肌在受到牵拉刺激时，会发生收缩反应。当小动脉的灌注压力升高时，对血管壁的牵张刺激增强，小动脉的血管平滑肌就发生收缩，使小动脉的口径缩小，因此当小动脉的灌注压力升高时，其血流量不致增大。这种自身调节对于维持局部组织血流量的稳态起一定的作用。肾脏小动脉有明显的自身调节能力，因此当动脉血压在一定范围内变动时，肾血流量能保持相对稳定。又如，在血浆中碘的浓度发生改变的情况下，甲状腺有调节自身对碘摄取的能力及合成和释放甲状腺激素的能力。

第四节 机体的控制系统

机体内存在数以千计的控制系统（control system），甚至在一个细胞内也存在着许多极其精细复杂的控制系统，对细胞的各种功能进行调节。传统上，一般在生理学课程中主要讨论器官水平和整体水平上的各种控制系统，如神经系统对肌肉活动的调控，神经和体液因素对心血管、呼吸、胃肠道、肾脏等功能活动的调控；许多内分泌细胞活动的调控等。

任何控制系统都由控制部分和受控部分组成。从控制论的观念来分析，控制系统可分为非自动控制系统、反馈控制系统和前馈控制系统三大类。

一、非自动控制系统

非自动控制系统（non-automatic control system）是一个开环系统（open-loop system），受控部分的活动不会反过来影响控制部分，是单方向的。即仅由控制部分向受控部分发出活动的指令，控制受控部分的活动，完全无自动控制的能力。在正常的生理功能调节中非自动控制系统的活动并不多见，仅在体内的反馈机制受到抑制时，机体的反应才表现出非自动控制方式。例如，应激反应时，体液因素的反馈调节受到抑制，强烈的刺激使下丘脑和垂体对肾上腺素的敏感性降低，故血液中的促肾上腺皮质激素和肾上腺皮质激素都高于正常水平。

二、反馈控制系统

反馈控制系统（feedback control system）是一种"闭环"系统，是人体生命活动最常见的反馈控制系统。控制部分发出信号指示受控部分活动，而受控部分的活动可被一定的感受装置感受，感受装置再将受控部分的活动情况作为反馈信号送回到控制部分，控制部分可以根据反馈信号来改变自己的活动，调整对受控部分的指令，因而能对受控部分的活动进行调节。可见，在这样的控制系统中，控制部分和受控部分之间形成一个闭环联系。在反馈控制系统中，反馈信号对控制部分的活动可发生不同的影响，从而实现对受控部分活动的调节。如果经过反馈调节，受控部分的活动向和它原先活动相反的方向发生改变，这种方式的调节称为负反馈（negative feedback）调节；相反，如果反馈调节使受控部分继续加强向原来方向的活动，则称为正反馈（positive feedback）调节。在正常人体内，绝大多数控制系统都是负反馈方式的调节，只有少数是正反馈调节。

1. 负反馈控制系统

当一个系统的活动处于某种平衡或稳定状态时，如果因某种外界因素使该系统的受控部分活动增强，则该系统原先的平衡或稳定状态遭受破坏。在存在负反馈控制机制的情况下（图1-3），如果受控部分的活动增强，可通过相应的感受装置将这个信息反馈给控制部分；控制部分经分析后，发出指令使受控部分的活动减弱，向原先的平衡状态的方向转变，甚至完全恢复到原先的平衡状态。反之，如果受控部分的活动过低，则可以通过负反馈机制使其活动增强，结果也是向原先平衡状态的方向恢复。所以，负反馈控制系统的作用是使系统的活动保持稳定。机体的内环境和各种生理活动之所以能够维持稳态，就是因为体内许多负反馈控制系统的存在和发挥作用。例如，如果血糖浓度降到正常以下，效应器就会使血糖升高。我们可以把效应器看作是"保护"设定点不受偏差的影响。当食物存在时，消化道中的肌肉和腺体会被局部激活，以搅拌和消化食物；而当食物不存在时，它们会被抑制。

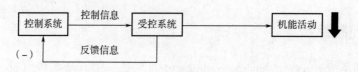

图1-3　负反馈模式图

体内许多负反馈调节机制中都设置了一个"调定点"（set point），负反馈机制对受控部分活动的调节就以这个调定点为参照水平，即特定受控部分的活动只能在靠近调定点的一个狭小范围内变动。在不同的条件下，调定点是可以发生变动的。例如，在原发性高血压中，血压的调定点被设置在较高的水平，因此动脉血压就保持在一个高于正常的水平。生理学中将调定点发生变动的过程称为重调定（resetting）。

2. 正反馈控制系统

在正反馈的情况下，受控部分的活动如果增强，通过感受装置将此信息反馈至控制部分，控制部分再发出指令，使受控部分的活动加强，如此循环往复（图1-4）。可见，正反馈控制的特性不是维持系统的稳态或平衡，而是破坏原先的平衡状态。前文已经提到，在正常生理情况下，体内的控制系统绝大多数都是负反馈控制系统，它们在维持内环境稳态中起着重要作用；而正反馈使受控变量离稳定状态更远，所以它在生物体中并不经常有目的地发生，正反馈控制系统仅有很少几个。例如，当一处血管破裂时，各种凝血因子相继激活，该单一变化就会被放大，最后形成血凝块，将血管破口封住。

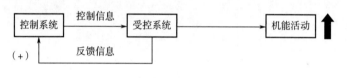

图1-4 正反馈模式图

在正反馈的情况下，感测到变量，并采取行动加强变量的变化，导致累积或放大效应。正反馈不会带来稳定或监管，而会带来相反的结果。在病理情况下，则会有许多正反馈的情况发生。例如，在大量失血时，心脏射出的血量减少，血压明显降低，冠状动脉的血流量就减少，使心肌收缩力减弱，心脏射出的血量就更少，如此反复，最后可导致死亡。在这个过程中，心脏活动减弱，经过反馈控制，使心脏活动更弱，所以是正反馈。这类反馈控制过程常被称为恶性循环。

三、前馈控制系统

前馈（feed forward control）机制是控制部分发出指令使受控部分进行某一活动，同时又通过另一快捷途径向受控部分发出前馈信号，受控部分在接受控制部分的指令进行活动时，又及时地受到前馈信号的调控，因此活动可以更加准确。一般来说，前馈控制机制经常感知到干扰，因此可以采取预期变化进行纠正。例如，动物见到食物可引起唾液分泌，这种分泌比食物进入口腔中所引起的唾液分泌快，而且具有预见性，更具有适应性意义。但前馈控制引起的反应有时也可能产生失误。例如，动物见到食物后并没有吃到食物，而唾液分泌就是一种失误。前馈控制通常与负反馈系统相结合。

📝 思考题

1. 生理学研究的对象和任务是什么？
2. 请辨析概念：兴奋、内环境、稳态、负反馈。
3. 举例说明神经调节和体液调节的特点与联系。
4. 试述机体稳态的维持机制。

第二章
细胞的基本功能

学习目标

1. 掌握细胞膜的基本结构，细胞膜的物质转运方式和特点；熟悉简单扩散、易化扩散和主动转运的概念；

2. 掌握细胞跨膜信号转导的主要途径；

3. 熟悉兴奋在细胞上传导的形式及特点，掌握静息电位、动作电位的概念及其产生机制；

4. 掌握兴奋-收缩偶联的概念及肌肉收缩的基本过程。

细胞是生物体结构和功能的基本单位。机体内所有生理功能和生化反应都是以细胞为基础进行的。深入认识细胞的分子组成和功能有助于阐明物种进化、生物遗传，个体的新陈代谢，各种生命活动，生长、发育、衰老等生物学现象的内在机制。

第一节　细胞膜的基本结构和物质转运功能

细胞膜（plasma membrane）是包围在细胞外围的一层薄膜。细胞膜的形成使生命具有相对独立性，使得细胞内容物和周围环境分隔开来。细胞要维持正常的生命活动，必须通过膜有选择地从周围环境摄取原料，排出代谢产物。细胞膜除了具有物质转运功能外，还可感知所处环境的信息变化，并跨膜传递信息，另外，还具能量转换、兴奋传递等功能，这些功能的机制是由膜的分子组成和结构决定的。

一、细胞膜的结构与化学组成

光学显微镜下看不清细胞膜的结构，只能看到细胞与环境之间有一个折光性和着色程度不同的界限。在电子显微镜下观察，细胞膜总厚度约 7.5nm，可分为三层，内外两侧各有一层厚约 2.5nm 的电子致密带，中间夹有一层厚约 2.5nm 的透明带。这种结构不仅见于各种细胞的细胞膜，也见于各种膜性细胞器的膜，如线粒体膜、内质网膜、高尔基体膜、溶酶体膜等，因而三层膜是细胞中普遍存在的基本结构，称为单位膜。

20 世纪 70 年代，Singer 和 Nicholson 提出了"液态镶嵌模型（fluid mosaic model）"，以解释细胞膜的分子结构形式。该模型的基本内容是：细胞膜呈脂质双分子层结构，其中镶嵌着具有不同生理功能的蛋白质。镶嵌的膜蛋白与磷脂双层分子交替排列。镶嵌蛋白的状态有多种形式，有的镶嵌蛋白的极性端伸出膜表面，被水相包围，而非极性端埋在膜脂的疏水部分，被非水相包围；也有些蛋白质贯穿全膜，两端的极性部分伸向水相，中间的疏水部分与膜中间双分子层的脂肪酸链呈疏水性结合。外周蛋白质可与镶嵌蛋白质的极性部分以离子键结合。流动的脂质双分子层构成膜的连续主体，蛋白质分子游动在脂质的"海洋"中（图 2-1）。液态镶嵌模型较为合理地解释了膜中所发生的生理现象，特别是它以动态的观点分析膜中各种化学组分的相互关系，得到研究学者的广泛接受。

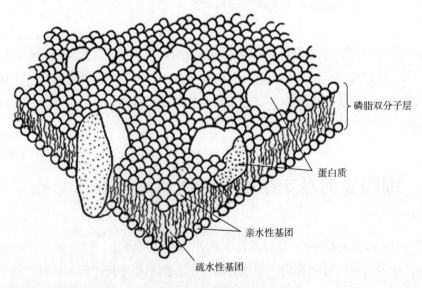

图 2-1　膜的液态镶嵌模型

（一）脂质双分子层

细胞膜上的脂质（简称膜脂）主要是磷脂，约占总量的 70% 以上，其次为胆固醇，还有少量的糖脂。

1. 磷脂

磷脂（图 2-2）是最重要的脂类，几乎所有细胞膜中都含有磷脂，主要包括磷酸甘油酯和鞘磷脂两大类。其中，最简单的磷酸甘油酯是磷脂酸，它的基本结构是以甘油为基架，甘油的两个羟基与两分子的脂肪酸相结合形成酯键，另一个羟基与磷酸形成酯键，磷酸又与一个碱基结合。根据碱基的不同，形成了四种磷脂：磷脂酰胆碱（即卵磷脂）、磷脂酰乙醇胺（即脑磷脂）、磷脂酰丝氨酸和磷脂酰肌醇。膜中含量最多的是磷脂酰胆碱，其次是磷脂酰乙醇胺。鞘磷脂以鞘氨醇代替甘油，是细胞膜上唯一不以甘油为骨架的磷脂，其结构与磷酸甘油脂基本相似（图 2-2）。

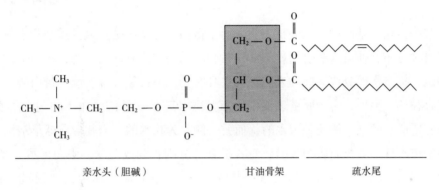

图 2-2　磷脂的分子组成

磷脂的种类虽多，但它们的分子结构具有共同的特点，即都具有亲水头部和疏水尾部两部分。以磷脂酰胆碱为例，在其分子中含磷酸和胆碱的一端是亲水的，为极性头部；两条几乎平行的脂肪酸链是疏水的，为非极性尾部。脂类分子的结构特点使它们在水相中会形成团粒或片状双层结构。它们的极性头部通过静电引力对水有亲和力，因而面向水。而疏水的尾部则互相聚集，避开水相，游离的两端有自动闭合趋势。由于脂质分子本身的理化特性和热力学特点，使其在细胞膜中呈定向整齐的双层排列。亲水端朝向膜的内表面和外表面，疏水端朝向膜的中央。

2. 胆固醇

胆固醇是中性脂类，在细胞膜中含量均较高。其结构比较特殊，它含有一个甾体结构（环戊烷多氢菲）和一个 8 碳支链。生物膜中的胆固醇与磷脂碳氢链有相互作用，可阻止磷脂凝集成晶体结构，对膜脂的物理状态起调节作用。

3. 糖脂

糖脂为含有一个或几个糖基的脂类，大约占细胞膜外层脂类的 5%。主要的糖脂有：①脑苷脂，是髓鞘的重要组成成分。②神经节苷脂，是神经细胞膜的重要组成成分。

（二）蛋白质

膜蛋白具有以下特点：①分子大小不同。②形态不一。膜蛋白的种类繁多，其形态也不完全相同，基本上是以 α-螺旋结构及球形结构存在。③镶嵌在膜上的深浅不同，有些蛋白质分子贯穿整个脂质双分子层；有的不同程度地伸入膜的内部；有的则镶嵌较浅，仅附着在膜的内表面或外表面。④功能不同。

根据膜蛋白的功能可将其分为以下几类：第一类是与物质（离子、营养物质或代谢产物）的转运有关的蛋白质，如载体蛋白、通道蛋白和离子泵等。第二类是受体蛋白，这类蛋白质可"辨认"和"接受"细胞环境中特异的化学刺激或信号，把这些信息传到细胞内，从而引起细胞功能的相应改变。第三类是抗原标志，这些蛋白质起着细胞"标志"的作用，供免疫系统或免疫物质"辨认"。因此，膜蛋白结构和功能的多样性及复杂性将导致细胞膜功能的复杂性及多样性。可以说生物膜所具有的各种功能，在很大程度上取决于膜内所含的蛋白质。

对一些膜蛋白氨基酸的序列分析表明，由于蛋白质分子中疏水氨基酸和亲水氨基酸在肽链中的不对称分布，使得这些蛋白质的肽链在脂质结构中反复多次折叠，在形成类似球形的三级结构时，把亲水部分留在膜的表面。一些具有受体或抗原标志功能的蛋白质，大多是以这种形式存在的。另外，由于肽链表面亲水氨基酸和疏水氨基酸分布不均匀，α-螺旋形成时，很可能造成它的某一侧面是亲水的，而另一侧面为疏水的。当其形成球形结构时，整个球形表面呈疏水性，就与脂质相吸引，而各折叠部分则并列成环状，中间形成一条由 α-螺旋亲水面为界的孔洞，成为沟通膜两侧的水相通路。一些在膜结构中起"通道"作用的蛋白质，可能具有这样的结构形式。

（三）细胞膜糖类

细胞膜含有一定的糖类，以低聚糖或多聚糖链形式共价结合于膜蛋白，形成糖蛋白，或与膜脂共价结合，形成糖脂。膜糖类约占细胞膜总质量的 2%~10%。多呈树枝状伸向细胞膜的外表面，构成细胞外表面的微环境。由于糖蛋白和糖脂上糖残基的结合方式、排列顺序、分枝连接样式千变万化，因此形成了各种细胞表面特异的"图像"，这是各种细胞具有各自抗原性及血型的分子基础。细胞之间也能借此进行识别和信息交换。另一方面，由于它们突出在细胞膜的外面，外表刺激往往首先与其接触，因此与细胞免疫、细胞黏附、细胞癌变以及对药物、激素的反应等方面均有密切关系。有些细胞外表的糖链与该细胞分泌出来的糖蛋白等黏附在一起，形成一层厚约 200nm 的外被，称为细胞衣或糖萼（glycocalyx）。小肠上皮细胞表面的这层细胞衣，对细胞有保护作用，使其不受消化酶的消化作用。

（四）细胞膜的特性

根据细胞膜的分子组成情况，脂质的熔点比较低，在正常生理状态下，细胞膜既不是固态，也不是液态，而是介于液态、固态之间的液晶态。因此，细胞膜就具有两个明显的特性，即流动性和不对称性。

1. 细胞膜的流动性

细胞膜的流动性是指膜脂和膜蛋白处于不断运动的状态。脂质双分子层在热力学上的稳定性和流动性，能够说明细胞为什么能够承受相当大的张力和外形改变而不破裂，而且当膜结构发生较小断裂时，可以自动修复，仍保持双分子层的形式。膜的流动性一般只允许脂质分子在同一单层内做横向扩散运动。此外，脂质分子还可沿自身长轴做旋转运动。膜蛋白的运动以横向扩散和旋转运动为主。不同蛋白质运动速度不同。膜蛋白的运动往往局限于某一特定区域，这种现象有其重要的生理意义。例如，在小肠上皮细胞的顶部、基底部和侧面细胞膜上的酶和转运蛋白不同，这决定了小肠上皮细胞中靠近肠腔的游离面细胞膜以吸收功能为主，而基底部和侧面细胞以转运及连接功能为主。用荧光抗体标记精子细胞膜蛋白，也发现精子头部前段、头部后段及尾部呈现出三个截然不同的蛋白区域。膜蛋白的运动受多方面因素调控，使具有不同功能的蛋白质处于有利作用的位置。

膜的流动性具有十分重要的生理意义，如物质转运、能量转换、细胞识别、免疫、药物对细胞的作用等都与膜流动性密切相关，可以说一切膜的基本活动均在细胞膜的流动状态下进行。

2. 膜的不对称性

细胞膜内外两层的结构和功能有很大差异，此现象称为细胞膜的不对称性。首先，脂质分布不对称。一般来说，在脂质双分子层中，脂质的含量和比例有一定差异。含胆碱的磷脂大部分位于外侧层，糖脂全部分布于外侧层，而含氨基的磷脂多分布于内侧层。其次，膜蛋白的分布也不对称，如红细胞膜的冰冻蚀刻标本显示，靠胞质断裂面每平方微米的颗粒数为2800个，靠外表面断裂面每平方微米的颗粒数只有1400个。跨膜蛋白突出膜内外表面的部分不仅长度不等，其氨基酸的排列顺序亦差异悬殊。具有酶活性的特异性膜蛋白如5′-核苷酸酶、磷酸二酯酶等多为外侧层表面携带酶，而膜内侧层表面多含有腺苷酸环化酶。糖类分布的不对称性是最明显的，它们只见于细胞膜的外侧面。

生物膜结构的不对称性决定了膜内、外表面功能的不对称性，同时使膜功能保持方向性，使膜两侧具有不同的功能，有的功能只发生在膜的外层，有的则发生在内层。

二、细胞膜的物质转运功能

活的细胞和环境之间进行着活跃的物质交换。交换的物质种类繁多，理化特性各异，大多数是非脂溶性或者水溶性大于脂溶性的物质。由于细胞膜主要是由液态的脂质分子构成的，理论上讲只有脂溶性物质才有可能通过，其他物质要通过细胞膜就需要借助于膜蛋白的帮助，或者更为复杂的生物学过程来完成。总的来说，物质跨膜转运主要有简单扩散、易化扩散、主动转运、入胞和出胞作用四种形式。

（一）简单扩散

简单扩散（simple diffusion）是一种最简单的物质转运方式，是指脂溶性物质由膜的高浓度侧向低浓度侧扩散的现象。根据物理学原理，溶液中的一切分子均处于不断的热运动中，当温度恒定时，分子因运动离开某区域的量，与该物质的浓度呈正比，浓度越高，离开某区域的量就越多。物质移动的方向取决于物质的浓度梯度。物质分子移动量的大小，可用通量来表示，即某物质在每秒内通过每平方厘米的假想平面的摩尔（或毫摩尔）数。决定扩散通量的主要因素有两个：①细胞膜两侧物质的浓度梯度。一般条件下，扩散通量与平面两侧的溶质分子的浓度差或浓度梯度成正比。如果是混合溶液，那么每一种物质的移动方向和通量都只决定于各物质的浓度梯度，而与其他物质的浓度或移动方向无关。但是，如果是电解质溶液，离子的移动不仅取决于平面两侧的浓度梯度，也取决于离子所受的电场力。②细胞膜对该物质的通透性。所谓通透性是指该物质通过膜的难易程度或阻力大小。机体内脂溶性的物质不多，因而靠简单扩散通过细胞膜的物质甚少，比较肯定的是 O_2、CO_2 和 NO（图 2-3）。机体内甾体类激素虽也是脂溶性物质，但因其分子质量大，必须借助膜上蛋白质协助方能加速其转运。简单扩散在物质扩散时是不消耗细胞本身的能量的，扩散时所需能量来自高浓度本身所包含的势能。

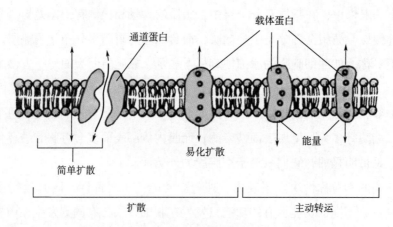

图 2-3　物质跨膜转运的主要途径和机制

（二）易化扩散

非脂溶性物质或脂溶性低的物质，在特殊膜蛋白质的帮助下，由高浓度一侧通过细胞膜向低浓度一侧扩散的现象称易化扩散（facilitated diffusion）。易化扩散的特点是：①物质移动的动力来自高浓度的势能，细胞不耗能。②顺浓度差或浓度梯度移动。③膜蛋白的参与。

根据参与易化扩散的膜蛋白的不同，易化扩散可分为两类。

1. 以载体为中介的易化扩散或载体运输

细胞膜上的某些蛋白质具有载体功能，即能与某些物质结合，并发生构象改变，将该物质由高浓度一侧，运向低浓度一侧，再与该物质分离，载体蛋白质在运输中并不消耗（图2-4）。以载体为中介的易化扩散具有以下特点：①高度的结构特异性，即某种载体只选择性地与某种物质特异性结合。②饱和现象，易化扩散的扩散通量虽然与膜两侧物质的浓度差呈正比，但膜载体蛋白质数量及其结合位点总量是相对固定的。当膜一侧物质浓度增加到使载体蛋白及其结合位点均被"占满"时，扩散通量就不再随浓度差的增加而增大，此时转运量就不能再增加。③竞争性抑制，如果 A 和 B 两种结构相似的物质都能被同一载体蛋白转运，那么增加 A 物质的浓度，将会使该载体对 B 物质的转运量减少。这是因为一定数量的结合位点被 A 物质竞争性地占据所致。

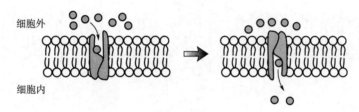

细胞外

细胞内

图2-4　以载体为中介的易化扩散

2. 以"通道"为中介的易化扩散或通道运输

一些离子如 Na^+、K^+、Ca^{2+} 等离子的跨膜转运需要离子通道蛋白（ion channel）的帮助完成。通道蛋白贯通细胞膜，其中心具有亲水性通道，它对离子具有高度的亲和力，允许适当大小的离子顺浓度梯度瞬间大量的通过。通道蛋白可迅速开放或关闭，并受通道闸门的控制。闸门的开放与关闭，受某些化学物质如激素、递质或膜电位的控制。因此根据所受控制因素的不同，又将通道蛋白分为电位依赖性通道和化学依赖性通道。以通道为中介的易化扩散的扩散通量要依通道的状态而定，当其受到某些因素影响而开放时，允许某种离子迅速顺浓度差移动（可表述为膜对某种离子的通透性增大），其通量增大，否则通量减小。

（三）主动转运

主动转运（active transport）是指细胞通过本身的耗能过程，将某些物质的分子或离子由膜的低浓度一侧向高浓度一侧转运的过程。主动转运的特点是：①在物质转运过程中，细胞本身要消耗能量，能量来自细胞的代谢活动。因此，主动转运与细胞代谢有关。②逆浓度梯度和电位梯度进行物质转运。

对主动转运研究最多、最充分的是 Na^+ 和 K^+ 的转运。细胞内液 K^+ 浓度高于细胞外液，细胞外液 Na^+ 浓度高于细胞内液。这种明显的离子浓度差的形成和维持，是依赖普遍存在于细胞膜中的特殊蛋白质——Na^+-K^+泵来完成的（图2-5）。其作用是逆着浓度梯度将 Na^+ 由细胞内液移向细胞外液，同时将细胞外液中的 K^+ 移向细胞内液，形成并维持细胞内、外离子浓度梯度。Na^+-K^+泵又称为钠泵（sodium pump），是镶嵌在膜上的一种特殊蛋白质，通过构型的改变来转运物质。钠泵还具有酶的功能，当细胞内 Na^+ 浓度增高或细胞外 K^+ 浓度增高时可被激活，被激活的钠泵可分解 ATP，同时释放出能量，用于物质转运。因此，钠泵又称为 Na^+-K^+依赖式 ATP 酶（Na^+-K^+-ATPase）。钠泵活动时，泵出 Na^+ 和泵入 K^+ 这两个过程是同时进行的，称为"偶联"。一般情况下，每分解 1 分子 ATP，可移出 3 个 Na^+，并换回 2 个 K^+。钠泵的生理意义在于维持细胞内外离子浓度梯度，从而完成正常代谢及功能。

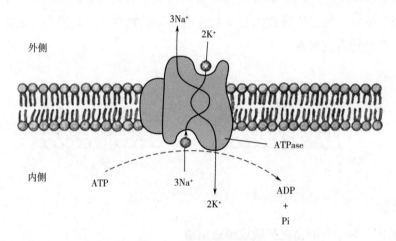

图 2-5　钠泵的作用机制

钠泵的活动可维持 Na^+ 在细胞膜两侧的浓度梯度，从而形成势能储备，为其他物质的继发性主动转运提供能量。例如，肠上皮细胞对葡萄糖的吸收是一典型的继发性主动转运过程（图 2-6），它是由 Na^+-葡萄糖同向转运体和钠泵的偶联活动而完成的。基本过程为，基底侧膜上钠泵的工作维持了小肠上皮细胞膜内外 Na^+ 浓度梯度，形成化学势能，顶端膜的 Na^+-葡萄糖同向转运体利用化学势能将 Na^+ 和葡萄糖转运至上皮细胞，此时葡萄糖是逆浓度梯度转运。进入上皮细胞的葡萄糖可经基底侧膜的葡萄糖载体扩散至组织间隙，完成吸收过程。不难看出，钠泵可直接利用 ATP 水解产生的能量实现离子的跨膜转运，这一过程被称为原发性主动转运（primary active transport），而葡萄糖在小肠上皮顶端膜的吸收过程间接依赖于钠泵活动产生的化学势能，该过程被称为继发性主动转运（secondary active transport）。

除钠泵外，目前了解较多的还有钙泵、质子泵、氯离子泵、碘泵等，它们分别与 Ca^{2+}、H^+、Cl^- 和 I^- 的主动转运有关。

综上所述，物质通过细胞膜的转运是一种普遍存在的重要功能，是生理学的基本理论之一。简单扩散和易化扩散的共同点是细胞本身不消耗能量，将物质顺电化学梯度转运，因此称之为被动转运（passive transport）。被动转运的最终平衡点是膜两侧该物质浓度差和电位

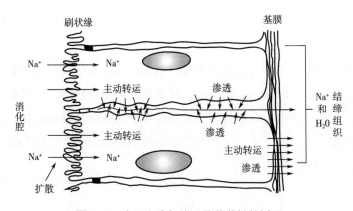

图 2-6 小肠上皮细胞吸收葡萄糖的过程

差为零。主动转运是逆电化学梯度转运，细胞本身耗能，可形成和维持膜两侧的浓度梯度或电-化学势差。

（四）入胞和出胞作用

大分子物质或团块物质不能直接通过细胞膜，可是细胞却能整批地转运这些物质，这是通过细胞本身的入胞（内吞）作用和出胞（胞吐）作用进行的。

1. 入胞作用

入胞作用（endocytosis）是指细胞外的大分子物质或团块进入细胞内的过程。这些物质主要是侵入体内的细菌、病毒、异物或大分子营养物质。细胞膜首先"识别"并与其接触，然后细胞膜内陷，把这些物质包围成小泡，脱离细胞膜进入细胞内。根据吞入物质的性状不同，入胞作用可分为吞噬和吞饮两类：如进入的物质是固体的，称为吞噬（phagocytosis），形成的小泡称为吞噬体；如进入的物质是液体，则称之为吞饮（pinocytosis），形成的小泡称为吞饮泡。吞噬的主要作用是消灭异物，典型的吞噬细胞有巨噬细胞、单核细胞等，它们存在于组织和血液中，共同防御微生物的入侵，消除衰老和死亡的细胞等。吞饮作用与能形成伪足的细胞及具有高度可活动膜的细胞有关，主要有小肠上皮细胞、黏液细胞、毛细血管内皮细胞、肾小管上皮细胞和巨噬细胞等。

一些物质的入胞是由受体介导的。受体介导的内吞作用是大多数细胞网格蛋白通过有被小泡从胞外摄取特定大分子的有效途径，其中网格蛋白又称三腿蛋白，是一种进化上高度保守的蛋白质，其基本结构单位是三个由重链（180ku）和轻链（35~40ku）组成的二聚体形成包被的三联体骨架。被摄取的大分子物质首先与细胞膜表面的受体结合，形成复合物，接着该处质膜凹陷形成有被小窝；然后，内陷的小窝脱离质膜，形成有被小泡，此过程称为受体介导的内吞作用。各种受体介导的内吞作用都有一个共同特征，即受体都要移动到细胞膜的特化区——有被小窝区，在此处凹陷成为有被小泡。

受体介导的内吞作用是一种选择性浓缩机制，这样既可保证细胞大量地摄取特定的大分子，同时又避免了吸收细胞外大量的液体。与非特异性的胞吞作用相比，可使特殊大分子的内化效率提高 1000 多倍。

　　受体介导的内吞作用是一种较普遍的现象，如动物细胞对胆固醇的摄取、鸟类卵细胞对卵黄蛋白的摄取、肝细胞对转铁蛋白的摄取、胰岛素靶细胞对胰岛素的摄取等都是通过受体介导进入细胞的。此外，巨噬细胞通过表面受体对免疫球蛋白及其复合物、病毒、细菌乃至衰老细胞的识别和摄入，以及其他一些代谢产物如维生素 B_{12} 和铁的摄取都是通过受体介导的入胞作用进行的（图 2-7）。

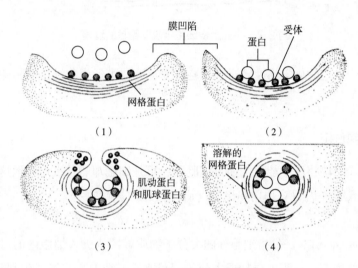

图 2-7　受体介导的入胞过程

2. 出胞作用

　　出胞作用（exocytosis）指细胞把大分子或团块物质由细胞内向细胞外排出的过程。这是将细胞产生的蛋白质、激素、酶类、神经递质等物质运出细胞的主要方式。以腺细胞分泌酶蛋白为例，这些酶蛋白在高尔基复合体内经过修饰、浓缩、分选，最后包装入小泡。小泡逐渐移向细胞膜并与其融合，酶蛋白被释放到细胞外。从膜变化、融合的角度看，入胞和出胞是两个方向相反的过程。

第二节　细胞的跨膜信号转导功能

一、细胞信号转导概述

　　无论是单细胞生物还是组成多细胞有机体的各个细胞，在其生命过程中，都会受到各种理化因素的影响，如机械、电和电磁波等刺激的影响。在动物进化过程中，这些刺激信号大都由一些在结构和功能上高度分化了的，具有特殊感受器的细胞来感受，引起相应的感受器细胞出现某种电反应。仔细分析各种感受器细胞接收信号的过程时发现，刺激信号要先作用于膜结构中的感受性结构，才能引起感受器细胞的电变化和随后的传入神经冲动（如耳蜗毛细胞接受声波振动和视网膜光感受细胞接受光刺激等）。

不论是化学信号中的激素分子还是递质分子，或是非化学性外界刺激信号，都涉及外来刺激信号的跨膜传递。它们是通过作用于靶细胞的相应受体来完成跨膜信号传递的。膜受体是镶嵌在细胞膜上的蛋白质，多为糖蛋白，也有脂蛋白和糖脂蛋白，占膜蛋白总量的 $1\%\sim2\%$。不同受体其结构不完全相同，一般认为膜受体应包括三个部分：①分辨部或识别器、调节亚单位，能识别不同的化学信号。②效应部或效应器、催化亚单位，一般具有酶的特性，当化学信号与受体结合后，该酶被激活，产生相应的生物学效应。③转换部或传导物，是调节亚单位与催化亚单位之间的偶联成分，它将分辨部接收的信息转换为蛋白质的构象变化，传给效应部。膜受体具有以下特征。

1. 特异性

特定的受体只能与特定的配体结合，产生特定的效应。化学信号与受体之间的结合是依靠分子与分子之间的立体空间构象互补，即分子的立体特异性使信号分子与受体分子之间有高度的亲和力，把两者结合起来。但这种特异性并非绝对严格，某种化学物质可与一种以上的受体结合，产生不同的效应。如肾上腺素既可与肾上腺素能受体中的 α-受体结合，也可与 β-受体结合，而产生什么样的效应，则决定于与哪种受体结合。受体一般是以与它结合的化学信号来命名的。例如，与乙酰胆碱特异性结合的受体，称为胆碱能受体。

2. 饱和性

膜受体仅占膜蛋白质的 $1\%\sim2\%$，因此其数量是有限的，与化学信号的结合也是有一定限度的。

3. 可逆性

受体与化学物质是以非共价键结合的，因此在某种情况下也可与之解离，然后还可再次与此类化学物质结合。其解离的难易程度，因受体而异。

理化实验中，与受体结合的物质可分为两类：一类是与受体结合后引起特定的生物学效应的物质，称为该受体的激动剂。另一类物质虽也能与受体结合，但结合后不能引发特定的生物学效应，这是因为它们占据了受体，使激动剂不能再与之结合，此类物质称为阻断剂。

二、跨膜信号转导的主要途径

尽管细胞感受的信号种类繁多，但信号转导的主要方式有三种，由离子通道完成的跨膜信号转导系统，由膜的特异性受体、G 蛋白和膜的效应器酶组成的跨膜信号转导系统，由酪氨酸激酶受体完成的跨膜信号转导系统。

（一）由离子通道完成的跨膜信号转导系统

1. 化学门控通道

以骨骼肌终板膜乙酰胆碱受体为例，乙酰胆碱受体是由 4 种不同的亚单位组成的 5 聚体蛋白质，亚单位在膜结构中通过氢键等非共价键式的相互吸引，形成一个结构为 $\alpha_2\beta\gamma\delta$ 的梅花状通道样结构；每个亚单位的肽链有 4 处主要由 20~25 个疏水性氨基酸形成的 α-螺旋结构，反复贯穿膜 4 次，5 个亚单位又各以其第 2 个疏水性跨膜 α-螺旋构成了水相孔道的"内壁"。运动神经纤维末梢释放的乙酰胆碱（acetylcholine，Ach）可与骨骼肌终板膜乙酰胆碱受体的 α-亚单位相结合，这种结合可引起通道结构的开放，其几何大小使骨骼肌肉终板膜外高浓度的 Na^+ 内流，同时也能使膜内高浓度的 K^+ 外流，结果是使终板膜内、外两侧的电位发生波动，出现所谓的终板电位。至此，乙酰胆碱这种化学信号完成了生物信息的跨膜传递，由神经末梢释放的化学信号而引发肌细胞膜上的电信号。

中枢神经系统的一些氨基酸类递质，包括谷氨酸、天冬氨酸、γ-氨基丁酸和甘氨酸等，也可通过突触后膜上类似于乙酰胆碱门控通道的特殊通道蛋白质来完成信号转导。这些离子通道具有结构上的相似性。

2. 电压门控通道

以电压门控性 Na^+ 通道为例，该通道由一个较大的 α 功能亚单位和一个或两个小分子质量的 $\beta1$ 和 $\beta2$ 调节亚单位组成，但其主要功能靠 α-亚单位即可完成。α-亚单位肽链中包含了 4 个结构类似的结构域，每个结构域中又各有 6 个由疏水性氨基酸组成的跨膜 α-螺旋段。这 4 个结构域及其所包含的疏水 α-螺旋在膜中包绕成一个通道样结构。需要说明的是，每个结构域中的第 4 个跨膜 α-螺旋对它们所在膜的跨膜电位的改变很敏感，膜电位除极可诱发整个蛋白质分子的变构，导致通道的开放，完成跨膜信号转导。在神经细胞和肌细胞的膜表面还存在 K^+ 和 Ca^{2+} 通道，它们具有与电压门控性 Na^+ 通道类似的分子结构，存在一些对跨膜电位的改变敏感的结构域，以感知外界刺激信号，离子通道的开放或关闭完成跨膜信号转导。

（二）由膜的特异性受体、 G 蛋白和膜的效应器酶组成的跨膜信号转导系统

1. 环磷酸腺苷（cAMP）信号转导系统

cAMP 信号通路由受体、腺苷酸环化酶（效应器酶）以及偶联于两者之间的调节蛋白（G 蛋白）三大部分组成。细胞膜上的腺苷酸环化酶（AC）催化 ATP 水解为对热不稳定的环磷酸腺苷。环磷酸腺苷是介导某些激素产生胞内效应最普遍的信使。调节蛋白通过与三磷酸鸟苷（GTP）和二磷酸鸟苷（GDP）结合而发挥作用，所以称其为鸟苷酸结合蛋白，简称 G 蛋白。当配体分子与受体结合后，首先诱发受体分子构象改变，继而经 G 蛋白促进腺苷酸环化酶活性，上调细胞内的第二信使 cAMP 水平，引起细胞产生相应的生物学效应。腺

苷酸环化酶可被多种受体激活，也就是说有多种配体可引起 cAMP 的含量升高，但对不同的靶细胞，引起的细胞效应却可完全不同。例如，肾上腺素对不同的靶细胞所起的作用就不同，对脂肪细胞，可促进脂肪分解，对心肌细胞，可加强心肌收缩力并影响心率。

细胞膜上还有一类受体如乙酰胆碱 M 受体，它的效应部分是鸟苷酸环化酶，这种酶可使细胞内的环磷酸鸟苷（cGMP）水平增高。通常细胞中 cGMP 的含量不到 cAMP 的 1/10，所起的作用与 cAMP 相反，但二者的协调又是维持细胞正常代谢所必需的。一般细胞内 cAMP 升高可促进某些特殊蛋白质的合成，导致细胞分化，而 cGMP 增高则促进 DNA 合成，导致细胞分裂，抑制细胞分化。

2. 肌醇信号转导系统

当配体（如激素）与表面受体结合后，偶联 G 蛋白可活化质膜上的磷脂酶 C，该酶可催化位于膜内层的磷脂酰肌醇水解，产生两个重要的细胞内信使——二酰基甘油（DG）和三磷酸肌醇（IP_3），它们扩散到细胞质中，行使各自的功能。如 DG 可激活蛋白激酶 C，激活后的蛋白激酶 C 可催化细胞的生理活动，如活化细胞膜上的 Na^+-H^+ 交换通道，使 H^+ 出胞并促进 Na^+ 入胞，从而使细胞内的 pH 增高。而细胞内 pH 增高是促使细胞增殖的重要因素之一。

IP_3 为一种水溶性分子，在细胞质中可与储存 Ca^{2+} 的滑面内质网膜上的特异受体结合，使该膜上的 Ca^{2+} 通道开放，Ca^{2+} 释放出来。Ca^{2+} 也是细胞内重要信使物质之一，能引起多种细胞内的生物学效应。例如，微管、微丝的组装、解聚，肌肉的收缩及某些酶的激活等，都需 Ca^{2+} 的参与。肌醇信号转导系统比 cAMP 第二信使的作用更广泛，可以触发细胞对神经介质、激素及生长因子等第一信使发生效应。与该途径有关的细胞表面受体已知达 25 种以上。

（三）由酪氨酸激酶受体完成的跨膜信号转导系统

一些在机体生长、发育过程中出现的细胞因子，例如，神经生长因子、上皮生长因子、成纤维细胞生长因子、血小板源生长因子等，当它们作用于靶细胞时，通过酪氨酸激酶受体（tyrosine kinase receptor）的特殊蛋白质完成信号转导。这类受体结构比较简单，只有一个跨膜 α-螺旋。当位于膜外侧的特异的肽链与配体结合后，可直接激活受体膜内侧肽段的蛋白激酶活性，一方面引发肽段中酪氨酸残基磷酸化，另一方面催化别的蛋白质底物中的酪氨酸残基发生磷酸化，调节细胞内效应。

第三节　细胞的兴奋性与生物电现象

一、细胞生物电现象及其产生机制

生物电现象是一切活细胞共有的基本特性。机体各器官表现的生物电现象，是以细胞水平的生物电现象为基础的，而细胞生物电又是质膜两侧带电离子的不均匀分布和跨膜移动的结果。在各种感受器细胞，电反应是其接受外界各种刺激的结果；在神经纤维上，电信号是信息传输的载体；而在神经元和效应器细胞（如肌肉和腺体细胞）的突触后膜上，电变化是突触前成分作用的结果。细胞生物电变化是细胞功能改变的前提，因此，细胞的跨膜电变化在细胞和整体功能活动中都是关键性的。细胞水平的生物电有两种表现形式：静息时的静息电位和受刺激时的动作电位。

1. 静息电位

静息电位（resting potential）指细胞未受到刺激时存在于细胞膜两侧的电位差，有时也称膜电位。表现为外正、内负，说明静息状态下膜内电位比膜外低（图 2-8）。若规定膜外电位为 0，则膜内为负电位，高等哺乳动物神经和肌肉细胞膜静息膜电位一般为-90~-70mV。只要细胞未受到刺激且保持正常代谢水平，静息电位就稳定在某一恒定水平。静息状态下内负外正的状态称为极化（polarization），当膜内负值减小时称为去极化（depolarization）。去极化后，膜内电位向极化状态恢复，称为复极化（repolarization）。膜内负值进一步增大时称为超极化（hyperpolarization）（图 2-9）。

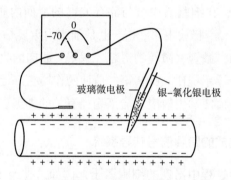

图 2-8　神经纤维动作电位的引导

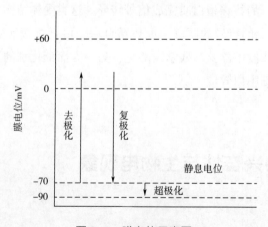

图 2-9　膜电位示意图

膜电位的去极化、复极化和超极化，当膜电位变得比静息电位更正，就称为去极化，向静息电位恢复称为复极化，变得比静息电位更负，则称为超极化。

2. 静息电位产生的机制

细胞内外 K^+ 的不均衡分布和静息状态下细胞膜对 K^+ 的通透性是细胞在静息状态下保持极化状态的基础。静息状态下，膜内的 K^+ 浓度远高于膜外（化学势能），且此时膜对 K^+ 的通透性高，结果 K^+ 以易化扩散的形式移向膜外，但带负电荷的大分子蛋白不能通过膜而留在膜内。故随着 K^+ 的移出，膜内电位变负而膜外变正，当 K^+ 外移造成的电场力（电势能）足以对抗 K^+ 继续外移时，膜内外不再有 K^+ 的净移动，此时存在于膜内外两侧的电位差即为静息电位。因此，静息电位是 K^+ 的平衡电位，静息电位主要是 K^+ 外流所致。

3. 动作电位

动作电位（active potential）是细胞受到刺激时膜电位的变化过程。当细胞受到一次适当强度的刺激后，膜内原有的负电位迅速消失，进而变为正电位，如由原来的 $-90 \sim -70mV$ 变到 $20 \sim 40mV$，整个膜电位的变化幅度达到 $90 \sim 130mV$，这构成了动作电位的上升支。动作电位在 0 电位以上的部分称为超射（overshoot potential）。此后，膜内电位急速下降，构成了动作电位的下降支。由此可见，动作电位实际上是膜受到刺激后，膜两侧电位的快速反转和复原。构成动作电位主体部分的脉冲样变化称为峰电位（spike potential）。在峰电位下降支最后恢复到静息电位以前，膜两侧电位还有缓慢的波动，称为后电位，一般是先有负后电位，再有正后电位（图 2-10）。

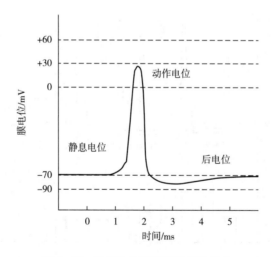

图 2-10　动作电位期间膜电位的变化

4. 动作电位产生的机制

细胞受到刺激后，膜的通透性发生改变，对 Na^+ 的通透性突然增大，膜外高浓度的 Na^+ 在膜内负电位的吸引下以易化扩散的方式迅速内流，结果造成膜内负电位迅速降低。由于膜外 Na^+ 具有较高的浓度势能，当膜电位减小到 0 时仍可继续内移转为正电位直至膜内正电位足以阻止 Na^+ 内移为至，此时的电位即为动作电位。动作电位就是 Na^+ 的平衡电位。

在去极化后期，Na⁺通道很快失活，峰电位迅速下降，与此同时，K⁺通道开放，于是膜内 K⁺外流，使膜内电位变负直至复极到静息电位水平。并在钠泵的作用下，Na⁺被主动转运到胞外而 K⁺被泵回胞内，以维持正常的离子分布。

二、细胞的兴奋性及其周期性变化

细胞受到刺激后能产生动作电位的能力称为兴奋性。在体内条件下，产生动作电位的过程则称为兴奋。神经细胞、肌肉细胞和某些腺细胞具有较高的兴奋性，习惯上称为可兴奋细胞。不同细胞受到刺激而发生反应（产生动作电位）时，具有不同的外部表现。例如，肌细胞表现为收缩，腺细胞表现为分泌活动等。大量事实表明，各种可兴奋细胞处于兴奋状态时，虽然各有不同的表现，但都有一个共同的最先出现的反应，就是动作电位。动作电位的产生是细胞兴奋的标志，动作电位是大多数可兴奋细胞受到刺激时共有的特征性表现，它不是细胞其他功能变化的副产品或伴随物，而是细胞表现其功能的前提。

从细胞除极至复极化早期这一短暂的时间内，细胞不再接受新的刺激而出现新的峰电位，这一时期称为绝对不应期。此后，一些失活的 Na⁺通道逐渐恢复，如有较强的刺激可引起新的兴奋，故称为相对不应期（图 2-11）。

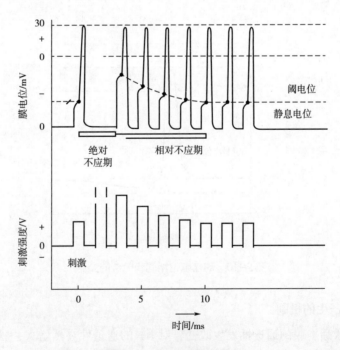

图 2-11　生物电产生的机制

在相对不应期，比阈刺激强大的刺激可以引起细胞产生一次新的动作单位，在动作电位之后的短时期内，膜对任何强度的刺激都绝不反应。

三、动作电位的产生与传导

引起细胞兴奋或产生动作电位的最小刺激强度称为阈刺激，比阈刺激弱的刺激称为阈下刺激，比阈刺激强的则称为阈上刺激。决定峰电位的 Na^+ 通道是电位依赖性的，只有当静息电位的绝对值减小到某一特定值时，才能激发 Na^+ 通道迅速而大量地开放，使 Na^+ 迅速内流而出现峰电位的上升支。这个上升支实际上是膜的进一步去极化，不过它已不再依赖于原初的刺激，而是以它特有的速度达到 Na^+ 的平衡电位，这个特定值称为阈电位（图2-12）。因此，更确切地说，能引起细胞去极化达到阈电位的刺激称为阈刺激。阈电位是所有可兴奋细胞兴奋性的一项重要功能指标，是细胞产生动作电位的临界值。刺激引起的去极化必须达到这个程度才能产生峰电位。阈电位大约比静息电位的绝对值小 $10\sim20mV$。

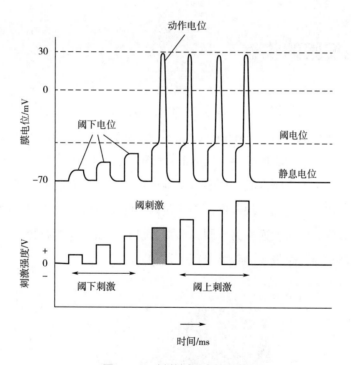

图 2-12 刺激与反应的关系

刺激强度与膜电位，当膜电位达到阈电位时，就能引发动作电位，增加刺激强度，并不能加大动作电位的幅度。

细胞受到阈下刺激时并非毫无反应，只是这种反应很微弱，仅局限于受刺激的局部，不能传向远处，这种反应称为局部兴奋。当两个或两个以上的刺激引起的局部兴奋叠加起来，也可能使膜去极化达到阈电位水平而产生一次可传播的动作电位，这称为时间总和作用。另外，当细胞膜相邻两处或两处以上同时受到阈下刺激时，所引起的局部兴奋也可能通过空间总和作用而产生一次动作电位。局部兴奋可以提高细胞的兴奋性。

不论何种性质的刺激，只要达到一定的强度，在同一细胞所引起的动作电位的波形和变化过程都是一样的。并且在刺激强度超过阈刺激以后，即使再增加刺激强度，也不能使动作电位的幅度进一步加大，这个现象称为动作电位的"全或无"现象。这是因为，产生动作电位的关键是去极化能否达到阈电位的水平，而与原刺激的强度无关。

动作电位产生后，在膜的已兴奋部位和未兴奋部位之间形成了局部电流。已兴奋的膜部分通过局部电流刺激了未兴奋的膜部分，使之出现动作电位。这样的过程在膜表面连续进行下去，使整个细胞兴奋。

对有髓神经纤维，局部电流只能发生在相邻的郎飞氏结之间，动作电位的传导表现为跨过每一段髓鞘而在相邻的郎飞氏结处相继出现，这称为跳跃式传导。有髓纤维跳跃式传导的速度比无髓纤维快，而且更节能。

第四节　肌细胞的收缩

骨骼肌是体内最多的组织，约占体重的 40%。机体通过骨骼肌的收缩与舒张完成各种运动。骨骼肌细胞又称肌纤维（myofiber），是骨骼肌的基本结构和功能单位。肌纤维含有大量的排列高度规则有序的肌原纤维（myofibril）和丰富的肌管系统。每条肌纤维外面包有一层薄的结缔组织膜，称为肌内膜。许多肌纤维排列成束，形成肌束，肌束表面被肌束膜包绕。许多肌束聚集在一起构成一块肌肉，外面包以结缔组织膜，称为肌外膜（图 2-13）。每一块肌肉的中间部分一般膨大而称为肌腹，两端为没有收缩功能的肌腱。肌腱直接附着在骨骼上，骨骼肌收缩时通过肌腱牵动骨骼而产生运动。

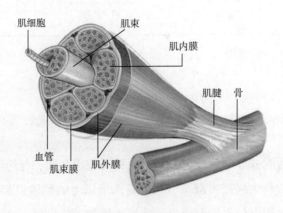

图 2-13　骨骼肌的结构图

一、神经-骨骼肌接头

神经-骨骼肌接头是运动神经纤维和骨骼肌纤维形成的突触性连接。运动神经纤维在接近肌纤维时失去髓鞘，并分为许多小的分支，终末细小分支深入肌纤维膜的凹陷中。神经纤维终末的膜称为突触前膜，与之相对应的肌纤维称为突触后膜或运动终板（endplate membrane）。突触前膜与运动终板间有一达 50nm 的突触间隙（junctional cleft）。电子显微镜下可见突触前有许多直径为 50~60nm 的球形囊泡，称为突触囊泡。突触囊泡内储存 6000~10000 个乙酰胆碱（acetycholine，Ach）分子。运动终板膜存在着能与乙酰胆碱结合的烟碱型乙酰胆碱受体，该受体属于化学门控性离子通道。当通道开放时，对 Na^+ 和 K^+ 有相似的通透性，但在生理情况下，主要引发内向电流和由此而发生的去极化终板电位。

当神经冲动到达神经末梢时，神经纤维膜上的电压门控性 Ca^{2+} 通道开放，Ca^{2+} 内流，触发突触囊泡与突触前膜融合，乙酰胆碱释放入突触间隙，然后作用于运动终板膜上的乙酰胆碱受体，产生终板电位，终板电位以电紧张形式扩布至临近细胞膜，引发肌纤维爆发动作电位，最终完成电信号由突触前膜到肌纤维的一次兴奋传递。分布在突触间隙和运动终板膜表面的乙酰胆碱酯酶可将乙酰胆碱迅速水解为胆碱和乙酸，终止兴奋传递。

二、兴奋-收缩偶联

骨骼肌存在横管（T管）和纵管（L管）。横管走行方向垂直于肌原纤维，是肌膜向细胞内凹陷形成，所以横管内的液体其实就是细胞内液。纵管的实质是肌浆网（sarcoplasmic reticulum，SR），走行方向平行于肌原纤维，包绕在每一肌小节周围。纵管两端与一横管相靠近处膨大，称为终池。终池内富集 Ca^{2+}，称为细胞内 Ca^{2+} 库。终池并不与横管相融合，内部液体也不相交通。终池膜上表达雷诺定受体（ryanodine receptor），该受体属于 Ca^{2+} 通道。骨骼肌中每一横管和两侧的终池构成三联管结构，这是肌肉实现兴奋-收缩偶联的关键结构。兴奋-收缩偶联的基本过程为：肌膜兴奋经横管系统传向肌膜深处，横管膜的 L-型钙通道发生构象改变，其插入雷诺定受体中"活塞"样结构被拔出，雷诺定受体开放，Ca^{2+} 由肌浆网释放入胞浆，触发骨骼肌收缩，从而完成电信号向机械信号的转变。

三、肌小节与肌丝滑行

每个肌纤维含有数百乃至数千条与其长轴平行排列的纤维状结构，称为肌原纤维。肌原纤维的直径约 $1~2\mu m$，纵贯肌细胞全长。在普通光学显微镜下呈现有规律的横纹排列，故骨骼肌也称横纹肌。光学显微镜下可见，每条肌原纤维沿长轴呈现整齐交替的明带（I带）

和暗带（A 带）。当肌肉处于舒张状态时，暗带中央有一段相对较亮的区域，称为 H 带。H 带中央即暗带中央有一条线称为 M 线（M line），明带中央也有一条线称为 Z 线（Z line）。每两条相邻 Z 线间的区域，包括位于中央的暗带和两侧各 1/2 的明带，称为一个肌节（sarcomere）。肌肉安静时肌小节的长度约为 2.0~2.2μm，是骨骼肌收缩与舒张的基本功能单位（图 2-14）。

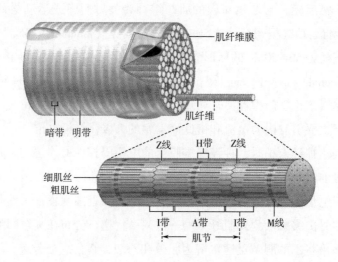

图 2-14　肌纤维的基本结构图

　　电子显微镜下可见，肌小节中的暗带和明带含有粗细不同的两类纵向排列的丝状物，分别称为粗肌丝和细肌丝。粗肌丝只存在于暗带，暗带的长度即为粗肌丝的长度。粗肌丝有横向伸出的突起，伸向细肌丝，称为横桥。细肌丝由 Z 向两侧伸出，直至 H 带边缘。因此，暗带的一部分粗肌丝和细肌丝重叠；H 带不含细肌丝。肌纤维收缩时可以观察到：①相邻 Z 线靠近，即肌小节缩短。②暗带长度不变，粗肌丝长度不变。③明带缩窄。④H 带缩窄。20 世纪 50 年代 Huxley 根据这一现象提出"肌丝滑行理论"，解释了肌肉的收缩过程，即收缩是细肌丝向粗肌丝滑行的过程，使得肌小节变短。

　　生物化学研究表明，粗肌丝由数个肌球蛋白组成。每个肌球蛋白分子由两条重链，两条碱性轻链和两条调节轻链组成。两条重链缠绕在一起，分为尾部、铰链部和头部。尾部呈杆状，以 α-螺旋相互缠绕形成肌球蛋白的主体；铰链部由杆部伸出，与头部连接。头部是两条重链分开后各自与一条碱性轻链和一条调节轻链所形成的复合物，呈球形，称为横桥。碱性轻链的作用是稳定肌球蛋白的头部，调节轻链的作用是调节横桥 ATP 酶的活性。横桥可结合 ATP，并具有 ATP 酶的活性，分解 ATP，释放的能量将拉动细肌丝向粗肌丝滑入。

　　细肌丝由肌动蛋白、原肌球蛋白和肌钙蛋白分子组成。许多肌动蛋白聚合在一起成为细肌丝的主体，肌动蛋白上有与横桥结合的位点，与肌丝滑行直接相关，故与肌球蛋白一起称为收缩蛋白。原肌球蛋白分子呈杆状，首尾相连，形成的两条肽链以双螺旋形式缠绕在肌动蛋白构成的双螺旋沟壁上。肌肉舒张时，原肌球蛋白正好位于肌动蛋白与横桥之间，妨碍肌丝滑行。原肌球蛋白上还结合另一个调节蛋白，即肌钙蛋白。肌钙蛋白由三个亚单位组成，分别是肌钙蛋白 T、肌钙蛋白 I 和肌钙蛋白 C。肌钙蛋白 T 与原肌球蛋白结合，将肌钙蛋白和原肌球蛋白连在一起。肌钙蛋白 I 是一个抑制性蛋白，可与肌动蛋白结合，使原肌球蛋白保持在肌动蛋白双螺旋的沟壁上，以实现"妨碍"作用。肌钙蛋白是结合 Ca^{2+} 的亚单位。当胞质内 Ca^{2+} 升高时，Ca^{2+} 与肌钙蛋白结合，使肌钙蛋白构象发生改变，使得肌钙蛋白 I 与肌动蛋白的结合减弱，原肌球蛋白分子向肌动蛋白双螺旋沟槽的深部移动，从而暴露肌动蛋白与横桥的结合位点，引发细肌丝向粗肌丝方向滑行。

思考题

1. 简述细胞膜的结构特点。
2. 细胞膜转运物质的形式有几种？它们是怎样进行物质转运的？
3. 什么是静息电位、动作电位？叙述其产生机制。
4. 什么是兴奋-收缩偶联？

本章思维导图

拓展阅读：细胞膜结构探索历史

第三章

血 液

1. 了解血液的基本组成、血量和血浆的化学成分；
2. 掌握血细胞比容的概念和血液的理化特性；
3. 了解造血过程的调节；
4. 掌握三种血细胞的数量；
5. 掌握红细胞的生理特性和生成调节；
6. 了解红细胞生成所必需的原料和因素；
7. 了解红细胞和白细胞的功能；
8. 熟悉生理止血，血小板的生理特性和功能，血液凝固与抗凝，以及纤维蛋白溶解与抗纤溶；
9. 掌握 ABO 血型系统，了解 Rh 血型系统，熟悉输血的原则。

血液（blood）是一种流体组织，充满于心血管系统，在心脏的驱动下，不停地循环流动。血液在机体代谢中起着十分重要的作用，如果流经体内任何器官的血流量不足，就会造成严重的代谢紊乱和组织损伤，甚至危及生命。此外，很多疾病又可导致血液的成分或性质发生特征性变化。因此，血液学检查对临床诊断具有重要意义。

第一节 血液的组成、理化特性和功能

一、血液的组成和血量

血液由血浆（plasma）和悬浮于血浆中的血细胞（blood cell）组成。

1. 血浆

血浆是一种淡黄色的液体，由 90%～92% 的水和 100 多种溶质组成。血浆溶质包括蛋白质、脂类、糖类、氨基酸、维生素、矿物质、气体、激素、电解质和细胞的代谢产物，其中以血浆蛋白质为主，约占 6.5%～8.5%，小分子物质约占 2%。血浆蛋白是血液中多种蛋白质的总称，包括清蛋白（albumin）、球蛋白（globulin）和纤维蛋白原（fibrinogen）三类。各种血浆蛋白所占的比例在健康成年人体内相对稳定，一般状况下，清蛋白多于球蛋白，清蛋白和球蛋白占血浆蛋白总量的 90%，纤维蛋白原的含量较少，仅占 10%。在生长、妊娠、泌乳、肌肉运动等生理状态下或各种疾病状态时，血浆蛋白含量常发生明显变化。

清蛋白相对分子质量小，在血液中含量高，对调节血浆和组织液间的渗透压具有重要作用。球蛋白可分为 α、β 和 γ 三种亚型，其中 α-球蛋白和 β-球蛋白由肝脏合成，主要参与脂类和脂溶性物质的运输，γ-球蛋白是淋巴细胞分泌的抗体，参与机体的免疫反应。纤维蛋白原参与凝血、纤溶和生理性止血等生理反应。

将血浆中的纤维蛋白原及某些凝血因子去除后便可得到血清，正常血清呈淡黄色透明液体，其主要作用是提供基本营养物质、提供激素和各种生长因子、提供结合蛋白、提供促接触和生长因子使细胞贴壁免受机械损伤、对培养中的细胞起到某些保护作用。此外，血清常用于各种血清学试验，以帮助诊断疾病。含抗体的血清可作为预防或治疗疾病之用。每100mL 人血清含有蛋白质 6~8g，其中主要是清蛋白和球蛋白。

2. 血细胞

血细胞是存在于血液中的细胞，可随血液的流动遍及全身。血细胞可分为红细胞（erythrocyte 或 red blood cell，RBC）、白细胞（leukocyte 或 white blood cell，WBC）和血小板（platelet thrombocyte）三类，其中以红细胞的数量最多，约占血细胞总数的 99%，白细胞数量最少。若将一定量的血液与抗凝剂混匀，置于比容管中，以 3000r/min 的速度离心 30min，由于各组分密度的不同，血细胞将沉于管底，管中上层的淡黄色液体为血浆，占全血总体积的 55%～60%；下层深红色，为红细胞，二者之间有一薄层白色不透明的白细胞和血小板。血细胞在血液中所占容积的百分比称为血细胞比容（hematocrit）（图 3-1）。正常成年男性的血细胞比容为 40%～50%，成年女性为 37%～48%。由于血液中白细胞和血小板仅占总容积的 0.15%～1%，故血细胞比容可反映血液中红细胞的相对浓度。当患者贫血时，血细胞比容降低。由于红细胞在血管系统中的分布不均匀，大血管中血液的血细胞比容略高于微血管。

3. 血量

机体内血浆量和血细胞量的总和，即血液的总量称为血量（blood volume）。体内的血量是由人的体重来决定的。正常成年人的血量约相当于体重的 7%～8%，即每千克体重有 70~80mL 血液。人的血量会因性别、年龄的不同而存在一定的差异，即使同一个人，在不同生理或病理状况下也会有一定的改变。身体健壮的人比瘦弱的人血量略多，运动员的血量较一

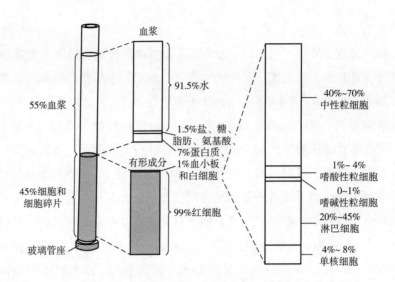

图 3-1　全血中的主要成分及所占比例

般人多，妊娠期妇女的血量也较平时增加较多。不过，在正常情况下，人的血量是相对恒定的，增减一般不超过 10%。在安静状态下，大部分血液在心血管内流动，这部分血量称为循环血量（circulating blood volume）；少部分滞留在肝、肺、脾、皮下静脉丛和皮肤等处，称为储备血量（reserving blood volume）。在剧烈运动、情绪激动或失血时，储备血量释放出来补充循环血量的相对不足，以满足机体的急需。

　　血量的相对恒定对维持机体正常的动脉血压和各器官血液供应十分重要。对健康的人来说，一次失血不超过血液总量的 10%，一般不会影响健康，且能很快恢复，其中血浆中的水分和无机物可在 1~2h 内由组织液进入血管而得到补偿，血浆蛋白可由肝脏加速合成来弥补，血细胞先由储备血液暂时补充，再由造血器官缓慢生成而逐渐恢复。但如果一次急性失血超过总血量的 20%，就将引起机体活动的明显障碍。如果一次急性失血超过总血量的 30%，就有可能危及生命。

二、血液的理化特性

1. 颜色与气味

　　血液通常为不透明的红色液体，但在某些情况下，血液的颜色是有差别的。血液的红色源自红细胞内的血红蛋白，血红蛋白含氧量多时呈鲜红色（动脉血），含氧量少的呈暗红色（静脉血）。通常献血抽的是静脉血，所以外观呈暗红色。若血中含有较多的高铁血红蛋白或其他血红蛋白衍生物，则呈紫黑色；血浆（或血清）因含少量胆红素，则呈透明淡黄色；若含乳糜微粒，则呈乳白浑浊；若发生溶血，则呈红色血浆。血液中因含挥发性脂肪酸而有腥臭气味，因含氯化钠而带咸味。

2. 血液的质量密度

正常人全血的质量密度为 $1.050 \times 10^3 \sim 1.060 \times 10^3 \mathrm{kg/m^3}$（相对密度 1.050 ~ 1.060），红细胞的质量密度为 $1.070 \times 10^3 \sim 1.090 \times 10^3 \mathrm{kg/m^3}$（相对密度 1.070 ~ 1.092），血浆的质量密度为 $1.025 \times 10^3 \sim 1.030 \times 10^3 \mathrm{kg/m^3}$（相对密度 1.025 ~ 1.030）。血液的质量密度主要取决于红细胞的数量和血浆蛋白质的浓度，即血液中红细胞数越多，全血质量密度越大；血浆中蛋白质含量越多，血浆质量密度越大。红细胞的相对密度取决于胞质中血红蛋白的浓度，血浆的相对密度取决于血浆蛋白的浓度。

3. 血液的黏滞性

液体流动时，由于其内部分子摩擦而产生的阻力，以致流动缓慢并表现出黏着的特性，称为黏滞性（viscosity）。血液或血浆的黏滞性通常是相对于水而言的，血液的黏滞性约为水的 4 ~ 5 倍，血浆的黏滞性约为水的 1.6 ~ 2.4 倍。血液的黏滞性主要取决于红细胞的含量，血浆的黏滞性则取决于血浆蛋白的含量。在血流速度很快时，血液的黏滞性不随流速而变化；但当血流速度缓慢时，红细胞可叠连或聚集成团，使血液黏滞性增大，血流阻力增加，从而影响血液循环的正常进行。

4. 血浆渗透压

渗透压（osmotic pressure）是指溶液中的溶质颗粒通过半透膜吸取水分子的一种力量。渗透压的大小由单位体积溶液中溶质颗粒的数目决定，与其溶质分子的种类和大小无关。正常情况下，细胞内液的渗透压与血浆的渗透压基本相等。人的血浆渗透压为 $313 \mathrm{mOsm/kg} \ H_2O$，相当于 7 个大气压或 711kPa。血浆渗透压主要来自血浆中的晶体物质，特别是电解质，其次源于蛋白质。由晶体物质所形成的渗透压称为晶体渗透压（crystal osmotic pressure），其中 80% 来自 Na^+ 和 Cl^-；由血浆蛋白质所形成的渗透压称为胶体渗透压（colloid osmotic pressure），血浆中虽然含有多种蛋白质，但因这些蛋白质相对分子质量大，分子数量少，故所产生的渗透压却很小，通常不超过 3.3kPa（1.5mOsm/kg H_2O）。在血浆蛋白中，清蛋白的分子数量远多于球蛋白，故血浆胶体渗透压主要来自清蛋白。由于血浆清蛋白的分子质量远远小于球蛋白，故如果清蛋白明显减少，即使球蛋白增加，血浆蛋白总含量基本不变，血浆胶体渗透压也将明显降低。引起血浆晶体渗透压的晶体物质可以自由通过毛细血管壁，故血浆和组织液的晶体渗透压基本相等；而血浆蛋白分子大，不能透过毛细血管壁进入组织液，所以血浆的胶体渗透压始终高于组织液，这对维持血管内外水平衡和正常的血浆容量十分重要。当肝、肾疾病或营养不良时，血浆蛋白降低，血浆胶体渗透压降低，导致毛细血管处组织液滤过增多而出现组织水肿。

在临床上和生理实验中所使用的各种溶液，其渗透压与血浆渗透压相等，将此溶液称为等渗溶液（isosmotic solution），高于或低于血浆渗透压的溶液分别称为高渗或低渗溶液。0.9% 的 NaCl 溶液为等渗溶液，红细胞悬浮其中可保持正常的大小和形状。如逐渐降低溶液渗透压，红细胞逐渐吸水膨胀直至破裂而发生所谓的溶血（hemolysis）。并非所有的等渗溶液都能使红细胞的体积和形态保持正常，如1.9%的尿素溶液，它的渗透压与血浆渗透压相等，但将红细胞置于其中会立即出现溶血现象，这是因为尿素分子能自由通过红细胞膜，尿素进入红细胞后，导致红细胞内渗透压升高，随后水进入红细胞，使红细胞肿胀破裂而发生溶血。NaCl却不易通过红细胞膜，因而不会发生上述现象。一般把能使悬浮于其中的红细胞保持正常体积和形状的溶液称为等张溶液（isotonic solution）。实际上，等张溶液是由不能自由通过细胞膜的溶质所形成的等渗溶液。因此，0.9% NaCl溶液既是等渗溶液，又是等张溶液。而1.9%尿素溶液虽是等渗溶液，但并非等张溶液。

5. 血浆的酸碱性

正常人血浆pH为7.35~7.45，呈弱碱性。机体在代谢过程中总是不断地产生一些酸性或碱性物质，而血液的pH却始终保持相对稳定，这得益于血液中的各种缓冲物质。缓冲物质在血液中以缓冲对的形式存在，每一缓冲对都是由一种弱酸和其对应的弱酸强碱盐组成，在一定范围内它既能抗酸又能抗碱。血浆中有 $NaHCO_3/H_2CO_3$、Na_2HPO_4/NaH_2PO_4、蛋白质钠盐/蛋白质等缓冲对，红细胞内有 KHb/Hb、$KHbO_2/HbO_2$、K_2HPO_4/KH_2PO_4、$KHCO_3/H_2CO_3$ 等缓冲对。在诸多的缓冲对中，以 $NaHCO_3/H_2CO_3$ 缓冲能力最强，血浆中 $NaHCO_3$ 和 H_2CO_3 的比值通常为 $20:1$。$NaHCO_3$ 的浓度变化影响着血液对酸碱度的缓冲能力，因此血液中 $NaHCO_3$ 的含量（或浓度）称为碱贮。

血液缓冲对的作用必须与呼吸系统和泌尿系统配合。例如，剧烈运动时，骨骼肌产生大量乳酸（HL）。HL进入血液后解离而释放出 H^+，H^+与血浆中的 HCO_3^- 结合形成 H_2CO_3，后者进一步分解为 H_2O 和 CO_2，CO_2 由呼吸器官（肺）排出体外，缓解了体内产生过多的酸，使血浆pH能保持相对稳定，其反应过程如下：

$$HL+NaHCO_3 \rightarrow NaL+H_2CO_3 \rightarrow H_2O+CO_2$$

当碱性物质（如 Na_2CO_3）进入血液时，碳酸与之反应生成弱酸盐，于是碱度下降，而产生的大量碳酸氢盐可由肾脏排出，其反应过程如下：

$$Na_2CO_3+H_2CO_3 \longrightarrow 2NaHCO_3$$

在正常情况下，乳酸和酮体等非挥发性酸所产生的 H^+ 最终要随尿排出，挥发性酸则直接通过肺排出。当体内的挥发性酸或碱增加且不能及时排出时，便发生呼吸性酸中毒或碱中毒；反之，当体内挥发性碱或酸增加时，则发生呼吸性碱中毒或代谢性酸中毒。

三、血液的功能

血液的功能包含血细胞功能和血浆功能两部分，有营养运输、防御、调节人体渗透压和酸碱平衡等功能，具体如下。

1. 营养功能

血浆中的蛋白质起着营养储备的作用。机体内的某些细胞，特别是单核巨噬细胞系统，能吞饮完整的血浆蛋白，并由细胞内的酶将其分解为氨基酸。生成的氨基酸再经易化扩散或主动转运进入血液，随时供给其他细胞合成新的蛋白质。

2. 运输功能

血液运输是机体转运物质的主要手段，它携带物质从机体的一个地方转移到另一个地方，以满足组织细胞代谢的需要。将机体所需的 O_2、营养物质和激素等运送到全身各部分的组织细胞，将组织细胞的代谢产物，如 CO_2、尿素、尿酸、肌酐等，运送至肺、肾、皮肤和肠腔而排出体外，使机体的新陈代谢得以顺利进行。

3. 维持内环境稳定

血浆和红细胞中有许多缓冲物质，可维持体液酸碱平衡。血浆蛋白一般不能透过毛细血管壁，所以血浆胶体渗透压在维持血管内外水平衡中起着重要作用。晶体物质中绝大部分不易透过细胞膜，故血浆晶体渗透压对维持细胞内外水平衡和维持细胞的正常形态至关重要。血液中的水分可以吸收机体在代谢过程中产生的热量，并运送到体表散发，以维持体温的恒定。

4. 参与体液调节

内分泌腺或内分泌细胞分泌的激素由血液运送到全身并作用于相应的靶细胞而发挥作用。血浆蛋白与甲状腺激素、肾上腺激素、性激素等可逆性的结合，既可使血浆中这些激素不会很快经肾脏排出，又可因结合状态和游离状态的激素处于动态平衡中，从而使这些激素在血浆中的半衰期相对较长。

5. 防御和保护功能

血液中的白细胞对外来细菌和异物及体内坏死组织等，具有吞噬、分解作用。血浆中的抗毒素、溶菌素等能对抗或消灭外来细菌和毒素。血浆内的各种凝血因子、抗凝物质、纤溶系统物质，通过凝血和纤溶生理过程，对机体起到保护作用。

6. 止血的作用

血液中含有血小板、各种凝血因子，当机体遭受损伤的时候，可以发挥止血作用。

第二节　血细胞生理

血细胞包括红细胞、白细胞和血小板三类细胞，它们均源于造血干细胞。成熟的各类血细胞在血液中存在的时间只有几小时（如中性粒细胞）到几个月（如红细胞）。与这种特性相适应，骨髓造血干细胞以自我更新和增殖的方式，每小时生成 10^{10} 个红细胞、$10^8 \sim 10^9$ 个白细胞，从而保障了对血细胞的及时补充，保持了血液各种有形成分的动态平衡。

一、红细胞生理

1. 红细胞的形态、数量及其功能

红细胞（erythrocyte 或 red blood cell，RBC）是血液中数量最多的血细胞。正常成熟的红细胞没有细胞核，呈中央双凹的圆盘状，直径为 7~8μm，周边最厚处的厚度为 2.5μm，中央最薄处为 1μm。这种形状一方面使其表面积和体积之比较球形细胞大，气体交换的表面积大、由细胞中心到大部分表面的距离短，即气体进出红细胞的扩散距离缩短；另一方面这种形状也有利于红细胞的可塑性变形，较易通过比其直径还小的毛细血管和血窦孔隙。和其他细胞膜一样，红细胞膜对物质具有选择通透性，O_2 和 CO_2 等脂溶性气体分子可以自由通过，负离子（如 Cl^- 和 HCO_3^-）一般较易通过，而正离子很难通过。红细胞保持正常的双凹的圆盘状需要消耗能量。成熟的红细胞无线粒体，糖酵解（无氧氧化）是其获得能量的唯一途径。红细胞从血浆摄取葡萄糖，通过糖酵解产生 ATP，维持细胞膜上钠泵的活动，以保持红细胞内外 Na^+、K^+ 的正常分布、细胞容积和双凹的圆盘状的形态。

红细胞是血液中数量最多的血细胞。我国成年男性红细胞的数量为 $(4.0~5.5) \times 10^{12}$ 个/L，女性为 $(3.5~5.0) \times 10^{12}$ 个/L。我国成年男性血红蛋白浓度为 120~160g/L，成年女性为 110~150g/L。正常人的红细胞数量和血红蛋白浓度不仅有性别差异，还可因年龄、生活环境和机体功能状态的不同而有差异。例如，儿童低于成年人（但新生儿高于成年人），高原居民高于平原居民，妊娠后期因血浆量增多而致红细胞数量和血红蛋白浓度相对减少。当人体外周血红细胞数量、血红蛋白浓度低于正常时称之为贫血（anemia）。

红细胞的主要功能是运输 O_2 和 CO_2，其次对机体所产生的酸、碱物质有缓冲作用。红细胞中缺乏线粒体，能通过无氧代谢产生 ATP 供能，因而红细胞结合和携带 O_2 的过程并不消耗 O_2，这就有效地提高了运输 O_2 的效率。红细胞运输 O_2 的功能由血红蛋白来完成，但血红蛋白只有在红细胞内才能发挥作用，一旦红细胞破裂，血红蛋白逸出，即丧失作用。红细胞中含有丰富的碳酸酐酶，可催化 CO_2 和 H_2O 迅速生成碳酸，后者再解离为 HCO_3^- 和 H^+。在红细胞的参与下，血液运输 CO_2 的能力可提高 18 倍。近年来还发现，红细胞还具有免疫功能。红细胞表面存在补体 C_{3b} 受体，可吸附抗原-补体形成免疫复合物，再由吞噬细胞吞噬并消化。

血红蛋白的相对分子质量约为 68000，由 1 个珠蛋白和 4 个血红素组成。珠蛋白由两条 α 链和两条 β 链（或 γ、δ、ε）组成。每个血红素由 4 个吡咯基形成一个环，Fe^{2+} 在中心。在氧气运输过程中，Fe^{2+} 与 O_2 结合。血红蛋白的携 O_2 能力很容易被一些化学物质阻断。例如，CO 与 Hb 的亲和力高于 O_2，很容易取代血红蛋白中 O_2，并形成稳定的碳氧血红蛋白（HbCO）。亚硝酸盐等氧化剂能够使 Fe^{2+} 转变为 Fe^{3+}，形成高铁血红蛋白（methemoglobin， metHb)。高铁血红蛋白中的 Fe^{3+} 与 O_2 结合非常牢固，O_2 不能释放出来，容易造成组织细胞缺氧。

2. 红细胞的可塑性变形和渗透脆性

红细胞在全身血管中循环运行时，经常要通过口径比它小的毛细血管和血窦孔隙（图3-2），这时红细胞发生变形，呈子弹或降落伞状，然后又恢复原形，这种特性称为可塑性变形（plastic deformation）。影响红细胞变形能力的因素包括：①红细胞表面积/体积的比值，比值越大，变形能力越强。一般说来，正常红细胞静息时的形态为双凹圆盘形，是表面积/体积的比值适宜的标志。②红细胞膜的流动性、弹性与可塑性变形能力成正比。膜内胆固醇/磷脂的比值，磷脂中饱和脂肪酸与不饱和脂肪酸的比值均影响膜的流动性。③红细胞内黏度与可塑性变形能力成反比，而红细胞内黏度主要取决于细胞内血红蛋白含量和空间构型，血红蛋白变形或浓度增高使红细胞内黏度升高。此外，胞浆中 Ca^{2+} 浓度升高可导致细胞浆由溶胶变为凝胶，细胞内黏度增高。当红细胞的可塑性变形能力降低时，细胞挤过小口径的毛细血管时就容易发生"破裂"。

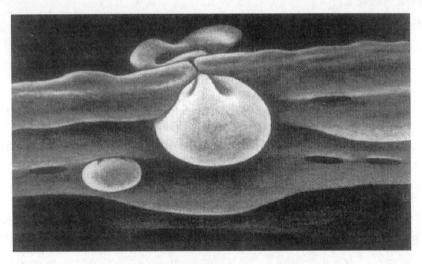

图3-2　红细胞挤过脾窦的内皮细胞裂隙（大鼠）

红细胞容易破裂的特性称为红细胞脆性（erythrocyte fragility）。由于物理的原因（碰撞、挤压等）而引起的红细胞破裂称为机械性脆性（mechanical fragility）。正常情况下，红细胞内的渗透压与血浆渗透压相等，若将红细胞置于等渗的 NaCl 溶液中，其形态和容积可保持不变。如果将红细胞置于低渗的 NaCl 溶液中，水分进入红细胞内使之膨胀，严重时红细胞因过度膨胀而破裂，血红蛋白逸出，这一现象称红细胞溶解，简称溶血。红细胞在低渗溶液中发生膨胀、破裂和溶血的特性或倾向，称为渗透脆性（osmotic fragility）。渗透脆性反映红细胞对低渗盐溶液的抵抗力，并呈反比，渗透脆性越大的，对低渗盐溶液的抵抗力越小。衰老的红细胞渗透脆性大，初成熟的红细胞渗透脆性小。临床上常常通过测定红细胞的脆性来了解红细胞的生理状态，作为某些疾病诊断的辅助方法。

3. 红细胞的悬浮稳定性

红细胞的质量密度虽然比血浆大，但在血浆中却能够保持悬浮状态而不易下沉，这一特性称为红细胞的悬浮稳定性（suspension stability）。通常以红细胞第 1h 末在血沉管中下沉的距离表示红细胞沉降的速度，称为红细胞沉降率或血沉（erythrocyte sedimentation rate，ESR）。ESR 越小表示红细胞悬浮稳定性越大。ERS 会因性别、生理状况（如妊娠）而异，病理情况下（如急性感染、风湿、结核时），由于炎症因子促进肝脏纤维蛋白原的合成，可引起 ESR 加快。

红细胞悬浮稳定性是由于红细胞重力和红细胞与血浆之间摩擦力相互作用的结果。某些疾病可使红细胞相互叠连（rouleaux formation）起来，其总的外表面积与容积之比减小，因而摩擦力减小，下沉速度加快。促使红细胞发生叠连的因素主要决定于血浆性质，而不在红细胞本身。血浆中球蛋白，特别是纤维蛋白原及胆固醇增多时，能促使红细胞叠连，从而使红细胞沉降加速；而清蛋白、卵磷脂含量增多时，可使红细胞沉降减慢。

4. 红细胞生成及破坏

红细胞数量之所以在一定范围内波动，是红细胞生成与消亡之间经常保持动态平衡的结果，每分钟有成千上万衰老的红细胞死亡，同时又有相当数量的红细胞生成并进入血液循环。

（1）红细胞的生成　和白细胞、血小板一样，红细胞起源于造血干细胞。在个体发育过程中，造血器官有一个变迁的过程。在胚胎发育的早期，由中胚层起源的主动脉、性腺细胞和中肾造血区为主要造血器官；胚胎进一步发育，造血干细胞迁移至卵黄囊、肝、脾；胚胎发育中期，骨髓开始造血并逐渐增强；到出生时，几乎完全依靠骨髓造血。在造血需要增加时，肝、脾可再参与造血以补充骨髓造血功能的不足。进入成年后，只有脊椎骨、肋骨、胸骨、颅骨和长骨近端骨骺处才有造血骨髓，但造血组织的总量已很充裕。

造血过程也就是各类血细胞发育、成熟的过程，是一个连续而又区分为不同阶段的过程。第一个阶段是造血干细胞（hemopoietic stem cell）阶段，处于这一阶段的造血细胞为干细胞，它们既能通过自我复制（self-renewal）保持本身数量的稳定，又能分化形成各系定向祖细胞（committed progenitors）；第二个阶段是定向祖细胞阶段，处于这个阶段的造血细胞，进一步分化的方向已确定，它们可以区分为：红系祖细胞，即红系集落形成细胞（CFU-E），粒-单核系祖细胞（CFU-GM），巨核系祖细胞（CFU-MK）和 TB 淋巴系祖细胞（CFU-TB）；第三个阶段是前体细胞（precursors）阶段，此时的造血细胞已经发育成为形态上可以辨认的各系幼稚细胞，这些细胞进一步分化成熟为具有特殊细胞功能的各类终末血细胞，然后释放进入血液循环。造血细胞在经历上述发育成熟过程中，细胞自我复制的能力逐渐降低，而分化、增殖的能力逐渐增强，细胞数量逐步增大（图 3-3）。

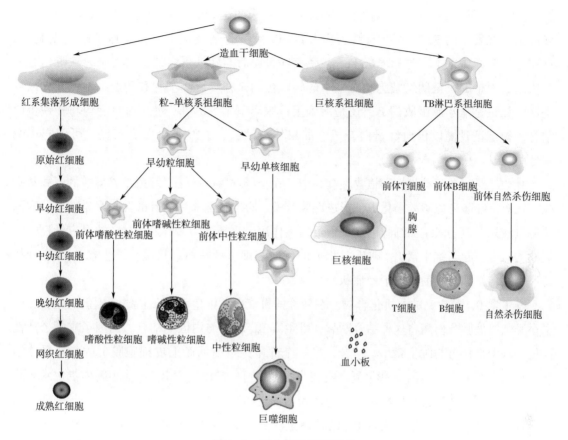

图 3-3 造血细胞发育模式

红细胞来自定向红系祖细胞，红系祖细胞进一步分化，依次经过原始红细胞→早幼红细胞→中幼红细胞→晚幼红细胞→网织红细胞→成熟红细胞发育阶段（图 3-3）。在促红细胞生成素的作用下，红系祖细胞增殖分化为原红细胞，一个红系祖细胞可生成约 16 个原红细胞。从造血干细胞到网织红细胞大约需要 3~5d，网织红细胞进入血液循环后还需要 2d 的时间才能最终成为成熟的红细胞。整个发育过程历时 6~7d，其中有 5%~10% 的幼红细胞凋亡（apoptosis），不能进入血液循环。

①红细胞生成所需要的原料：除要求骨髓造血功能正常外，红细胞的生成还必须有造血原料和促进红细胞发育成熟的物质。蛋白质、铁、维生素 B_{12}、叶酸和维生素 C 等是红细胞生成的基本原料。蛋白质和铁是合成血红蛋白重要原料；在幼红细胞的发育成熟过程中，维生素 B_{12} 和叶酸是 DNA 合成所必需的辅酶。缺乏维生素 B_{12} 和叶酸可导致红细胞分裂和成熟障碍，使红细胞停留在幼稚期，发生巨幼红细胞性贫血。

铁是合成血红蛋白的重要原料。生成 1mL 红细胞需要 1mg 铁，每天成人需要 20~25mg 铁，其中 5% 来自食物，其余 95% 均来自体内铁的再利用，故每天只需摄取 1mg 铁即可满足机体生成红细胞的需要。食物中的铁多为三价高铁（Fe^{3+}）化合物，需要通过胃酸作用将

Fe^{3+} 还原成亚铁（Fe^{2+}），才能被十二指肠和小肠吸收。衰老的红细胞被巨噬细胞吞噬后，释放出血红素中的 Fe^{2+}。Fe^{2+} 与铁蛋白（ferritin）结合后变成 Fe^{3+}，储存于巨噬细胞内。存在于铁蛋白中的 Fe^{3+} 先还原成 Fe^{2+}，脱离铁蛋白后与转铁蛋白结合。每个转铁蛋白分子一次运送两个 Fe^{2+} 至幼红细胞。血浆中的转铁蛋白来往于巨噬细胞和幼红细胞之间，以运送铁。无论是从小肠吸收的 Fe^{2+} 还是从铁蛋白脱离下来的 Fe^{2+}，进入血浆后均与转铁蛋白结合，被运至骨髓以供血红蛋白合成。如果体内缺铁，血红蛋白合成不足，可引起小细胞性贫血。

叶酸广泛存在于动物性和植物性食品中，在小肠黏膜叶酸是以蝶酰单谷氨酸的形式被吸收。在双氢叶酸还原酶的催化下，形成四氢叶酸。存在于血浆中的叶酸几乎全是四氢叶酸的单谷氨酸盐。但进入组织细胞后，又通过酶促作用，再转变为多谷氨酸盐，才具有活性。叶酸缺乏时也引起与维生素 B_{12} 缺乏时相似的巨幼红细胞性贫血。只是在维生素 B_{12} 缺乏时，还可伴有神经系统和消化道不良症状。

维生素 B_{12} 是含钴的有机化合物，在酸性的胃液中，维生素 B_{12} 主要与 R 蛋白结合，到了小肠上段处胰蛋白酶将这种结合断裂，维生素 B_{12} 转而与内因子结合。内因子有两个活性部位，一个部位可与维生素 B_{12} 结合，另一个部位则可与回肠上皮细胞膜上的特异受体结合。在正常情况下，内因子-B_{12} 复合物在小肠上段可保护维生素 B_{12} 不受小肠内蛋白水解酶的破坏。当复合物运行至回肠段，便与回肠黏膜受体结合而被吸收进入门脉系统，一部分储存在肝，一部分又与运输维生素 B_{12} 的转钴蛋白Ⅱ（transcobalamine Ⅱ）结合，随血液输送到造血组织，参与红细胞生成过程。当胃的大部分被切除或胃腺细胞受损伤，机体缺乏内因子，或体内产生抗内因子的抗体时，即可发生维生素 B_{12} 吸收障碍，影响幼红细胞的分裂和血红蛋白合成，出现巨幼红细胞性贫血，即大细胞性贫血。

此外，红细胞生成还需要氨基酸和蛋白质、维生素 B_6、维生素 B_2、维生素 C、维生素 E，微量元素铜、锰、钴和锌等。

②红细胞生成的调节：两种调节因子分别调节着两个不同发育阶段的红系祖细胞的生长发育过程，一种是爆式促进因子（burst promoting activator，BPA），另一种是促红细胞生成素（erythropoietin，EPO）。BPA 是一类相对分子质量为 25000~40000 的糖蛋白，以早期红系祖细胞 BFU-E 为靶细胞，可能是促进 BFU-E 从静息状态进入 DNA 合成期，从而使早期祖细胞增殖活动加强。EPO 是一种相对分子质量为 34000 的糖蛋白，主要由肾皮质管周细胞合成，肝也可少量生成，具有促进晚期红系祖细胞增殖并促使向形态可辨的前体细胞分化；加速前体的增殖、分化并促进骨髓网织红细胞释放等多方面的功能。血液中成熟的红细胞增加，从而使机体的缺氧状态得到缓解，这是一种负反馈调节。EPO 也能促进早期红系祖细胞的增殖与分化。EPO 作用迅速，血中 EPO 水平升高 1~2d 后，即可观察到红骨髓中网织红细胞数量快速增加（图 3-4）。

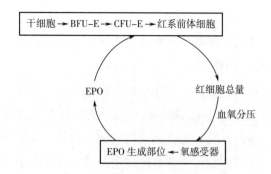

图 3-4 EPO 调节红细胞生成的反馈调节环

早在 20 世纪 50 年代，动物实验已显示了促红细胞生成素活性的存在，此后又确定促红细胞生成素主要由肾组织产生。切除双肾后，血浆中促红细胞生成素的浓度急剧降低。用分子生物学手段从肾组织细胞中已提取出编码促红细胞生成素的 mRNA，并确定促红细胞生成素基因定位在 7 号染色体上。近年来有迹象提示人类的某些血液病，如再生障碍性贫血是红系祖细胞的促红细胞生成素受体有缺陷所致。

影响 EPO 合成的因素很多，如氧分压或红细胞数量、雄激素、甲状腺素和生长素。白细胞、血小板甚至网织红细胞释放的一些化学因子等都能引起 EPO 合成增加。雌激素则有抑制红细胞生成的作用，这可能是男性的红细胞数和血红蛋白量高于女性的原因之一。

（2）红细胞的破坏 人的红细胞平均寿命为 120d。衰老的红细胞除少数因脆性增加而直接发生溶血外，大部分因变形能力下降、难以通过微小孔隙而被滞留在肝、脾中。红细胞破损所释放的血红蛋白立即与血浆中的触珠蛋白结合，或者被降解成珠蛋白和血红素。滞留于肝和脾的衰老红细胞被巨噬细胞吞噬，血红蛋白被消化、降解成珠蛋白和血红素，血红素再分解为 Fe^{2+} 和脱铁血红素。释放出的铁以铁黄素的形式沉积于肝细胞。当溶血达到 100mL 血浆中含 100mg 血红蛋白时，部分血红蛋白不能与触珠蛋白结合，经肾脏排出，形成血红蛋白尿。

二、白细胞生理

1. 白细胞的数量及分类

白细胞（leukocyte 或 white blood cell）是一类有核的血细胞。根据其形态、功能和来源可分为粒细胞、单核细胞和淋巴细胞，而粒细胞又因其胞浆颗粒的嗜色性质不同被分为中性粒细胞、嗜酸性粒细胞和嗜碱性粒细胞三类。

在不同生理状态下，白细胞数目波动较大。例如，运动、寒冷、消化期、妊娠及分娩期等，白细胞数目均增加。此外，在机体失血、剧痛、急性炎症、慢性炎症等病理状态下，白细胞也增多。白细胞减少的原因可有遗传性、家族性、获得性等，其中获得性占多数。药物、放射线、感染、毒素等均可使粒细胞减少，药物引起者最常见。

2. 白细胞的生理特性与功能

除淋巴细胞外，所有白细胞都能伸出伪足作变形运动，凭借这种运动白细胞得以穿过血管壁，这一过程称为血细胞渗出（diapedesis）。白细胞具有向某些化学物质游走的特性，称为趋化性（chemotaxis）。体内具有趋化作用的物质包括机体细胞的降解产物、抗原-抗体复合物、细菌毒素和细菌等。白细胞可循着这些物质的浓度梯度游走到这些物质的周围，把异物包围起来并吞入胞浆内，此过程称为吞噬作用（phagocytosis）。在全部白细胞中，有一半以上存在于血管外的细胞间隙内，有30%以上储存在骨髓内，其余的才是在血管中流动的。这些白细胞依赖血液的运输，从它们生成的器官，即骨髓和淋巴组织，到达发挥作用的部位。

（1）中性粒细胞　中性粒细胞（neutrophil）是血液中数目最多的白细胞，占外周血白细胞总数的50%~70%。由于细胞核呈分叶状，故这些细胞又称为多形核白细胞。中性粒细胞在血管内停留的时间平均只有6~8h，它们能很快穿过血管壁进入组织发挥作用，而且进入组织后不再返回血液中来。在血管中的中性粒细胞，约有一半随血流循环，通常的白细胞计数只是这部分中性粒细胞的数量，另一半则附着在小血管壁上。同时，在骨髓中尚储备了一定数量的成熟中性粒细胞，在机体需要时大量的储备中性粒细胞进入循环血。

中性粒细胞具有活跃的变形能力、高度的趋化性和很强的吞噬及消化细菌的能力，是吞噬外来微生物和异物的主要细胞。当局部受损组织发生炎症反应并释放化学物质时，中性粒细胞能被趋化物质所吸引，向细菌所在处集中，并将其吞噬，靠细胞内的溶酶体将细菌和组织碎片分解。这样，入侵的细菌被包围在一个局部区域，可防止病原微生物在体内扩散。当中性粒细胞吞噬了数十个细菌后，本身也随之分解死亡。当中性粒细胞本身解体时，释出的溶酶体酶类能溶解周围组织而形成脓汁。因此，中性粒细胞在血液的非特异性细胞免疫系统中起着十分重要的作用，它处于机体抵御微生物病原体，尤其是化脓性细菌入侵的第一线，此外，中性粒细胞也参与淋巴细胞特异性免疫反应的初期阶段。

中性粒细胞的细胞膜能释放出一种不饱和脂肪酸——花生四烯酸。在酶的作用下，花生四烯酸进一步生成一组旁分泌激素物质，如血栓素和前列腺素等，这类物质对调节血管口径和通透性有明显的作用，还能引起炎症反应和疼痛，并影响血液凝固。

（2）嗜碱性粒细胞　血液中嗜碱性粒细胞（basophil）含量较少，其平均循环时间约12h。这类粒细胞的胞质中有较大和碱性染色很深的颗粒，颗粒内含有肝素（heparin）和组织胺（histamine）。在致敏物质作用下，嗜碱性粒细胞释放组胺、过敏性慢反应物质、肝素、过敏性趋化因子，从而引起过敏反应（如哮喘、荨麻疹等）。组胺能使局部毛细血管扩张，通透性增加，但作用时间短暂；过敏性慢反应物质作用时间缓慢持久，能增加毛细血管通透性，加强消化道平滑肌和呼吸道平滑肌收缩；肝素有抗凝血作用；过敏性趋化因子有吸引嗜酸性粒细胞聚集到过敏反应区的作用。

近年来发现嗜碱性粒细胞参与体内的脂肪代谢。当食物中的脂肪被肠吸收后，外周血液中的嗜碱性粒细胞数随即增加。嗜碱性粒细胞释放出肝素，激活血浆中的脂肪分解。

（3）嗜酸性粒细胞 嗜酸性粒细胞（eosinophil）的胞质中含有较大的、椭圆形的嗜酸性颗粒，其中含有过氧化物酶和碱性蛋白质，但缺乏溶菌酶，基本上没有杀菌能力。嗜酸性粒细胞在体内的主要作用是：①限制嗜碱性粒细胞和肥大细胞在速发性过敏反应中的作用。嗜酸性粒细胞能释放前列腺素 E，前列腺素 E 抑制嗜碱性粒细胞生物活性物质的合成与释放；吞噬嗜碱性粒细胞排出的颗粒，使其中所含的生物活性物质失活；还能释放组胺酶等酶类，破坏嗜碱性粒细胞所释放的组胺等活性物质。②参与对蠕虫的免疫反应。在已经对某种蠕虫产生了特异性的免疫球蛋白 IgE 的机体，蠕虫经过特异性免疫球蛋白 IgE 和补体 C_3 调理后，嗜酸性粒细胞可借助于细胞表面的 Fc 受体和 C_3 受体黏着于蠕虫上，释放颗粒内所含的碱性蛋白和过氧化物酶等酶类损伤蠕虫体，所以，在有寄生虫感染、过敏反应等情况时，常伴有嗜酸性粒细胞增多。

嗜酸性粒细胞数目常出现明显的昼夜周期性波动，清晨细胞数减少，午夜时细胞数增多。这种细胞数的周期性变化是与肾上腺皮质释放糖皮质激素量的昼夜波动有关的。当血液中糖皮质激素浓度增高时，嗜酸性粒细胞数减少；而当糖皮质激素浓度降低时，细胞数增加。

（4）单核细胞 单核细胞（monocyte）胞体较大，胞质内没有颗粒，但有较其他血细胞更多的非特异性脂酶，具有更强的吞噬作用。它的功能与中性粒细胞很相似。当它迁移至肝脏、脾脏和淋巴结等组织后，即转变为体积大、溶酶体多、吞噬能力最强的巨噬细胞（macrophage）。激活了的单核巨噬细胞能生成并释放多种细胞毒素、干扰素和白细胞介素，参与机体防卫机制，还产生一些能促进内皮细胞和平滑肌细胞生长的因子。在炎症周围单核细胞能进行细胞分裂，并包围异物。

在免疫反应的初期阶段，单核细胞能把它所带的抗原物质一部分递呈给淋巴细胞，从而使淋巴细胞在免疫中发挥作用。

（5）淋巴细胞 淋巴细胞（lymphocyte）是免疫细胞中的一大类，在免疫应答中起核心作用。根据淋巴细胞的发育过程、表面标志和功能等特点，可分为 T 淋巴细胞和 B 淋巴细胞两种。血液中 80%～90% 的淋巴细胞属 T 淋巴细胞，B 淋巴细胞主要留在淋巴组织内。它们的区别是 B 淋巴细胞上的抗体直接识别天然抗原，而 T 淋巴细胞所能识别的抗原多肽必须经抗原提呈细胞的加工。

T 淋巴细胞主要负责细胞免疫，B 淋巴细胞则主要参与体液免疫，二者相辅相成。T 细胞被特异性的抗原物质激活后，可分化为功能不同的两类细胞，效应 T 细胞和记忆 T 细胞。效应 T 细胞对被病毒感染的细胞进行杀灭。效应 T 细胞还激活巨噬细胞使其进行非特异性的免疫反应,激活 B 淋巴细胞使其产生抗体。长寿命的记忆 T 细胞在血液中不断循环,当它们再次遇到曾经接触过的抗原时,即使相隔几年之久仍能加以"识别",并激发一种继发反应,这种反应比原发反应更强烈地引起细胞增殖,在短时间内产生大量的效应 T 细胞。

B 细胞膜表面的免疫球蛋白(主要是单体 IgM 和 IgD)是抗原的特异性受体。当它们初次与某一个抗原接触而被致敏时,一部分 B 细胞即分化成熟为浆细胞。浆细胞可产生大量具有抗原特异性的免疫球蛋白(immunoglobulin, Ig),称为抗体(antibody)。按照化学结构和生物学机能不同,抗体被分为 IgG、IgM、IgA、IgD 和 IgE 五种。释放到血液中的抗体能中和病原体和毒素,也可对病原体进行调理以增加吞噬细胞的吞噬功能。B 淋巴细胞也可作为 T 淋巴细胞的抗原提呈细胞。

3. 白细胞的生成和破坏

(1)白细胞的生成 与红细胞一样,白细胞也起源于骨髓中的造血干细胞,在细胞发育过程中又都是经历定向祖细胞、前体细胞,而后成为具有各种细胞功能的成熟白细胞。

白细胞的分化和增殖受到一组造血生长因子(hematopoietic growth factor, HGF)的调节。这些因子是一类糖蛋白,由淋巴细胞、单核细胞和成纤维细胞生成并分泌。有些造血生长因子在体外可刺激造血细胞生成集落,故又称为集落刺激因子(colony stimulating factor, CSF)。目前从结构到功能已经充分阐明的有 M-CSF、G-CSF、GM-CSF 和 Multi-CSF 等多种。这些因子中有的作用极为广泛,如 Multi-CSF 和 GM-CSF 可以影响多系造血祖细胞的生成和发育。有的集落刺激因子(如 G-CSF、M-CSF、GM-CSF)作用较为局限,只作用于某一系的造血祖细胞。此外,还有一类抑制性因子,如粒细胞抑素、乳铁蛋白和转化生成因子 β 等,它们或是直接抑制白细胞的增殖、生长,或是限制上述一些生长因子的释放或作用。

淋巴细胞的生成过程与其他白细胞稍有不同。在干细胞分化的早期,淋巴干细胞首先从多能干细胞分化出来,并随血流进入初级(或中枢)淋巴器官,即骨髓和胸腺,并发育成定向淋巴细胞。在骨髓中发育的称为 B 细胞,在胸腺中发育的称为 T 细胞。随后,B 细胞和 T 细胞均随血流转移到二级(或外周)淋巴器官,即淋巴结和脾,在那里它们与某种抗原接触后即分化和增殖成为真正具有免疫功能的细胞,如浆细胞和 T 效应细胞。淋巴细胞在生长成熟过程中接受一组称为白细胞介素的细胞因子的调节,T 细胞在胸腺中还接受胸腺激素的作用(图 3-5)。

(2)白细胞的破坏 由于白细胞主要在组织中发挥作用,淋巴细胞还可往返于血液、组织液和淋巴之间,并能增殖分化,故白细胞的寿命较难准确判断,为 100~300d。循环血液只是将白细胞从骨髓和淋巴组织运送到机体所需部位的通路,白细胞在血液中停留的时间较短。一般来说,中性粒细胞在循环血液中停留 6~8h 即进入组织,4~5d 后即衰老死亡,

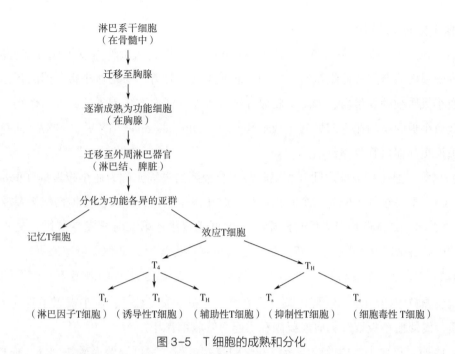

图 3-5 T 细胞的成熟和分化

或经消化道排出；若有细菌入侵，中性粒细胞在吞噬过量细菌后，因释放溶酶体酶而发生"自我溶解"，与破坏的细菌和组织碎片共同形成脓液。单核细胞在血液中停留 1d 左右，然后进入组织并发育成巨噬细胞，在组织中可生存 3 个月左右。嗜酸性粒细胞和嗜碱性粒细胞在组织中可分别生存 8~12d 和 12~15d。

三、血小板生理

1. 血小板的形态和结构

血小板（platelet）的体积小，仅相当于红细胞的 $1/4~1/3$，无细胞核，呈双凸圆盘形或卵圆形，直径约 $2~4\mu m$。血小板是骨髓巨核细胞裂解脱落下来的、具有生物活性的细胞质块。

血小板质膜上有大量的蛋白质，其中大部分为多种糖蛋白（glycoprotein，GP），如 GPIa-Ⅱa、GPⅡb-Ⅲa 等。这些膜蛋白在血小板的黏附、聚集等生理过程中充当受体。例如，GPIa-IX 是抗血管性血友病因子（von willebrand factor，vWF）和凝血酶受体，GPIa-Ⅱa 是胶原的受体，GPⅡb-Ⅲa 是纤维蛋白原、vWF、纤维连接蛋白的受体。血小板质膜内侧的微管、微丝和膜下细丝共同构成血小板的骨架，维持其形态结构，同时也是血小板收缩系统的主要成分，在血小板变形、颗粒释放、伸展和血块收缩中发挥重要作用。血小板中除含有细胞器外，还含有大量的颗粒，其中的 α-颗粒中含有 V 因子、Ⅲ因子、纤维蛋白原等，δ-颗粒含有 ADP、Ca^{2+} 等。

2. 血小板的生理特性

（1）黏附　血小板黏附（thrombocyte adhesion）是指它与血管内皮下成分结合的过程。当血管内皮损伤而暴露胶原组织时，立即引起血小板的黏着。参与血小板黏附的蛋白质有多种，如血小板质膜的糖蛋白、内皮下胶原纤维和抗血管性血友病因子。此外，血小板与胶原黏着引起血小板膜中的花生四烯酸生成血栓烷 A_2（thromboxane，TXA_2），TXA_2 具有极强的促血小板聚集和促血管收缩作用。

（2）聚集　血小板彼此之间互相黏附、聚合成团的过程，称为血小板聚集（thrombocyte aggregation）。聚集过程可分为两个时相：第一时相发生迅速，主要由受损伤组织释放的外源性 ADP 所引起，其特点是聚集后可解聚，又称可逆聚集；第二时相发生缓慢，主要由血小板释放的内源性 ADP 所引起，其特点是一旦发生则不再解聚，又称不可逆聚集。

（3）释放反应　在激动剂（如 ADP、TXA_2、胶原、凝血酶）的刺激下，血小板主动向外释放胞质颗粒中的 ADP、5-羟色胺（5-HT）、儿茶酚胺、Ca^{2+}、血小板因子Ⅲ（PF_3）等活性物质，促使血小板聚集、血液凝固和引起血管收缩作用。

（4）收缩　指血小板内的收缩蛋白发生的收缩过程。它可导致血凝块回缩、血栓硬化，有利于止血过程。

血小板的生理特性是血小板发挥生理性止血功能的基础。血小板的异常活化也参与动脉硬化的发生和血栓的形成。目前抗血小板药物在临床血栓性疾病的治疗中得到了广泛的应用。

3. 血小板的生理功能

血小板的主要功能是维持血管内皮的完整性，参与生理性止血和血液凝固过程。

（1）生理性止血　当小血管受损时，首先由于神经调节反射性引起局部血管收缩，继之血管因内皮细胞和黏附于损伤处的血小板释放缩血管物质（5-HT、ADP、TXA_2、内皮素等），使血管进一步收缩封闭创口。血管内膜损伤，暴露的内膜下组织激活血小板，使血小板迅速黏附、聚集，形成松软的止血栓堵住伤口，实现初步止血。血小板血栓形成的同时，激活血管内的凝血系统。在局部形成血凝块，加固止血栓，进一步起到有效的止血作用。

（2）参与凝血　激活的血小板为凝血因子提供磷脂表面，参与内源性、外源性凝血途径中凝血因子 X 和凝血酶原的激活。据估计，血小板提供的磷脂表面（PF_3）可使凝血酶原的激活加速 20000 倍。血小板因子Ⅱ（PF_2）能促进纤维蛋白原转变为纤维蛋白单体，血小板因子Ⅳ（PF_4）有抗肝素作用，从而有利于凝血酶生成和加速凝血。

（3）保持血管内皮细胞的完整性　血小板可以融合并进入血管内皮细胞，因而可能对保持内皮细胞完整或对内皮细胞修复有重要作用。如内皮细胞脱落，血小板能及时填补，促进内皮修复。当血小板减少时，血管脆性增加，易造成出血。

第三节　生理性止血

一、血液凝固

血液凝固（blood coagulation）是指血液由流动的溶胶状态转变成不能流动的凝胶状态的过程，简称血凝。在凝血过程中，血浆中的可溶性纤维蛋白原转变为不溶的纤维蛋白，并交织成网，网罗许多血细胞。血液凝固后 1~2h，血块发生回缩，析出淡黄色的液体，称为血清（serum）。血清和血浆的区别是血清去除了纤维蛋白原和少量参与凝血的血浆蛋白，增加了血小板释放的物质。血液凝固是一系列复杂的酶促反应过程，需要多种凝血因子的参与。

1. 凝血因子

血浆与组织中直接参与血液凝固的物质，统称为凝血因子（blood clotting factors）。目前已知的凝血因子有 14 种，其中国际凝血因子命名委员会根据发现的先后顺序用罗马数字予以命名的有 12 种，即凝血因子 I ~ XIII，（简称 FI ~ FXIII。其中 FVI 是血清中活化的 FV_a，已不再视为一个独立的凝血因子）。此外还有高分子质量激肽原、前激肽释放酶等（表 3-1）。在这些凝血因子中，除 FIV 是 Ca^{2+} 之外，其余的凝血因子均为蛋白质。F II 、F VII 、F IX 、F X 、F XI 、F XII 、F XIII 及前激肽释放酶均为丝氨酸蛋白酶（内切酶），能对特定的肽键进行有限的水解。血液中具有酶特性的凝血因子通常都以无活性的酶原形式存在，必须通过其他酶的有限水解，暴露或形成活性中心后，才具有酶的活性，这一过程称为凝血因子的激活。习惯上在被激活了的凝血因子代号的右下角加"a"（指 activated），如凝血酶原（II）被激活为凝血酶（ II_a ），F X 被激活为 FX_a 。此外，除 FIII（又称组织因子，TF）存在于组织中外，其他凝血因子均存在于血浆中。多数凝血因子由肝脏合成，其中 F II 、F VII 、F IX 、F X 的生成必须有维生素 K 的存在。

表 3-1　按国际命名法编号的凝血因子

名称	同义名	合成部位	合成时是否需维生素 K	化学本质	血浆中含量/（g/L）	血清中是否存在
因子 I	纤维蛋白原	肝	不	糖蛋白	200~400	无
因子 II	凝血凝原	肝	需	糖蛋白	10~15	几乎没有
因子 III	组织因子（组织凝血活素）	各种组织	不	糖蛋白	—	—
因子 IV	钙离子（ Ca^{2+} ）	—	—	—	—	存在

续表

名称	同义名	合成部位	合成时是否需维生素 K	化学本质	血浆中含量/（g/L）	血清中是否存在
因子 V	血浆加速球蛋白（前加速素、易变因子）	肝	不	糖蛋白	5~10	无
因子Ⅶ	血清凝血酶原转变加速素（前转变素）	肝	需	糖蛋白	0.4~0.7	存在
因子Ⅷ	抗血友病球蛋白（抗血友病因子 A）	肝为主	不	糖蛋白	15~20	无
因子Ⅸ	血浆凝血活素成分（抗血友病因子 B）	肝	需	糖蛋白	3~5	无
因子Ⅹ	Strart-Prower 因子	肝	需	糖蛋白	5~10	存在
因子Ⅺ	血浆凝血活素前质（抗血友病因子 C）	肝	不	糖蛋白	0.5~0.9	存在
因子Ⅻ	接触因子（Hageman 因子）	不明	不	糖蛋白	0.1~0.5	存在
因子ⅩⅢ	纤维蛋白稳定因子	血小板	不	糖蛋白	1~2	几乎没有

2. 凝血过程

1964 年，麦克法兰（Macfarlane）、戴维（Davies）和拉特诺夫（Ratnoff）几乎同时提出了凝血过程的"瀑布学说"。经典的瀑布学说认为，凝血过程是一系列凝血因子按一定顺序相继激活，反应逐步放大，最终形成凝血酶和纤维蛋白凝块的过程。凝血过程大致经历三个阶段。第一阶段是凝血因子 FX 激活成 FX$_a$ 并形成凝血酶原复合物（也称为凝血酶原激活物，prothrombin activator），第二阶段是凝血酶原（prothrombin，FⅡ）激活成为凝血酶（thrombin，FⅡ$_a$），第三阶段是纤维蛋白原（FⅠ）转变成纤维蛋白（fibrin，FⅠ$_a$）。凝血酶原激活物的形成有内源性和外源性两条途径，二者的主要区别在于启动方式和参与的凝血因子不同（图 3-6）。

（1）凝血酶原复合物的形成　FX 的激活包括内源性、外源性两条启动途径。完全依靠血浆中的凝血因子逐步激活 FX，称为内源性激活，其发生的凝血称为内源性凝血途径（intrinsic pathway of blood coagulation）；依靠血管外组织释放的 FⅢ（组织因子，TF）来参与激活 FX，称为外源性激活，其发生的凝血称为外源性激活途经（extrinsic pathway of blood coagulation）（图 3-6）。两条途径的主要区别在于启动方式和参与的凝血因子有所不同。但两条途径中的某些凝血因子可以相互激活，故两者间相互密切联系，并不各自完全独立。

内源性激活途径的启动是由 FⅫ 被激活开始。当血液与带负电荷的异物表面（如白陶土、玻璃、胶原等）接触时，首先是 FⅫ 结合到异物表面上，并立即被激活为 FⅫ$_a$。FⅫ$_a$ 可裂解前激肽释放酶（PK），使之成为激肽释放酶（KK）；该酶又反过来激活 FⅫ，形成更多的 FⅫ$_a$。在 FⅫ$_a$ 的作用下，FⅪ 转变为 FⅪ$_a$。从 FⅫ 结合于异物表面到 FⅪ$_a$ 形成的全过程叫表面激活。在 Ca^{2+} 存在的条件下，表面激活生成的 FⅪ$_a$ 可使 FⅨ 激活成为 FⅨ$_a$。生成的 FⅨ$_a$ 与 FⅧ$_a$、Ca^{2+} 在血小板磷脂膜上结合成为复合物，并激活 FX 为 FX$_a$。只有当 FⅨ$_a$

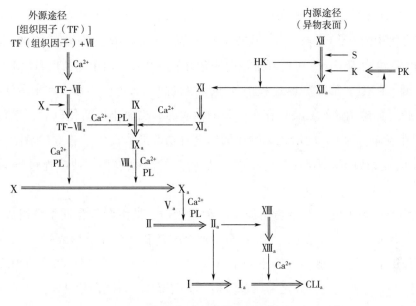

图 3-6 凝血过程示意图

和 FX 分别通过 Ca^{2+} 而同时连接在磷脂膜的表面，FIX_a 才可激活 FX，故这一过程十分缓慢。$FVIII$ 本身不是蛋白酶，不能激活 FX，但只要它存在，可使上述反应速度提高 20 倍，因此，$FVIII$ 是一种重要的辅助因子。$FVIII$ 存在于血浆中，通常与血友病因子（vWF）以非共价键结合成复合物。$FVIII$ 从复合物中释放出来，经裂解而成 $FVIII_a$。FX_a 生成后的凝血过程是进入内源性和外源性两条途径的共同通路。

外源性激活途径的始动因子是来自组织因子 F III（tissue factor，TF）。组织因子是一种跨膜糖蛋白，存在于大多数的组织细胞中，生理条件下血细胞和血管内皮细胞不表达。当血管损伤或血管内皮细胞、单核细胞受到细菌内毒素、免疫复合物等物质刺激时组织因子才得以暴露或表达。在 Ca^{2+} 存在下，TF 与 FVII 结合，形成 TF-FVII 复合物，随后 FX_a 可激活其为 TF-FVII$_a$；TF-FVII$_a$ 与 Ca^{2+} 和磷脂共同作用，迅速使 FIX 激活为 FIX$_a$、FX 激活为 FX$_a$。生成的 FX_a 又能激活 TF-FVII 成 TF-FVII$_a$，因此能生成更多的 FX，这是外源性凝血途径的正反馈效应。此外，FIX$_a$ 与 $FVIII_a$（可由凝血酶激活 FVIII 所得）以及 Ca^{2+} 和磷脂形成复合物，激活 FX，从而使内源性凝血途径和外源性凝血途径汇合，共同完成凝血过程。须指出的是，在病理状态下，细菌内毒素、补体 C5a、免疫复合物、肿瘤坏死因子等均可刺激血管内皮细胞和单核细胞表达组织因子，从而启动凝血过程，引起弥散性血管内凝血（disseminated intravascular coagulation，DIC）。

由内源性和外源性凝血途径所生成的 FX_a，在 Ca^{2+} 存在的情况下可与 FV_a 在血小板磷脂膜表面形成 FX_a-FV_a-Ca^{2+}-磷脂复合物，即凝血酶原复合物（F II），进而激活凝血酶原。

(2) 凝血酶原的激活　凝血酶原在凝血酶原复合物的作用下激活成为凝血酶（F II_a）。凝血酶原复合物中的 F V_a 为辅因子，可使 F X_a 激活凝血酶原的速度提高 10 000 倍。凝血酶是一个多功能的凝血因子，它可使纤维蛋白原分解形成纤维蛋白单体；可激活 F V、F VII、F VIII、F XI、F XII、F XIII，形成凝血过程中的正反馈机制；活化血小板，在未激活的血小板，带负电的磷脂（如磷脂酰丝氨酸）存在于膜的内表面。当血小板活化以后，带负电的磷脂翻转到膜的外表面，为 F X 的活化和凝血酶原复合物的形成提供了有效的磷脂膜表面，也加速凝血；可直接或间接灭活 F V_a、F VIII_a，从而制约凝血过程，使凝血过程局限于损伤部位。

(3) 纤维蛋白的生成　纤维蛋白原是一种糖蛋白，是由两个相同组分组成的二聚体。每个组分都含有 α、β、γ 三条链。两个组分借两个 γ 链和两个 α 链形成的三个二硫键连接。在凝血酶的作用下，α、β 链断裂脱下两个 A 肽和两个 B 肽，余下的部分即为纤维蛋白单体。在 F XIII_a 和 Ca^{2+} 作用下，纤维蛋白单体相互交联聚合，形成网格状不溶于水的交联纤维蛋白（fibrin），并捕获大量红细胞和血小板，从而导致血液凝固。

根据近年的研究成果，Davies 与 Broze 等在 20 世纪 90 年代先后对经典"瀑布学说"进行了修正，提出了目前较为公认的凝血过程两阶段学说。修正后的瀑布学说认为：体内凝血过程几乎都是由外源性途径启动的，故在 1993 年国际血栓与止血学会的标准化委员会决定将外源性途径更名为组织因子途径。在体内多数情况下，由于组织因子途径抑制物（tissue factor pathway inhibitor, TFPI）存在，通过组织因子途径生成的凝血酶极少，因此凝血过程由外源性途径启动后，微量的凝血酶一方面要通过激活血小板和 F V、F VIII、F IX、F XI，继续促进凝血，另一方面，又通过 F VII_a-TF 复合物直接激活 F IX，进一步加强内源性凝血途径，生成足量凝血酶，维持和巩固凝血过程。

二、抗凝系统

抗凝系统是机体内重要的防御系统之一，它与纤溶系统共同构成机体内两个重要的防御系统，也是既对立又统一的功能系统。只要它们之间保持动态平衡，机体就可在出血时有效地止血，又可防止血块堵塞血流，从而使血液保持液态。生理状况下，凝血系统是有低水平活性的，但因有生理水平的细胞和体液抗凝存在，使得两者处于低水平动态平衡。抗凝系统可对血液凝固系统进行调节，改变凝血性质，减少纤维蛋白的形成，降低各种凝血因子的活化水平。该系统主要包括细胞抗凝和体液抗凝，细胞抗凝主要作用包括血管内皮细胞合成分泌抗凝蛋白，阻止血小板的黏附活化，以及单核-巨噬细胞对活化凝血因子清除作用等。体液抗凝主要通过抑制凝血反应的抗凝蛋白起作用，主要包括：丝氨酸蛋白酶抑制物、蛋白 C 系统、组织因子途径抑制物、肝素等。

1. 细胞抗凝

此系统由单核巨噬细胞系统、肝细胞及血管内皮细胞组成，其中单核巨噬细胞系统主要负责促凝物质的吞噬和清除；肝细胞则可以将被激活的凝血因子摄取或者灭活，同时肝脏也是抗凝物质抗凝血酶（AT）和 α_2-巨球蛋白（α_2-M）的合成场所；而血管内皮细胞主要通过合成和释放 PG_{12} 以抑制 PTL 的聚集、直接释放表面的硫酸乙酰肝素、TM 起到抗凝作用、合成和释放 t-PA 以促进纤溶这三个方式行使其抗凝作用。

2. 体液抗凝

体内发挥体液抗凝作用的物质主要包括丝氨酸蛋白酶抑制物、蛋白 C 系统、组织因子途径抑制物和肝素。

（1）丝氨酸蛋白酶抑制物　血浆中含有多种丝氨酸蛋白酶抑制物，主要有抗凝血酶、肝素辅因子 II、C_1 抑制物、a_1-抗胰蛋白酶、a_2-抗纤溶酶和 a_2-巨球蛋白等。抗凝血酶（antithrombin）是最重要的抑制物，负责灭活 60%~70% 的凝血酶，其次肝素辅因子 II 可灭活 30% 的凝血酶。抗凝血酶由肝和血管内皮细胞产生，能与内源性途径产生的蛋白酶如凝血酶和凝血因子 FIX_a、FX_a、FXI_a、$FXII_a$ 等分子活性中心的丝氨酸残基结合而抑制其活性。在缺乏肝素的情况下，抗凝血酶的直接抗凝作用慢而弱，但它与肝素结合后，其抗凝作用可增强 2000 倍。但正常情况下，循环血浆中几乎无肝素存在，抗凝血酶主要通过与内皮细胞表面的硫酸乙酰肝素结合而增强血管内皮的抗凝功能。

（2）蛋白 C 系统　在凝血过程中，$FVIII_a$ 和 FV_a 分别是 FX 和凝血酶原激活的限速因子。蛋白质 C 系统可灭活 $FVIII_a$ 和 FV_a。蛋白质 C 系统主要包括蛋白质 C（protein C，PC）、凝血酶调节蛋白、蛋白质 S（protein S，PS）和蛋白质 C 的抑制物。蛋白质 C 由肝细胞合成，其合成需要维生素 K 的参与，以酶原的形式存在于血浆中。当凝血酶离开损伤部位而与正常血管内皮细胞上的凝血酶调节蛋白结合后，可激活蛋白质 C，后者可水解灭活 $FVIII_a$ 和 FV_a，抑制 FX 和凝血酶原的激活，有助于避免凝血过程向周围正常血管部位扩展。因此，凝血酶调节蛋白是将凝血酶从促凝物转变为抗凝物的转换分子。此外，活化的蛋白质 C 还有促进纤维蛋白溶解的作用。血浆中的蛋白质 S 是活化蛋白质 C 的辅因子，可显著增强活化的蛋白质 C 对 $FVIII_a$ 和 FV_a 的灭活作用。蛋白质 C 基因缺陷者发生静脉血栓的概率较高。

（3）组织因子途径抑制物（tissue factor pathway inhibitor，TFPI）　TFPI 是控制凝血启动阶段的一种体内天然抗凝蛋白，它对组织因子途径（即外源性凝血途径）具有特异性抑制作用。因为血浆中的 TFPI 大部分存在于脂蛋白部分，故早期称为脂蛋白相关凝血抑制物。它能与 FX_a 直接结合并抑制其活性，形成的 FX_a/TFPI 复合物，既可以与启动外源性凝血途径的 $FVII_a$/TF 复合物结合，同时可抑制其活性，从根本上阻止外源性凝血途径的活化。同时 TFPI 还具有抗炎、抑制血管平滑肌增生等生物活性，是目前蛋白质药物研究热点之一。

TFPI 的抗凝活性主要与 K1 和 K2 结构域有关。K2 能够直接与 FX_a 结合并抑制其活性。

形成 FX$_a$/TFPI 复合物；K1 则是 FX$_a$/TFPI 复合物中 TFPI 分子与 FVII$_a$/TF 结合并抑制其活性的结构基础；K3 和 C 末端除了与 TFPI 的抗凝活性有一定关系之外，还能与肝素、低密度脂蛋白、LRP 和 CDl4 等分子结合，主要与 TFPI 在肝脏的代谢有关，并且赋予其抗炎的生物学活性此外，TFPI 在第 117、167 和 228 位的 N 端上有糖基化修饰，但是糖基的修饰与否对 TFPI 的抗凝活性几乎没有影响。

（4）肝素（heparin）　肝素是一种酸性黏多糖，主要由肥大细胞和嗜碱性粒细胞产生。肺、心、肝、肌组织中含量丰富，但生理情况下血浆中含量甚微。肝素在体内和体外都具有很强的抗凝血作用，临床上作为一种抗凝剂广泛应用于防治血栓性疾病。肝素通过与血浆中某些抗凝蛋白质结合，增强抗凝蛋白质的抗凝活性而发挥间接抗凝作用。如肝素与抗凝血酶结合可使抗凝血酶与凝血酶的亲和力增强 100 倍；肝素与肝素辅因子 II 结合后，后者灭活凝血酶的速度可加快 1000 倍；肝素可刺激血管内皮细胞大量释放 TFPI 和其他抗凝物质，从而抑制凝血过程。

肝素除有抗凝作用外，还能增强蛋白质 C 的活性、激活血管内皮细胞释放纤溶酶原激活物，增强纤维蛋白溶解。

天然肝素是一种分子质量不均一的混合物，分子质量为 3～57ku，分子质量在 7ku 以下的肝素称为低分子质量肝素。低分子质量肝素只能与抗凝血酶结合，而天然肝素除能与抗凝血酶结合外，还能与血小板结合，可抑制血小板表面凝血酶的形成，且能抑制血小板的聚集和释放。天然肝素的作用较复杂，常产生明显的出血倾向；而低分子质量肝素不仅有较强的抗凝效果，且半衰期长，引起出血倾向的副反应也少，更适合应用。

在临床和实验室工作中常需采取某些措施保持血液不凝固、加速或延缓血液凝固。许多因素可影响血液凝固的速度和程度。①粗糙面：使血液与粗糙面接触，促进凝血因子的激活，进而加速凝血。②温度：适当增加温度可加快酶促反应使血凝加速。③Ca^{2+}：加入一些可与血液中 Ca^{2+} 结合成为络合物或沉淀的化学物质（如柠檬酸盐、EDTA），减少血液中 Ca^{2+} 的浓度从而起到抗凝血的效果。④肝素：加入肝素能抑制凝血酶的活性而延缓血液凝固。⑤其他因素：维生素 K 参与凝血酶原、凝血因子 FVII、FIX、FX 的合成，有加速凝血和止血的作用。

三、纤维蛋白溶解与抗纤溶系统

1. 纤维溶解系统的组成及特性

血液凝固过程中形成的纤维蛋白被分解、液化发生溶解的过程，称为纤维蛋白溶解，简称纤溶（fibrinolysis）。参与纤溶的物质有：纤维蛋白溶解酶原（纤溶酶原，plasminogen）、纤维蛋白溶解酶（纤溶酶，plasmin）、纤溶酶原激活物和纤溶酶原抑制物，总称纤维蛋白溶解系统，简称纤溶系统。纤溶的基本过程可分两个阶段，即纤溶酶原的激活与纤维蛋白及纤维蛋白原的降解（图3-7）。纤溶活性异常增强，即纤溶亢进。纤溶亢进又分为原发性纤溶亢进和继发性纤溶亢进，可致出血。血纤维蛋白溶酶作用于纤维蛋白原或纤维蛋白，能将其多肽链的赖氨酸结合部位切断使之溶解，由此产生的分解产物为FDP。纤溶过程也称血液凝固的第四相。

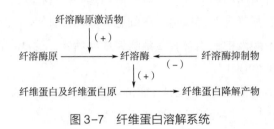

图3-7 纤维蛋白溶解系统

（1）组织型纤溶酶原激活物（t-PA） t-PA是一种丝氨酸蛋白酶，由血管内皮细胞合成。t-PA激活纤溶酶原，此过程主要在纤维蛋白上进行。

（2）尿激酶型纤溶酶原激活物（U-PA） u-PA由肾小管上皮细胞和血管内皮细胞产生。U-PA可以直接激活纤溶酶原而不需要纤维蛋白作为辅因子。

（3）纤溶酶原（PLG） PLG由肝脏合成，当血液凝固时，PLG大量吸附在纤维蛋白网上，在t-PA或u-PA的作用下，被激活为纤溶酶，促使纤维蛋白溶解。纤溶酶原是一个单链的β-球蛋白，分子质量约为80000~90000u。它在肝、骨髓、嗜酸性粒细胞和肾中合成，然后进入血液中。成年人含量为10~20mg/100mL血浆。它在血流中的半衰期为2~2.5d。很容易被它的作用底物——纤维蛋白所吸附。

（4）纤溶酶（PL） PL是一种丝氨酸蛋白酶，作用如下：降解纤维蛋白和纤维蛋白原，水解多种凝血因子FV、FⅧ、FX、FⅦ、FXI、FⅡ等，使纤溶酶原转变为纤溶酶，水解补体等。

（5）纤溶抑制物 包括纤溶酶原激活抑制剂（PAI）和α_2抗纤溶酶（α_2-AP）。PAI能特异性与t-PA以1∶1比例结合，从而使其失活，同时激活PLG，主要有PAI-1和PAI-2两种形式。α_2-AP由肝脏合成，作用机制为与PL以1∶1比例结合形成复合物，抑制PL活性；FXⅢ使α_2-AP以共价键与纤维蛋白结合，减弱了纤维蛋白对PL作用的敏感性。

（6）纤维蛋白原（Fg） 是参加止血、血栓形成的主要物质，纤维蛋白凝块又是血栓的主体。由于其分子质量比较大，且易在血液中形成网状结构，所以又与血浆黏度有密切关系。正常值为2~4g/L。Fg增高时血液黏度增大，产生血栓的可能性也加大，在动脉壁受损和动脉粥样硬化（AS）时，Fg可在其表面上沉积。Fg是血栓性疾病独立的危险因素。

2. 纤溶过程

（1）纤溶酶原的激活阶段 纤溶酶原主要在肝脏、骨髓、肾脏和嗜酸性粒细胞等处合成。在激活物的作用下，纤溶酶原脱下一段肽链，成为纤溶酶。纤溶酶原激活物主要有三类：①血管激活物：在小血管内皮细胞中合成，随后释放于血中。②组织激活物：存在于很多组织中。由血管内皮细胞和各种组织合成的组织型纤溶酶原激活物（tissue-type plasmino-gen activator，TPA）活性很强。③内源性凝血系统的有关凝血因子：如凝血因子FXI_a、激肽释放酶。由前两类激活物使纤溶酶原转变为纤溶酶的途径被称为外源性激活途径，而凝血相关因子激活纤溶酶原为纤溶酶的途径称为内源性激活途径。④尿激活物：尿液中含有纤溶酶原激活物，称尿激酶。它是肾脏及泌尿道上皮细胞释放的。此外，在胆汁、唾液、乳汁、脑脊液、羊水、腹水、关节腔液中，均含有激活物原或激活物。这些激活物都具有防止纤维蛋白栓塞、保持管腔通畅的生理作用。

某些细菌也含有激活纤溶酶原的物质。如链球菌中含有链激酶，葡萄球菌中含有葡激酶，故机体感染这些细菌后，均可激活纤溶酶原成为纤溶酶。

（2）纤维蛋白（与纤维蛋白原）的降解 纤溶酶是血浆中活性最强的蛋白酶，但特异性较小，除能水解纤维蛋白原或纤维蛋白外，还能水解凝血酶、凝血因子 V 、凝血因子Ⅷ、激活因子Ⅻ$_a$；促使血小板聚集和释放 5-羟色胺、ADP 等；激活血浆中的补体系统。纤溶酶和凝血酶对纤维蛋白原的作用不同，凝血酶只是使纤维蛋白原从其中两对肽链的 N-端各脱下一个小肽，使纤维蛋白原转变成纤维蛋白。纤溶酶却是水解肽链上的赖氨酸-精氨酸键，使整个纤维蛋白原或纤维蛋白分割成很多可溶的小肽，总称为纤维蛋白降解产物。纤维蛋白降解产物一般不能再发生凝固，相反，其中一部分还有抗血凝的作用。

正常情况下，血管表面经常有低水平的纤溶活动和低水平的凝血过程，凝血与纤溶是对立统一的两个系统，当它们之间的平衡遭到破坏，将会导致纤维蛋白形成过多或不足，而引起血栓形成或出血性疾病。

3. 抗纤溶系统

体内还存在许多物质能抑制纤溶系统的活性，如纤溶酶原激活物的抑制剂-1（plas-minogen activator inhibitor type-1，PAI）、补体 C_1 抑制物、α_2-巨球蛋白、蛋白酶 C 抑制物和抗凝血酶Ⅲ等。PAI 由内皮细胞及血小板分泌，能抑制组织型纤溶酶原激活物和尿激酶的活性；补体 C_1 抑制物可灭活激肽释放酶和 F Ⅶ$_a$，阻止尿激酶原的活化。

上述纤溶抑制物多数是丝氨酸蛋白酶抑制物，特异性不高，除能抑制纤溶酶外，还可抑制凝血酶、激肽释放酶。因此，纤溶抑制物既能抑制纤溶，又能抑制凝血，这对于凝血和纤溶局限在创伤局部有重要意义。

第四节 血型与输血原则

1901 年 Landsteiner 发现第一个人类血型系统——ABO 血型系统，为人类揭开了血型的奥秘，使输血成为安全度较高的临床治疗手段。近年来，随着免疫化学的发展，人们对血型的本质有了新的认识。通常血型（blood type）就是指红细胞膜上存在的特异性抗原的类型。

一、红细胞凝集

在正常情况下，红细胞是均匀分布在血液中的，如果将血型不相容的两个个体的血滴放在玻片上混合，其中的红细胞即聚集成团，这种现象称为凝集（agglutination），是一种免疫现象；是由于抗原抗体反应，导致红细胞聚集在一起，同时发生了红细胞溶解破坏的情况。因为不同的红细胞，在红细胞膜上含有不同的抗原，同时不同的红细胞在血清当中也含有不同的抗体，比如 ABO 血型系统中，A 型血在红细胞膜上含有 A 型抗原，在血清当中就含有抗 B 抗体。B 型血在红细胞膜上还有 B 型抗原，血清当中还有抗 A 抗体。当 A 型血和 B 型血混合时，由于抗体抗原反应，就会发生红细胞凝集的现象。红细胞互相聚集在一起，发生抗原抗体反应，最终导致了红细胞溶解破坏。所以，红细胞凝集是由于抗原抗体反应引起的，最终引起了红细胞的溶解破坏，这也是临床上为什么输血时以输同型血为原则的原因。在补体作用下，红细胞的凝集伴有溶血。红细胞凝集的本质是抗原-抗体反应。凝集原的特异性取决于镶嵌在红细胞膜上的特异性糖蛋白或糖脂，它们在凝集反应中起抗原作用，因而称为凝集原（agglutinogen）。将能与红细胞膜上的凝集原起反应的特异抗体称为凝集素（agglutinin）。凝集素是溶解在血浆的 γ-球蛋白，在其结构中有 2 ~ 10 个能与抗原反应的部位，抗体可将许多具有相应抗原的红细胞聚集成团。

二、红细胞血型

红细胞血型是发现最早的人类血型，继 1901 年 ABO 血型系统被发现之后，至今人们已发现 35 个红细胞血型系统，抗原近 300 个。医学上较重要的血型系统是 ABO、Rh、MNSs、Lutheran、Kell、Lewis、Duff 及 Kidd，进行血型不相容输血时，都可产生溶血性输血反应，其中与临床关系最密切的是 ABO 血型系统和 Rh 血型系统。

1. ABO 血型系统

（1）ABO 血型系统的分型　根据红细胞膜上是否存在 A 凝集原与 B 凝集原而将血液分为四种 ABO 血型：红细胞膜上只含有 A 凝集原者为 A 型，只含 B 凝集原者为 B 型，含有 A 和 B 两种凝集原者为 AB 型，A 和 B 两种凝集原均无者为 O 型。不同血型的人的血清中含有不同的凝集素，但不含对抗本身红细胞凝集原的凝集素。在 A 型血的血清中只含抗 B 凝集素，B 型血的血清中只含抗 A 凝集素，AB 型血的血清中一般不含抗 A 和抗 B 凝集素，而 O 型血的血清中则含有抗 A 和抗 B 凝集素。ABO 血型系统含有亚型，与临床关系密切的是 A 型中的 A_1 与 A_2 亚型，在 A_1 型红细胞上含有 A 与 A_1 凝集原，而 A_2 型红细胞上仅含有 A 凝集原；在 A_1 型血清中只含有抗 B 凝集素，而 A_2 型血清中则含有抗 B 凝集素和抗 A_1 凝集素。虽然在我国汉族人中 A_2 型和 A_2B 型只占 A 型和 AB 型人群的 1% 以下，但由于 A_1 型红细胞可与 A_2 型血清中抗 A_1 凝集素发生凝集反应，且 A_2 型和 A_2B 型红细胞比 A_1 型和 A_1B 型红细胞的抗原性弱得多，在用抗 A 抗体做血型鉴定时，有时不易检测到，易将 A_2 型和 A_2B 型血误定为 O 型和 B 型，因此在输血时应注意 A 亚型的存在。

（2）ABO 血型系统的抗原和抗体　ABO 血型系统的抗原通常是镶嵌于红细胞膜上的糖蛋白或糖脂。这些糖蛋白或糖脂中的糖链都是由暴露在红细胞表面的少数糖基所组成的寡糖链，血型抗原的特异性就决定于这些寡糖链的组成与连接顺序。ABO 血型系统中的抗原有 A 抗原、B 抗原和 H 抗原。A 抗原、B 抗原是在 H 抗原的基础上形成的。在 A 基因的控制下，合成的转糖基酶能将一个乙酰半乳糖胺基连接到 H 抗原上，形成 A 抗原；B 基因控制下合成的转糖基酶则能将一个半乳糖基连接到 H 抗原上，形成 B 抗原。O 型红细胞虽然不含 A、B 抗原，但有 H 抗原，其抗原性较弱，因此血清中一般不含有抗 H 抗体。

在 5~6 周龄胚胎的红细胞上，已可检测到 A、B 凝集原。婴儿红细胞上 A、B 凝集原的位点数约为成人的 1/3，到 2~4 岁时则完全发育。正常人 A、B 抗原的抗原性终身不变。ABH 抗原不仅存在于红细胞膜上，也可存在于淋巴细胞、血小板和大多数上皮细胞和内皮细胞膜上。组织细胞还能分泌可溶性 ABH 抗原，进入多种体液中（如唾液、泪液、尿液、胃液、胆汁、血浆、羊水等），其中以唾液中含量最多。凡体液中含有这种血型物质者为分泌型，体液中不含这种血型物质者则为非分泌型。存在于血浆中的 ABH 抗原为糖脂，存在于分泌物中的是糖蛋白，而分布在红细胞膜上的是糖脂和糖蛋白。

ABO 血型系统（表 3-2）存在天然抗体，在出生后 2~8 个月开始产生，8~10 岁达高峰。一个 IgM 具有 10 个抗原结合位点。这类天然抗体为完全型 IgM 抗体，多属于 IgM，分子质量较大，不能通过胎盘。因此、血型与胎儿血型不合的孕妇，体内的天然 ABO 血型抗体一般不能通过胎盘到达胎儿体内，不会使胎儿的红细胞发生凝集破坏。天然抗体产生的原因尚未完全阐明，据推测，由于某些肠道细菌释放物及食物成分具有与红细胞相同的 ABH 抗原决定簇，进入体内之后，能够刺激针对自己所缺乏的抗原而产生抗体。

表 3-2　ABO 血型系统凝集原和凝集素

血型	亚型	红细胞膜上的凝集原	血清中的凝集素
A 型	A_1	$A+A_1$	抗 B
	A_2	A	抗 B+抗 A_1
B 型		B	抗 A
AB 型	A_1B	$A+A_1+B$	无
	A_2B	$A+B$	抗 A_1
O 型		无 A，无 B	抗 A+抗 B

（3）ABO 血型的遗传与分布　红细胞的血型抗原物质是先天遗传产生的，ABO 血型系统中控制 A、B、H 凝集原生成的基因位于第 9 号染色体（9q34.1~q34.2）的等位基因上。在一对染色体上可能出现上述三个基因中的两个，分别由父母双方各遗传给子代，决定了子代血型的基因型（genotype），这两种基因型决定生成转糖基酶的种类，转糖基酶则决定表现血型抗原特异性决定簇的寡糖链的组成，即子代的血型表现型（phenotype）。

表 3-3 显示 ABO 血型系统中决定每种血型表现型的可能基因型。由表 3-3 可以看出，A 基因和 B 基因是显性基因，O 基因是隐性基因。因此，红细胞上表现型 O 只可能来自两个 O 基因，而表现型 A 或 B 由于可能分别来自 AO 和 BO 基因型，因此 A 型或 B 型的父母完全可能生下 O 型的子女。根据血型的遗传规律就可能由子女的血型表现型来推断亲子关系。例如，AB 血型的人不可能是 O 型子女的父亲或母亲。必须注意的是，法医学上依据血型来判断亲子关系时，只能作为否定的参考依据，而不能据此作出肯定的判断。由于血细胞上有许多血型系统，测定血型的种类愈多，作出否定性判断的可靠性也愈高。

表 3-3　ABO 血型基因型和表现型

基因型	表现型
AA、AO	A
BB、BO	B
AB	AB
OO	O

ABO 血型抗原在人群中的分布，依地域和民族的不同而异。在中欧地区人群中，40% 以上为 A 型，近 40% 为 O 型，10% 左右为 B 型，6% 左右为 AB 型；而在美洲土著民族中则 90% 属于 O 型。在我国各民族中 ABO 血型的分布也不尽相同，汉族人中 A 型和 O 型各占 31% 左右，28% 为 B 型，10% 为 AB 型。了解各区域、各民族的血型分布规律有助于人类学研究各民族的来源和相互关系。

检查 ABO 血型的方法是：在玻片上分别滴入抗 A、抗 B、抗 A-抗 B 的鉴定血清，在每一滴血清上再加入一滴待检红细胞悬液，混合后观察是否有凝集现象（图 3-8）。

2. Rh 血型系统

（1）Rh 血型的发现与分布　1940 年 Landsteiner 和 Wiener 用恒河猴（Rhesus monkey）的红细胞重复注射入家兔体内，引起家兔血清中产生抗恒河猴红细胞的抗体，再用含这种抗体的血清与人的红细胞混合，在白种人中约有 85% 的人红细胞可被这种血清凝集，表明这些人的红细胞上具有与恒河猴相同的抗原（Rh 抗原），故称为 Rh 阳性血型；另有约 15% 的人红细胞不被这种血清凝集，称为 Rh 阴性血型。这一血型系统即称为 Rh 血型系统。在我国汉族和其他大部分少数民族的人群中，Rh 阳性血型者约占 99%，Rh 阴性者只占 1% 左右。但是在某些少数民族中 Rh 阴性血型的人较多，如塔塔尔族约 15.8%，苗族约 12.3%。人们

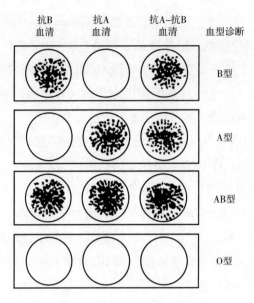

图 3-8　ABO 血型的测定

经常所说的熊猫血型也就是指 Rh 阴性血，以稀有著称。

（2）Rh 血型系统的抗原与分型　Rh 血型系统是红细胞血型中最复杂的一个系统。已发现 40 多种 Rh 抗原（也称 Rh 因子），与临床关系密切的是 D、E、C、c、e 五种。从理论上推断，有 3 对等位基因 C 与 c、D 与 d 及 E 与 e 控制着 6 种抗原。但实际上血清中未发现单一的抗 d 抗体，因而认为 d 是"静止基因"，在红细胞表面不表达 d 抗原。在 5 种抗原中，D 抗原的抗原性最强。医学上通常将红细胞上含有 D 抗原者称为 Rh 阳性，而红细胞上缺乏 D 抗原者称为 Rh 阴性。控制 Rh 血型抗原的等位基因位于 1 号染色体，其表达产物是分子质量为 30~32ku 的蛋白质，抗原的特异性取决于这种蛋白质的氨基酸序列。Rh 抗原只存在于红细胞上，出生时已发育成熟。

（3）Rh 血型的特点及临床意义　与 ABO 血型不同，人的血清中不存在抗 Rh 的天然抗体，只有当 Rh 阴性血型者接受 Rh 阳性血型者的血液后，通过体液免疫才产生抗 Rh 抗体。因此，Rh 阴性受血者第一次接受 Rh 阳性血液的输血后，50% 以上的 Rh 阴性者会产生抗 Rh 抗体，一般不产生明显的输血反应，但在第二次或多次输入 Rh 阳性血液时，即可发生抗原抗体反应，输入的 Rh 阳性红细胞发生凝集而溶血。

Rh 系统与 ABO 系统之间的另一个不同点是抗体的特征。ABO 系统的抗体一般是完全抗体 IgM，而 Rh 系统的抗体主要是免疫性不完全抗体 IgG，分子质量较小，能通过胎盘。因此，当 Rh 阴性血型的母亲孕有 Rh 阳性血型胎儿时，Rh 阳性血型胎儿的少量红细胞或 D 抗原可以进入母体，使母体发生免疫反应，产生抗 D 抗体。抗 D 抗体可通过胎盘进入胎儿的血液，使新生儿红细胞发生凝集和溶血，造成胎儿溶血性贫血，严重时可导致胎儿死亡。由于一般只有在分娩时才有胎儿红细胞进入母体，且母体血液中抗体浓度增加缓慢，一般需要数月时间，故 Rh 阴性血型母亲孕育第一胎 Rh 阳性血型胎儿时，很少出现新生儿溶血现象。当 Rh 阴性血型母亲生育第一胎后，常规及时输注特异性抗 D 免疫球蛋白，中和母体的 D 抗原，避免 Rh 阳性血型胎儿红细胞致敏母体，可预防第二次妊娠时新生儿溶血症的发生。

三、输血原则

输血（transfusion）是治疗某些疾病、抢救伤员生命和保证一些手术得以顺利进行的一项重要手段。临床中主要适用于以下情况：需要进行手术前患者出现贫血的症状，术前纠正贫血。患者有急性大出血的情况，危及患者生命。患者手术后，因为术中出血过多，需要及时输血，纠正贫血，这些情况都需要输血治疗。输血时要注意的事项有：①输血前严格筛查患者的基本信息，如输血的血型与供血者的血型是否一致，输血的量等，在确保无误后方可输血。②同时输血的过程中密切监测患者的生命体征，如血压、脉搏、心率等。患者一旦出现发热、皮肤瘙痒等过敏症状，需要尽快使用地塞米松进行抗过敏治疗。③如果患者输血过程中出现寒战、高热等细菌感染导致的症状，需要尽快停止输血，对剩余血液进行血液涂片检查，明确有无细菌感染。④对于年老的患者，输血一定要控制滴速和输血的量，避免加重心脏负荷。

不恰当的输血，可造成红细胞凝集，阻塞微血管，继而发生红细胞破裂等一系列的输血反应，严重者可引起休克，甚至危及生命。人类的输血历史经历了从蒙昧到科学的艰难探索。为了保证输血的安全和提高输血的效果，必须遵守输血原则，注意输血的安全、有效和节约。

在准备输血时，首先必须鉴定血型，保证供血者与受血者的 ABO 血型相合，因为这一系统的不相容输血常引起严重的反应。对于生育年龄的妇女和需要反复输血的病人，还须使供血者与受血者的 Rh 血型相合，以避免受血者在被致敏后产生抗 Rh 的抗体。

即使在 ABO 系统血型相同的人之间进行输血，也须进行交叉配血试验（cross match test），即把供血者的红细胞与受血者的血清进行配合试验，称为交叉配血主侧；把受血者的红细胞与供血者的血清作配合试验，称为交叉配血次侧（图 3-9）。如果交叉配血试验的两侧都没有凝集反应，即为配血相合，可以进行输血；如果主侧有凝集反应，则为配血不合，不能输血；如果主侧不起凝集反应，而次侧有凝集反应，只能在应急情况下输血，输血时不宜太快太多，并密切观察，如发生输血反应，应立即停止输血。这样的结果是，保证了同种血液之间的输注不会引起溶血反应，当不同血型之间输注时，就会引起相应的溶血反应，如 A 型血中含有 A 凝集原和抗 B 凝集素，B 型血中含有 B 凝集原和抗 A 凝集素，当 B 型血输入 A 型血时，A 凝集原和抗 A 凝集素反应，B 凝集原和抗 B 凝集素之间就会发生强烈的溶血反应，严重者就会引起死亡。

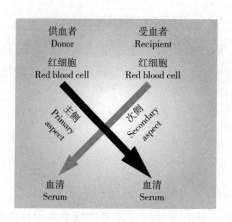

图 3-9　交叉配血实验

在紧急而又无同型血的情况下，可以给其他血型的人输入 O 型血，但应注意控制输注的血量和速度，因为，虽然 O 型的红细胞上没有 A 凝集原和 B 凝集原，不会被受血者的血浆凝集，但其血浆中的抗 A 凝集素和抗 B 凝集素能与其他血型受血者的红细胞发生凝集反应。当输入的血量较大，供血者血浆中的凝集素未被受血者的血浆足够稀释时，受血者的红细胞会被广泛凝集。以往曾经把 O 型血的人称为"万能供血者（universal donor）"，认为他们的血液可以输给其他血型的人，把 AB 型血的人称为"万能受血者"，认为 AB 型的人可以接受其他血型供血者的血，都是不可取的。因为当含有 A（或 B）凝集原的红细胞与含有抗 A（或抗 B）凝集素的血清混合时，由于相对抗的凝集原和凝集素（如 A 与抗 A）的相互作用，使红细胞凝集成团。凝集成团的红细胞可以堵塞小血管，引起血液循环障碍。接着这些红细胞又破裂溶血，放出大量的血红蛋白。当大量血红蛋白从肾脏排出时，又可以堵塞肾小管而损伤肾功能，引起少尿或无尿。这一连串的反应可以引起下列症状：皮肤发青、四肢麻木、全身发抖、胸闷、腰疼、心跳加速、血压下降，严重时甚至死亡。因此，输血时必须注意血型的选择，应该以输入同型血为原则。

输血是重要的抢救生命的措施之一。随着医学和科学技术的进步，输血疗法已经从原来的单纯输全血，发展为成分输血（transfusion or blood components）。成分输血，就是把人血中的各种有效成分，如红细胞、粒细胞、血小板和血浆分别制备成高纯度或高浓度的制品再输入。这样既能提高疗效，减少不良反应，又能节约血源。例如，给大面积烧伤患者输血，最好输入血浆，因为这种患者丢失的主要是血浆，如果输入全血，可能使体内红细胞浓度过高，增加血液的黏滞性而影响血液循环。给严重贫血患者输血，最好输入浓缩的红细胞悬液，因为这种患者主要是红细胞数量过少或血红蛋白浓度过低，但总血量并不减少。某些出血性疾病患者需要输入浓缩的血小板悬液或含凝血物质的血浆，以增强血小板聚集和血液凝固的能力，促进止血。上述只给患者输入所需血液成分的输血方式，成为成分输血。成分输血可以提高血液的利用率和疗效，而且因为不输入患者不需要的成分，所以不会增加心脏的负担。基于上述原理，近年来输全血的患者逐渐减少，输所需要血液成分的患者逐渐增多。

　　由于异体输血存在艾滋病、乙型肝炎、疟疾等血液传染性疾病传播的潜在危险，异体输血也可因移植物的抗宿主反应导致受血者的免疫功能下降，而采用自体输血不仅可避免异体输血的不良反应及并发症，还可扩大血源。自体输血（autologous blood transfusion）是采用患者自身血液成分，以满足本人手术或紧急情况下需要的一种输血疗法。采用自体输血时可于手术前若干日内定期反复采血贮存以备不时之需；也可临近手术前进行自体来采血，并在使用血浆代用品维持患者正常血容量的条件下开展手术，然后在需要时输给患者。此外，还可在手术过程中无菌收集出血，经适当处理后回输给患者。自体输血是一种值得推广的安全输血方式。

思考题

1. 简述血液的生理功能。

2. 何谓血浆晶体渗透压、胶体渗透压？它们各有何生理意义？

3. 简述红细胞生成过程和调节机制，试分析哪些原因可以引起贫血？并简述其引起贫血的机制。

4. 试述各类白细胞的生理功能。

5. 简述血液凝固的过程及其机制。

6. 何谓纤维蛋白溶解？阐述纤溶的基本过程。

7. 人类 ABO 血型系统的分类依据是什么？鉴定 ABO 血型有何临床意义？

本章思维导图

拓展阅读素材：记"中国造血干细胞之父"中国科学院院士吴祖泽

第四章
血液循环

学习目标

1. 掌握心脏心动周期的分期，心肌细胞的生物电现象特点，血压形成的原因及其影响因素，心血管活动的调节；
2. 熟悉微循环通路及其作用，组织液形成的条件及影响因素，淋巴回流的生理意义；
3. 了解心电图各波代表的意义，心音及其特点。

循环系统（circulation system）是由起主要作用的心血管系统（cardiovascular system）和起辅助作用的淋巴系统（lymphatic system）组成的相对封闭的管道系统。心血管系统主要由心脏、血管（动脉、毛细血管和静脉）及存于其内的血液组成。心脏起着类似于泵的作用，通过收缩产生压力，推动血液在心血管系统内循环流动，即血液循环（blood circulation）。物质运输是血液循环最主要的功能，它既是机体新陈代谢的需要（为细胞新陈代谢提供必要的营养物质和 O_2，同时将其代谢产物运输至排泄器官），也是机体维持内环境稳态的必要条件（运输激素及生物活性物质至相应的靶细胞，实现体液调节）。"泵"的动力问题（如冠心病、心衰）或"管道"的堵塞问题所致的物质运输功能障碍会导致机体的新陈代谢不能正常进行，严重时甚至危及生命。同时，心脏和血管本身还是重要的内分泌器官，如心脏分泌的心房钠尿肽、血管内皮细胞分泌的内皮素等，对全身多个器官的功能都发挥着重要的调节作用。淋巴系统由淋巴、淋巴管、淋巴器官（淋巴结、脾等）和淋巴组织组成，淋巴管收集全身的淋巴液经右淋巴导管和胸导管流入静脉完成向心脏的回流。淋巴回流是机体回收蛋白质、运输脂肪及其他营养物质的重要运输方式。机体通过神经、体液和自身调节等方式影响循环系统的功能状态，使其与其他器官系统相互协调，更好地适应内、外环境的变化。

第一节 心脏的电生理学及生理特性

心脏泵血功能的实现依赖于其不停地节律性舒缩活动，其节律性兴奋的产生、传导和心肌的舒缩活动都与心肌细胞的电生理学特性有着密切联系。临床上所用的心电图检查，其本质就是记录心脏兴奋的产生、传导和恢复过程中电变化的曲线，而与心脏的机械舒缩活动无直接关系。

根据组织学和电生理学特性，心肌细胞可分为两类。一类是工作细胞（working cell），主要包括心房肌和心室肌的细胞，其静息电位稳定，具有兴奋性、传导性和收缩性的特点，主要执行收缩功能，在正常情况下不具有自动节律性；另一类特殊分化的心肌细胞，又称为自律细胞（autorhythmic cell），主要包括窦房结细胞和普肯耶细胞，它们组成了心脏的特殊传导系统，大多没有稳定的静息电位，基本丧失收缩功能，除具有兴奋性和传导性外，还具有自动节律性。

与前章神经-肌肉接头处骨骼肌的兴奋和收缩相比，心脏的兴奋在正常情况都是由窦房结细胞自动节律性地产生，通过传导系统和心肌细胞间的传导，有序地先后引起心房肌和心室肌的兴奋和收缩，从而完成泵血的全过程。骨骼肌的兴奋完全取决于支配它的运动神经，而心脏虽然受到自主神经系统（交感神经和迷走神经）的支配，但神经的兴奋只能对心肌细胞的生理特性造成影响，其兴奋的起源是心脏自身的窦房结细胞。

一、心脏的生物电现象

相较神经、骨骼肌细胞的动作电位而言，心肌细胞的动作电位具有持续时间长，形态复杂的特点。根据心肌细胞动作电位去极化的速度又可以将其分为快反应细胞（去极化由 Na^+ 内流引起，动作电位的幅度大，去极化的速度和兴奋的传导速度都比较快）和慢反应细胞（去极化由 Ca^{2+} 内流引起，动作电位的幅度小，去极化的速度和兴奋的传导速度都比较慢）。工作细胞和自律细胞由于其电生理特性的不同，其动作电位的机制也分别具有相应的特点。一般而言，工作细胞都属于快反应细胞，而自律细胞中的普肯耶细胞属于快反应细胞，窦房结和房室结细胞则属于慢反应细胞。

1. 工作细胞跨膜电位及其形成机制

工作细胞主要包括了心房肌细胞和心室肌细胞。相较于心室肌细胞而言，心房肌细胞的静息电位（绝对值）较小，约-80mV，其动作电位在形态上与心室肌细胞很相似，差别仅是时程和平台期较心室肌细胞为短，这可能与心房肌细胞膜上存在的乙酰胆碱敏感的钾通道的作用有关。因此，本书以心室肌细胞为例来介绍工作细胞的跨膜电位及其形成机制。

（1）心室肌细胞的静息电位　心室肌细胞具有稳定的静息电位，约-90mV，其静息电位形成的机制主要与细胞膜在静息情况下对 K^+ 的选择性通透和 K^+ 在细胞膜内外的不均衡分布（胞内远大于胞外）有关。心室肌细胞膜内外的 K^+ 的浓度差和膜对 K^+ 的通透性大小决定了静息电位的大小，而 Na^+、Cl^- 和 Ca^{2+} 在心室肌细胞静息电位的形成中作用较小，基本可以忽略。

（2）心室肌细胞的动作电位　与骨骼肌细胞的动作电位相比，心室肌细胞的动作电位也是由去极化和复极化两个过程组成的，但其最大的不同在于心室肌细胞的动作电位的复极化的时程远远长于骨骼肌细胞。如图 4-1 所示，心室肌细胞的动作电位由五个时期组成：0 期（快速去极化期）、1 期（快速复极初期）、2 期（平台期）、3 期（快速复极末期）和 4 期（静息期或完全复极化期）。从分期的情况就可以看出，参与心室肌细胞动作电位每个期的离子机制远较骨骼肌复杂，具体的各期的离子基础如下：

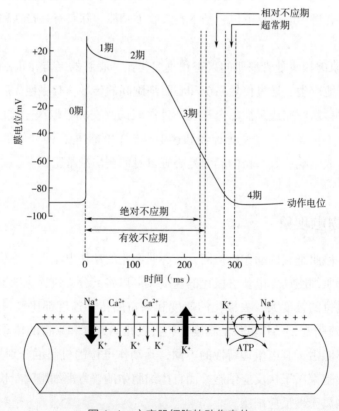

图 4-1　心室肌细胞的动作电位

①动作电位 0 期（快速去极化期）：心室肌细胞受到窦房结产生并传导而来的刺激发生兴奋时，膜电位从静息状态时的-90mV 在 1~2ms 内迅速上升到+30mV，构成动作电位的升支（即快速去极化期或 0 期），上升幅度约为 120mV，最大上升速度可达到 200~400V/s。

0期快速去极化主要由 Na^+ 内流引起。心室肌细胞受到刺激发生去极化，当膜电位到达阈电位水平（-70mV）时，膜上 Na^+ 通道开放，Na^+ 在其电化学梯度力的作用下顺浓度和电位梯度快速进入膜内，使细胞膜进一步发生去极化的改变，后者又会促进 Na^+ 的内流从而形成 Na^+ 流和膜去极化之间的正反馈式变化。这种正反馈性的再生式变化可造成大量 Na^+ 在 1ms 的时间内迅速进入胞内，从而使膜电位迅速接近 Na^+ 的平衡电位水平（+30mV），这也是心室肌细胞的动作电位 0 期上升陡峭的主要原因。Na^+ 通道的激活和失活过程都很迅速，即 Na^+ 通道在开放后会迅速关闭，0 期去极化到达顶点时 Na^+ 通道几乎完全关闭，因此又称为快钠通道。与神经、骨骼肌细胞膜上的快钠通道不同的是，心室肌细胞膜上的快钠通道虽然也可被河豚毒素（tetrodotoxin，TTX）所阻断，但对其的敏感性仅有前者的 1/100～1/1000。抑制 0 期的 Na^+ 流会使动作电位的去极化速率降低，从而导致兴奋的传导速度减慢，这也是 I 类抗心律失常药物主要的作用靶点。

在 0 期快速去极化的过程中还有 Ca^{2+} 流的参与，它主要在膜电位去极化到-40mV 左右时被激活并参与了 0 期末段的形成。由于该离子流较弱，因此在 0 期去极化的过程中的作用并不显著。

②动作电位 1 期（快速复极初期）：复极 1 期指的是从复极开始到膜电位下降到 0mV 左右的部分，耗时约 10ms，并与 0 期在一起构成心室肌细胞动作电位的锋电位。1 期时 Na^+ 通道已经失活，K^+ 所介导的瞬时外向电流是 1 期快速复极的主要跨膜电流，该电流可被钾通道阻断剂 4-氨基吡啶（4-anminopyridine，4-AP）选择性阻断。

氯电流也参与了 1 期的快速复极，但通常情况下其作用微弱且短暂，只有在儿茶酚胺作用下（如交感兴奋时），其参与复极的作用会被增强。

③动作电位 2 期（平台期）：当 1 期复极接近 0mV 左右时便进入动作电位 2 期，此时膜电位的复极化变得极为缓慢，几乎停滞在同一电位水平，曲线比较平坦，故称为平台期。平台期的持续时间约为 100～150ms，是心室肌细胞动作电位所特有的，显著区别于神经、骨骼肌细胞动作电位的特征。

构成 2 期的离子机制较为复杂，从本质上来说是由于 Ca^{2+} 介导的内向离子流和 K^+ 介导外向离子流的动态平衡导致膜电位停滞在 0mV 左右的水平。Ca^{2+} 通道是在 0 期去极化到约 -40mV 时被激活，介导 Ca^{2+} 顺浓度和电位梯度发生内流，并且 Ca^{2+} 通道的激活、失活和再复活的过程均远慢于 Na^+ 通道，因此又称为慢通道。Ca^{2+} 缓慢而持久的内流是平台期形成的主要原因。介导 2 期外流的 K^+ 通道比较复杂，主要由内向整流 K^+ 通道和延迟整流 K^+ 通道组成。内向整流 K^+ 通道对 K^+ 的通透性随着膜的去极化而降低，主要参与了 2 期早期抗衡内向 Ca^{2+} 流的过程，从而造成平台期的持续时间较长。延迟整流 K^+ 通道因其随时间的推移而逐渐增强的特性介导了 2 期晚期的复极化。因此，在 2 期早期，Ca^{2+} 的内流和 K^+ 的外流处于平衡状态，膜电位在 0mV 左右处于停滞状态。随着时间的推移，Ca^{2+} 通道逐渐失活，外向的 K^+ 流逐渐增强，引起膜电位的缓慢复极，形成了 2 期晚期。

④动作电位 3 期（快速复极末期）：2 期结束后，心室肌细胞膜电位的复极速度加快，迅速恢复至 -90mV 左右水平，该期持续时间约 100~150ms，是复极化的主要部分。

外向 K^+ 流构成了 3 期复极主要的离子基础。K^+ 外流使膜电位变得更负，而膜内电位越负又会促进 K^+ 的外流从而形成 K^+ 流和膜电位复极化之间的正反馈式变化。这种正反馈性的再生式变化可造成大量 K^+ 迅速流出胞外，使膜电位迅速接近静息电位水平。

心室肌细胞的动作电位时程即为从 0 期去极化开始到 3 期复极化完毕的这段时间，约为 200~300ms。

⑤动作电位 4 期（静息期或完全复极化期）：3 期复极化结束后，虽然膜电位水平恢复至静息电位水平，但是膜内外的离子分布并未恢复至细胞内外离子的正常水平。因此，4 期开始后，细胞膜上钠-钾泵、Na^+-Ca^{2+} 交换体（将 3 个 Na^+ 转入胞内，同时将 1 个 Ca^{2+} 移出胞内）和钙泵将在动作电位期间进入的 Na^+、Ca^{2+} 排出细胞，将流出细胞的 K^+ 摄回细胞，从而使细胞内外的离子分布逐步恢复到静息时的状态。

2. 自律细胞的跨膜电位及其形成机制

自律细胞主要包括窦房结、房室结细胞和普肯耶细胞，是心脏自动节律性的物质基础。如图 4-2 所示，相较于心室肌细胞，自律细胞没有稳定的静息电位，而是在其 3 期复极达到最大极化状态时便立即开始进入 4 期的自动去极化期，膜电位随时间逐渐发生去极化的改变直到达到阈电位产生新的动作电位。4 期的自动去极化是自律细胞能够自动产生节律性兴奋的基础。窦房结细胞 4 期自动去极化的速度最快，因此其自律性在自律细胞中也是最高的。

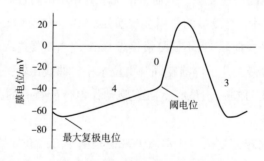

图 4-2　窦房结细胞的动作电位

（1）窦房结细胞的动作电位　相较于心室肌细胞的动作电位，窦房结细胞的动作电位没有明显的 1 期和 2 期，主要由 0 期、3 期和 4 期这三个时相构成。3 期复极达最大复极电位时（约 -70mV）即进入 4 期自动去极化期，膜电位发生去极化达阈电位时（约 -40mV）即进入 0 期，产生动作电位的上升支，0 期结束即进入 3 期的复极化过程，如此周而复始地节律性兴奋。

窦房结细胞的胞膜缺乏 Na^+ 通道，其动作电位的 0 期去极化主要是由 Ca^{2+} 的内流所介导的，因此相较于由 Na^+ 的内流介导的心室肌细胞 0 期的去极化而言，其去极化的速度慢（约

10V/s），持续时间长（约 7ms），去极化的幅度为 70~85mV，超射较小。窦房结细胞的 0 期受胞外 Ca^{2+} 浓度的影响，可被钙通道阻断剂所阻断，而对钠通道的阻断剂（如河豚毒素）则不敏感。

窦房结细胞 0 期去极化后直接进入 3 期复极化，主要是 K^+ 的外流介导的膜电位复极至最大复极电位水平。

4 期的自动去极化是窦房结细胞自动节律性的基础，其本质就是外向离子流逐渐衰减，而内向的离子流逐渐增强，从而引起膜电位从最大复极电位向阈电位方向发生去极化的改变。外向离子流的逐渐衰减主要是细胞膜对 K^+ 的通透性逐渐降低所致 K^+ 的外流减少。内向离子流主要是由 Na^+ 介导的进行性增强的起搏电流（I_f 电流）和去极化到 $-50mV$ 左右激活的 T 型 Ca^{2+} 流所组成。因此，凡是能影响上述三种离子流的因素都可以影响窦房结细胞 4 期自动去极化的速率，从而调节窦房结细胞的自律性。例如，肾上腺素可以增强内向的 Ca^{2+} 流和 I_f 电流，从而增加 4 期自动去极化的速率，引起窦房结细胞产生兴奋的频率增加，外部表现而言就是心率加快。

（2）普肯耶细胞的动作电位 普肯耶细胞的最大复极电位约 $-90mV$，阈电位 $-70~-60mV$。普肯耶细胞虽然属于自律细胞，但其动作电位的形态与心室肌细胞更为相似，也是由 0 期、1 期、2 期、3 期和 4 期五个时相所构成，其中 0~3 期产生的机制也与心室肌细胞基本相同，而其 4 期可以发生自动去极化则是区别于心室肌细胞动作电位最显著的特点。

普肯耶细胞 4 期自动去极化的机制与窦房结细胞相似，即外向电流的减弱和内向电流的增强，但由于普肯耶细胞膜上起搏电流 I_f 通道的密度较低，内向电流也缺少 T 型 Ca^{2+} 电流的参与，因此其去极化的速率很慢（0.02V/s），这也是普肯耶细胞的自律性远低于窦房结细胞的主要原因。在正常窦性心律的条件下，普肯耶细胞的自动节律性活动受到窦房结节律的抑制而无法表现出来。需要注意的是虽然 I_f 通道是可以介导 Na^+ 内流，但其与 0 期爆发动作电位的 Na^+ 通道是不一样的，前者可以被低浓度铯所阻断，后者则是可被河豚毒素所阻断。

二、心肌的生理学特性

心肌的生理学特性包括兴奋性、传导性、自律性和收缩性。前三种特性属于心肌细胞的电生理特性，收缩性则反映的是心肌细胞的机械特性。电生理特性和机械特性紧密联系，窦房结细胞节律性产生兴奋，该兴奋经传导系统有序兴奋心房和心室肌细胞，再通过兴奋-收缩偶联机制进而引起心房和心室肌的收缩，完成心脏的泵血过程。

1. 兴奋性

心肌细胞的兴奋性指的是心肌细胞对刺激产生兴奋的能力，越容易产生兴奋则说明其兴奋性越高。心肌细胞，尤其是工作细胞兴奋性的变化会对其收缩功能产生重要的影响，因此本书以心室肌细胞在一次兴奋过程中兴奋性的周期性变化为例进行讲解。

（1）心室肌细胞兴奋性的周期性变化　如图4-3所示，心室肌细胞在一次兴奋过程中的兴奋性变化主要由有效不应期（effective refractory period，ERP）、相对不应期（relative refractory period，RRP）和超常期（supranormal period，SNP）三个时段构成。

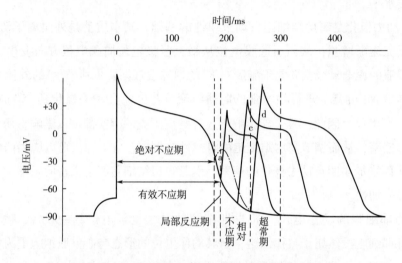

图4-3　心室肌细胞动作电位与兴奋性的周期性变化

a为局部反应；b、c和d为0期去极化速度和幅度均减小的动作电位

①有效不应期：有效不应期持续的时间特别长，包含了绝对不应期（absolute refractory period，ARP）和局部反应期（local response period，LRP），其最主要的特点就是在此期间内无论给予多强的刺激，都不会让心室肌细胞爆发新的动作电位。绝对不应期指的是在心室肌细胞从0期产生动作电位到3期复极达-55mV这段时间内，无论多强的刺激都无法引起胞膜发生去极化，即兴奋性为零；而局部反应期指的是在复极至-60～-55mV这段时间内，给予阈上刺激可以引起心室肌细胞膜发生幅度很小的局部去极化反应，但仍不能产生新的动作电位。

②相对不应期：有效不应期后，膜电位从-80～-60mV的这段时间，如果给予胞膜阈上刺激，则可以引起心室肌细胞爆发新的动作电位，该时段称为相对不应期。需要注意的是，虽然相对不应期可以产生兴奋，如图4-3中的曲线b和c，但该兴奋的0期去极化的幅度和速度、兴奋的传导速度以及动作电位的持续时间均小于正常兴奋，这与Na^+通道尚未完全复活有关。

③超常期：心室肌细胞膜电位处于-90～-80mV这段时间，由于膜电位更接近阈电位且Na^+通道已基本恢复至备用状态，只需要阈下刺激就可以引起心室肌细胞产生新的兴奋，称为超常期。超常期如果产生新的兴奋，该兴奋的特点与相对不应期所产生的兴奋相似，如图4-3中的d曲线。

（2）影响心室肌细胞兴奋性的因素　刺激阈值的大小可以反映心室肌细胞兴奋性的高低，阈值低者则兴奋性高。Na^+通道的功能状态对心室肌细胞的兴奋性具有决定性作用，电位水平（静息电位和阈电位）的变化则可以影响心室肌细胞的兴奋性。

①静息电位：静息电位（绝对值）增加，而阈电位保持不变时，两者间的差值增加，引起兴奋所需要的刺激强度增加，兴奋性降低。例如，乙酰胆碱可以使 K^+ 外流增加，胞膜发生超极化从而降低细胞的兴奋性。

②阈电位水平：阈电位是反映离子通道电压依赖性的内在特性。若静息电位不变而阈电位水平下移，则与静息电位之间的差距变小，引发心室肌细胞兴奋的阈刺激强度减小，兴奋性升高。一般生理情况下阈电位水平很少变化。

③Na^+通道的功能状态：如图 4-4 所示，Na^+通道具有静息（备用）、激活和失活三种功能状态，其处于哪种状态取决于当时的膜电位及相关的时间进程，并对心室肌细胞的兴奋性具有决定性的影响。Na^+通道具有激活门和失活门两道控制闸门，只有两道门都打开时才能允许 Na^+ 发生内流。备用状态的 Na^+ 通道可以被激活是因为其激活门关闭而失活门打开，当膜去极化达阈电位时，Na^+ 通道的激活门打开，此时两道控制闸门均开放状态，发生 Na^+ 内流。Na^+ 通道激活后的迅速失活则表现为激活门开放而失活门关闭，从而让 Na^+ 通道处于失活状态并且需要当膜电位复极化到 $-60mV$ 才开始逐渐复活。Na^+ 通道的复活表现为激活门的关闭和失活门的打开，从而逐渐恢复至备用状态，具有能够被再次激活的能力。

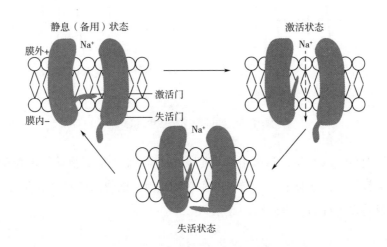

图 4-4　Na^+通道的三种状态模式图

窦房结细胞的兴奋性也可发生周期性的变化，并且其兴奋性决定于 L 型 Ca^{2+} 通道的功能状态。Ca^{2+} 通道也具有静息、激活和失活三种功能状态，但其激活、失活和复活的速度显著慢于 Na^+ 通道。

（3）兴奋性的周期性变化对收缩活动的影响　心室肌细胞的兴奋是继而触发其收缩的

前提，而心室肌细胞兴奋性的周期性变化保证了当心室肌细胞从产生兴奋后到复极化达-60mV的时间内（即有效不应期）都不会因新的刺激产生兴奋和收缩。因此，心室肌细胞的有效不应期特别长的生理意义就是让其不会像骨骼肌那样发生完全强直收缩，能够收缩和舒张始终交替进行，从而保证心脏的正常泵血。

正常情况下，心室肌细胞是按窦房结发出的兴奋节律地进行兴奋和收缩。如图4-5所示，窦房结的兴奋传到心室肌时，心室肌细胞前一次的不应期均已结束，因此在窦房结兴奋的作用下产生新的兴奋，继而发生收缩。如果在心室肌的有效不应期后到下一次窦房结的兴奋传到前的这段时间内，心室肌细胞受到一次外来刺激，则可提前产生一次兴奋和收缩，分别称为期前兴奋（premature excitation）和期前收缩（premature systole）。而紧接着的窦性兴奋传到心室时，心室肌细胞正处于期前兴奋的不应期内，不能产生新的兴奋和收缩，直到再下一次的窦性兴奋传来时才能恢复正常节律的兴奋和收缩。因此，在一个期前收缩之后，往往伴有一段较长的心室舒张期，称为代偿间歇（compensatory pause）。需要注意的是，代偿间歇并不是一定会出现的，如果窦性心律较慢导致窦性兴奋在期前兴奋的有效不应期之后才传到心室，此时代偿间歇将不会出现。

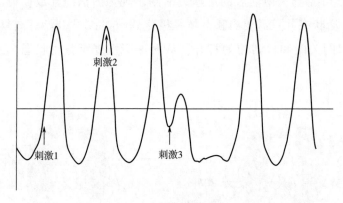

图 4-5   期前收缩与代偿间歇

从心肌收缩曲线可以发现，刺激1和刺激2发生在心室肌细胞动作电位的有效不应期内，故无法产生新的兴奋和收缩；刺激3落在心室肌动作电位的相对不应期内，可以引起一次期前收缩以及随之出现的代偿间歇。

2. 传导性

传导兴奋的能力称为传导性，传导速度是评价传导性的指标。兴奋在心肌细胞上的传导也是以局部电流的方式进行，包括了兴奋在同一心肌细胞上的传导和在心肌细胞间的传导。相邻的心肌细胞在其接触部位（闰盘）形成电阻较小的缝隙连接是兴奋在心肌细胞间传递的物质基础。

（1）心脏的特殊传导系统   窦房结、房室结、房室束、左右束支和普肯耶纤维网构成了心脏内兴奋传导的结构基础。当然，兴奋在心脏内的传导除了依靠特殊传导系统，心房肌和心室肌本身的传导也起了重要的作用。正常情况下，窦房结的兴奋通过心房肌和优势传导通路传导至左、右心房和房室结，经房室束、左右束支和普肯耶纤维网引起心室肌的兴奋，后者再将兴奋由内膜向外膜扩布并引起整个心室的兴奋。

传导速度决定了动作电位扩布到心肌不同部位需要多长时间。心脏不同部位的传导速度因其细胞的电生理特性不同、缝隙连接的密度和类型不同也是有所区别的，传导速度由慢到快依次是房室结（0.02~0.2m/s）、心房肌（0.4m/s）、心室肌（1m/s）和普肯耶纤维（2~4m/s）。房室结和普肯耶纤维作为传导速度的两个极端，是有着其重要的生理意义的。

房室结作为兴奋从心房进入心室的唯一通道，让兴奋在心房和心室间的传导速度减慢，造成传导延搁（约0.1s，又称房室延搁），这对心房和心室的顺序收缩活动具有重要的作用。窦房结发放的兴奋在房室结发生延搁的同时，心房肌正在进行兴奋和收缩，而此时心室肌是处于舒张的；当兴奋通过房室结向下传导时，心房肌已经开始舒张，而心室肌就要发生兴奋和收缩。因此，房室延搁保证了先心房后心室的有序收缩，避免了心房和心室的收缩重叠。当然，正因为兴奋在房室结的传导缓慢，当房室结的结构和功能出现异常时，会导致兴奋的传导阻滞，即临床上常见的房室传导阻滞。

普肯耶纤维比较粗大，缝隙连接数量多，并呈网状分布于心室壁，它作为心脏传导系统中速度最快的部分，保证了兴奋几乎同时传递到所有心室肌，从而使左、右心室几乎同时发生兴奋和收缩。

（2）影响传导性的因素

①结构因素：影响传导的结构因素主要是心肌细胞的直径，直径越大，细胞的电阻越小，传导速度就越快。因此，普肯耶纤维的细胞直径是远大于房室结的细胞直径。细胞间的连接方式也是决定传导速度的另一结构因素，缝隙连接越多，传导速度越快。当然，结构因素是决定传导性的本质属性因素，相对是比较固定的，在一些病理情况下的传导性改变中不起主要作用。

②生理因素：动作电位0期去极化的速度和幅度是影响心肌传导性的最重要的因素。兴奋的传导以局部电流的形式进行，0期去极化的幅度大、上升速度快，有助于局部电流的形成和增强，从而更有效地引起邻近部位产生新的兴奋，即传导性增强。0期去极化的速度、幅度与膜电位水平有着密切关系。膜电位（绝对值）减小，0期去极化的速度和幅度显著降低，传导性减弱。当膜电位（绝对值）小于-55mV时，由于介导0期去极化的Na^+通道已失活关闭，此时0期的去极化速度为0，即不能产生动作电位，传导性也无从谈起。反之，当膜电位（绝对值）大于正常静息电位水平时，由于Na^+通道效率已达极限，所以其0期去极化速率并不增加。此外，兴奋心肌组织邻近部位膜的兴奋性是传导性的前提条件，如果邻近未兴奋部位处于不应期（Na^+通道处于失活状态），则无法产生兴奋并导致传导中断。

3. 自动节律性

自动节律性简称自律性，是指心肌在没有任何外来刺激的条件下仍然能够自动地发放节律性兴奋的能力。自律性的高低主要通过自动兴奋的频率来进行评价，自动兴奋的频率高则自律性高。构成心脏特殊传导系统的各个部位的自律性不同，其中窦房结的自律性最高，而普肯耶纤维的自律性最低。

（1）心脏的起搏点   虽然窦房结、房室结和普肯耶纤维都具有自律性，但是心脏的活动是按照自律性最高的组织的节律来进行的，因此，自律性最高的窦房结便成为了心脏活动的正常起搏点（或称主导起搏点）。窦房结细胞自身固有的节律性兴奋频率约为 100 次/min，但由于受到心迷走神经的紧张性作用，表现出的节律性兴奋频率为 70 次/min，远大于房室结（约 50 次/min）和普肯耶纤维（约 25 次/min）。由窦房结作为起搏点所形成的心脏节律称为窦性心律（sinus rhythm）。房室结、普肯耶纤维等自律性组织在正常情况下仅作为传导兴奋的结构而不表现出自身节律性，称为潜在起搏点（latent pacemaker）。只有在一些异常情况下，如窦房结的起搏功能障碍或兴奋下传受阻时，潜在起搏点的起搏作用才能显现出来，形成异位起搏点（ectopic pacemaker）。

（2）影响自律性的因素   如前所述，衡量自律性高低的标准是自律细胞自动兴奋的频率。对于自律细胞而言，其动作电位 4 期自动去极化的持续时间决定了兴奋的频率，即 4 期的时间越短，兴奋的频率就越高，自律性也就越高。4 期的时间主要取决于①4 期自动去极化的速度；②最大复极电位与阈电位之间的距离。

在最大复极电位和阈电位水平不变的情况下，4 期自动去极化的速度越快，膜电位到达阈电位所需要的时间越短，即 4 期持续的时间缩短，自律性升高。4 期自动去极化的速度取决于内外向电流之间的强弱关系，增加内向电流或者减少外向电流都可以使 4 期自动去极化加速。

当 4 期自动去极化的速度不变时，最大复极电位与阈电位之间的距离决定了 4 期自动去极化所需要的时间。当最大复极电位减小（绝对值）或阈电位水平下移导致两者之间的差距缩小时，自律细胞自动去极化的时间就会缩短，从而导致自律性升高。

4. 收缩性

收缩性属于心肌细胞的机械特性，相较于骨骼肌细胞而言，它们的收缩过程都是由动作电位触发，经兴奋-收缩偶联引起肌丝滑行的过程。同时，心肌细胞的收缩性具有其自身的特点。

（1）同步收缩   心房和心室分别形成功能性的合胞体，房室交界的传导纤维是唯一连接心房和心室的结构。心肌一旦兴奋，整个心房和整个心室可以先后发生同步的收缩，也称为"全或无"式收缩。这种同步收缩可以产生更强的收缩力，从而有效保证心脏的泵血。

（2）不发生强直收缩   心肌的有效不应期特别长，相当于整个收缩期和舒张早期，即在这段时间内任何刺激都不会让心肌细胞产生新的兴奋和收缩。因此，正常情况下，心脏不会发生强直收缩，而是始终收缩和舒张节律性的交替进行，保证了心脏正常的射血和充盈。

（3）收缩高度依赖于细胞外 Ca^{2+}　心肌细胞的肌浆网没有骨骼肌细胞的发达，因此其兴奋-收缩偶联的过程对细胞外 Ca^{2+} 的依赖程度很高。胞外 Ca^{2+} 的内流可触发肌浆网释放 Ca^{2+}，从而引起心肌的收缩。增加胞外 Ca^{2+} 的浓度或促进胞膜上 Ca^{2+} 通道开放的因素均可增加心肌的收缩力，反之则会减弱心肌的收缩力。

第二节　心脏的泵血功能

一、心动周期与心率

心动周期（cardiac cycle）是心脏的一次收缩和舒张所构成的机械活动周期，包含了收缩期（systole）和舒张期（diastole）。心率（heart rate）指的是一分钟内心动周期的次数，因此心动周期×心率=60s。心率的正常范围是 60 ~ 100 次/min，如心率以 75 次/min 计算，则心动周期为 0.8s。如图 4-6 所示，心房和心室的心动周期是相同的，从窦房结发放兴奋开始，心房首先进行收缩，持续 0.1s，此时心室还处于舒张状态。继而心房舒张，持续约 0.7s，直到下一次心房舒张。心室在心房舒张的同时开始进入收缩，持续约 0.3s，然后舒张直到下一次收缩，持续约 0.5s，其中最后的 0.1s 是和下一次心房的收缩时间重合的，因此心室舒张的前 0.4s 心房也处于舒张状态，称为全心舒张期。心脏的舒张对冠脉的供血和心室的充盈有着重要的作用。而心率加快时，心动周期缩短，其中舒张期缩短的程度远大于收缩期，因此不利于心脏的持久活动。

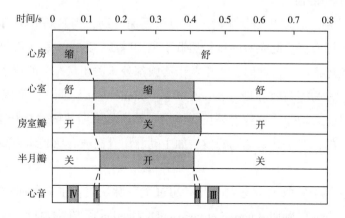

图 4-6　心动周期中心房和心室的活动顺序和时间关系

二、心脏的泵血过程

心脏通过其节律性的收缩和舒张建立起其与动、静脉之间的压力梯度，同时在心脏瓣膜的作用下维持血液的单向流动，从而保证心脏就像水泵一样，一方面从静脉抽吸足够的血液，另一方面将血液射入动脉。作为功能性的合胞体，左、右心室的充盈和射血几乎同时进行，并且过程相似，本书以左心室为例对一个心动周期中心室的射血和充盈进行讲解（图4-7）。需要注意的是，虽然右心的收缩力较弱，但是肺动脉的压力也较低，所以左、右心室的射血量基本相等。

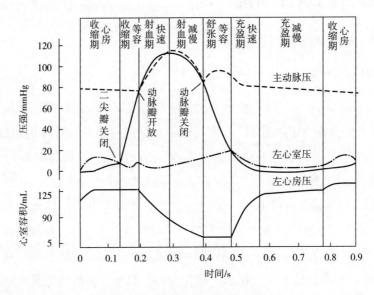

图4-7　心动周期中容积-压强的变化

1. 心室的收缩和射血

（1）等容收缩期　心室开始收缩后，室内压迅速升高，当其超过房内压时，房室瓣关闭，阻止血液倒流回心房。此时室内压仍然低于主动脉压，因此主动脉瓣仍处于关闭状态以防止动脉血液倒流进入心室。此时，由于两个瓣膜都处于关闭状态，所以心室内容积不变但仍然在进行收缩，称为等容收缩期（period of isovolumic contraction），又因为此时心肌纤维的缩短不明显但是张力增加，也称为等长收缩。等容收缩期持续约0.05s，此期内室内压升高的速率是最快的，但是并未达到峰值，如主动脉压升高或心肌收缩力减弱，则等容收缩期延长。

（2）射血期　当心室收缩至室内压升高超过主动脉压时，主动脉瓣被推开，血液由心室迅速射入动脉，进入射血期（period of ventricular ejection）。在射血的早期，射入主动脉的血流量较多，流速很快，故称为快速射血期（period of rapid ejection）。此期持续时间仅约

0.1s，但是射血量占总射血量的2/3，同时随着大量的血液进入动脉心室容积迅速缩小，但由于心室肌此时还继续强烈收缩，室内压继续上升直到峰值，主动脉压也随之达到顶峰。因此，快速射血期末，心室内压和主动脉血压均达到心动周期中的最大值。

在射血的后期，随着心室收缩强度的减弱，射血速度减慢，进入减慢射血期（period of slow ejection）。此期内，心室内压和主动脉压均已从峰值开始下降。尤其需要注意的是在快速射血期的中后期和整个减慢射血期，室内压已经略低于主动脉压，但由于心室内的血液仍具有较高的动能，因此可以逆压力梯度进入动脉。

2. 心室的舒张与充盈

（1）等容舒张期 随着心室开始舒张，室内压迅速下降，主动脉内的血液向心室方向的反流引起主动脉瓣的关闭；此时室内压仍高于房内压从而使房室瓣维持在关闭状态。由于两个瓣膜都处于关闭状态，所以心室内容积不变但仍然在进行舒张，称为等容舒张期（period of isovolumic relaxation），历时约0.06~0.08s，该期内室内压下降的速度是最快的。

（2）心室充盈期 当室内压下降低于房内压时，心房内的血液冲开房室瓣进入心室，即进入了心室充盈期（period of ventricular filling）。充盈初期，心室内压极低，造成心房和心室之间的压力梯度很大，心室通过"抽吸"作用使血液从大静脉和心房迅速进入心室，持续时间约0.11s，但进入心室的血液里占充盈总量的2/3，故这段时期称为快速充盈期（period of rapid filling）。随着心室内血液不断增多，心室与心房、大静脉之间的压力梯度逐渐减小，血液进入心室的速度减慢，持续时间约0.22s，称为减慢充盈期（period of slow filling）。需要注意的是，在减慢充盈期的最后0.1s，心房已经开始收缩，使心室得以进一步充盈。

3. 心房在心脏泵血中的作用

心房在心动周期中的大部分时间都是处于舒张状态。在心室收缩期时，房室瓣关闭，心房主要是接纳、储存静脉回流的血液；在心室舒张的大部分时间里，心房也处于舒张状态（即全心舒张期），此时心房仅起到血液回流进入心室的通道的作用；在心室舒张期的最后0.1s时，心房开始收缩，由于心房壁薄，收缩力弱，收缩时间短（0.1s），在心房收缩期进入心室的血量占心室充盈总量的25%，因此心房的收缩对心室的充盈仅起到辅助的作用。如果心房不能有效收缩（如房颤），房内压将增高，不利于静脉回流和心室的充盈，从而影响心脏泵血。

三、心脏泵血功能的评定

心脏的主要功能是泵血，因此单位时间心脏的射血量是衡量心脏泵血功能的指标。

1. 每搏输出量和每分输出量

（1）每搏输出量和射血分数

①每搏输出量：一侧心室每次搏动射出的血液量，即为每搏输出量或搏出量（stroke

volume）。健康成年人安静状态下，每搏输出量约为60~80mL。

②射血分数：健康成年人安静状态下左心室舒张末期的容积约125mL，但是每搏输出量约60~80mL，可见心室每次并不是将其充盈的血液全部射出。每搏输出量占心室舒张末期容积的百分比称为射血分数（ejection fraction，EF），健康成年人约为55%~65%。正常情况下，当心室舒张末期容积增加时，每搏输出量也会相应增加，从而使得射血分数基本不变。射血分数检查的临床意义在于很多心脏泵血疾病（如心室功能减退）的早期，其每搏输出量并不会显著降低，但心室的舒张末期的容积会发生显著的增加，从而导致射血分数的降低。因此较之每搏输出量，射血分数能够更准确地反映心脏的泵血功能。

（2）每分输出量和心指数

①每分输出量：一侧心室每分钟射出的血液量，即每搏输出量×心率，称为每分输出量（minute volume）或心输出量（cardiac output），左、右心室的每搏输出量基本相等，因此心输出量也基本相同。健康成年男性的心输出量约为4.5~6.0L/min，女性的心输出量较同体重男性下降10%左右，而运动时心输出量可以急剧增加至25~35L/min。

②心指数：鉴于不同身材的个体的耗氧量和基础代谢水平是不同的，用心输出量对其心功能进行评估就显得不够全面。人在安静状态下的心输出量与体表面积成正比，因此计算单位体表面积（m^2）的心输出量，即心指数（cardiac index），可用于比较不同身材个体的心功能。心指数在同一个体的不同年龄段是不同的，10岁左右少年的心指数最高，可达4L/（min·m^2），其后随年龄增长而逐渐下降，中等身材的成年人的心指数约为3.0~3.5L/（min·m^2）。

2. 心脏泵血功能的储备

健康成年人在剧烈运动时的心输出量是安静状态下的5~6倍，说明心脏的泵血功能具有相当大的储备量，即心力储备（cardiac reserve）比较大。所谓心力储备，指的是心输出量随机体代谢增强而增加的能力，通常用心脏每分钟的最大射血量来表示。一般而言，心脏疾病的患者，如冠心病，其心力储备较健康人是显著降低的，因此当其因活动所致代谢增强时，心输出量并不能根据代谢的需求而增加，从而导致其表现出各种不适，严重时甚至危及生命。

心输出量等于每搏输出量和心率的乘积，因此心力储备的多少分别取决于搏出量的储备和心率的储备。搏出量的储备包括收缩期储备和舒张期储备，前者主要通过增强心肌收缩能力来实现的，后者则是通过增加心脏舒张末期容积来获得的。

四、影响心输出量的因素

心输出量等于每搏输出量与心率的乘积，因此影响每搏输出量和心率的因素均可以影响心输出量。

1. 影响每搏输出量的因素

每搏输出量的多少主要是由心肌的收缩效能所决定，与骨骼肌一样，影响其收缩效能的因素主要包括了前负荷、后负荷和心肌的收缩能力。

（1）心室肌的前负荷与心肌异长自身调节

①心室肌的前负荷：前负荷作为肌肉收缩之前承受的负荷，使肌肉在收缩之前就处于一定的初长度，前负荷越大，肌肉的形变就越大。而对于近似球形的心脏来说，心室肌的前负荷就是心脏在收缩前承受的负荷。如前所述，心室肌在收缩前通过舒张完成血液的充盈，因此心室肌收缩的前负荷就是心室舒张末期充盈的血液量，充盈的血液量越大，前负荷就越大，心室舒张末期的容积（即初长度）也就越大。因为心室舒张末期的容积与心室舒张末期的压力（end-diastolic，EDP）在一定范围内具有良好的相关性，并且后者的测量较为方便，实验中常用心室舒张末期的压力来反映前负荷。鉴于正常人心室舒张末期的心房内压和心室内压几乎相等且检测更加方便，故也可用心室舒张末期的心房内压来反映心室的前负荷。

②心肌的异长自身调节：心室功能曲线与异长自身调节：心室功能曲线是反映心室舒张末期压力和心室每搏输出量或每搏功之间关系的曲线，用以分析前负荷的变化对心脏泵血功能的影响。如图 4-8 所示，心室功能曲线大致可分三段：第一段当左心室舒张末期压力在 5~15mmHg 范围内变化时，随着心室舒张末期压力的增加，心室的每搏功也增加，说明心室肌在达到最适初长度之前，随着初长度的增加，收缩力增强，每搏功增加；第二段当左心室舒张末期压力在 15~20mmHg 范围内变化时，曲线趋于平坦，因为 12~15mmHg 的心室舒张末期压力是心室的最适前负荷，此时前负荷已趋于其上限范围，但对每搏功的影响并不大；第三段当左心室舒张末期压力超过 20mmHg 时，曲线平坦或仅轻度下倾，说明每搏功不变或仅轻度减少。

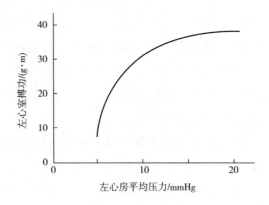

图 4-8　犬左心室功能曲线

实验中以左心房平均压代替左心室舒张末期压。

从第一段的心室功能曲线不难发现，在心室舒张末期压力到达最适前负荷之前，增加前负荷可以增加心肌的收缩力，引起搏出量增多，每搏功增大，即在一定范围内改变心肌的初长度可以改变心肌的收缩力，称为异长自身调节（heterometric autoregulation）。德国生理学家奥托富兰克（Otto Frank）和英国生理学家欧内斯特斯塔林（Ernest Starling）都在实验中发现心室舒张末期容积在一定范围内增大可引起心室收缩力的增强，因此又称为"富兰克-斯塔林定律"（Frank-Starling law）或"心的定律"（law of the heart）。异长自身调节的生理意义在于心脏通过对搏出量的调节，使心室的射血量和回心血量之间保持相对的平衡，从而使心室舒张末期的压力维持稳定。

心室肌的抗过度延伸性：对于心室肌细胞来说，肌节的初长度为 $2.0 \sim 2.2\mu m$ 时，粗、细肌丝的重叠程度最佳，可以产生最大的收缩张力，此初长度即为最适初长度。在肌节长度达到最适初长度之前，心室肌细胞的收缩力随着初长度的增加而增强，搏出量增多。如前所述，当骨骼肌细胞的肌节长度超过最适初长度后，随着初长度的增加其收缩力反而会下降。与骨骼肌不同，即使心肌细胞的肌节长度超过最适初长度后，其心室功能曲线不会出现明显的下降趋势，称为心室肌的抗过度延伸的特性。当然，如果强行将其长度拉伸超过 $2.6\mu m$ 时将会导致其发生断裂。心肌的抗过度延伸的特性主要与肌节内的连接蛋白有关。

③影响前负荷的因素：心室的前负荷主要取决于心室舒张末期充盈的血液量，后者主要由静脉的回心血量和射血后心室内的剩余血量组成，其中静脉回心血量的变化对前负荷的影响较大，是决定前负荷大小的主要因素。在对静脉回心血量的影响因素方面，当心室充盈时间延长、静脉回流速度加快、心室舒张功能增强和心室的顺应性高时，静脉的回心血量会增多，反之则减少。心包腔内压力在正常情况下是为了防止心室的过度充盈，但是当心包积液引起其压力升高时会限制心室的充盈从而减少回心血量。

（2）心室收缩的后负荷　后负荷是肌肉收缩之后需要对抗的负荷，对于心脏来说，心室想要将血液射进动脉内就必须要克服动脉的血压，因此动脉血压就是心室收缩的后负荷。在心率、收缩能力和前负荷都不变的情况下，动脉血压升高会引起等容收缩期延长，而射血期缩短，从而搏出量减少。当然，由于动脉血压的升高导致搏出量减少时，射血后心室内的剩余血量会增多，若舒张期静脉的回心血量基本不变，则心室舒张末期容积会增加，通过异长自身调节增强心脏的收缩力从而增加搏出量。

（3）心肌收缩能力　心肌收缩能力是心肌不依赖于前、后负荷而决定其收缩效果的内在特性。在相同的前负荷条件下（即初长度相等），心肌收缩能力增强可以增加心脏的搏出量，称为等长调节（homometric regulation）。多种因素可以影响心肌收缩能力，其中活化的横桥数目和肌球蛋白头部的 ATP 酶的活性是最重要的影响因素。活化的横桥数目又取决于兴奋时胞内 Ca^{2+} 的浓度和肌钙蛋白对 Ca^{2+} 的亲和力，如肾上腺素增加心肌收缩能力就是通过增加胞内 Ca^{2+} 浓度引起活化的横桥数目增多来起作用的。甲状腺激素则可以通过提高肌球蛋白的 ATP 酶活性增强心肌收缩能力。

正常情况下，当动脉血压在 80~170mmHg 范围内变动时，心输出量并不会发生明显的改变，这主要是因为机体一方面通过异长自身调节增加心室舒张末期的容积，另一方面通过神经、体液机制以等长调节的方式增加心肌收缩能力，从而使每搏输出量适应后负荷的改变。但是如果动脉血压持续增高，心肌会逐渐发生肥厚，最终导致泵血功能减退，甚至心力衰竭。

2. 影响心率的因素

健康成年人的静息心率为 60~100 次/min，平均约 75 次/min。在一定范围内，心率加快则心输出量增加。但当心率超过 180 次/min 时，因心脏舒张期过短导致心室充盈太少，心输出量会因搏出量的过度减少而下降；反之，如果心率低于 40 次/min 时，心脏的舒张期虽然很长，但心室的充盈早已接近最大值，即使延长充盈时间也不能进一步增加心室的血液充盈和搏出量，因此心输出量也将减少。

心率一般受到神经和体液因素的调节。交感神经兴奋引起心率加快，而迷走兴奋则心率减慢。体液因素中肾上腺素、甲状腺激素等均可引起心率加快。此外，体温升高也可加快心率，体温每升高 1℃，心率每分钟增加 12~18 次。

第三节 血管生理

血管是血液从心脏输送到组织并从组织返回心脏的管道，包括动脉、毛细血管和静脉，和心脏一起构成了相对封闭的心血管系统。如图 4-9 所示，血液在心血管系统中循环流动，从心房进入心室，由心室泵入动脉，再依次流经毛细血管和静脉返回心房，如此周而复始。血液由左心室射入主动脉，经由毛细血管和腔静脉（包含上、下腔静脉）回流进右心房称为体循环，其血量占总血量的 84%，其中 64% 位于静脉系统内；血液由右心室射入肺动脉，经由肺毛细血管和肺静脉回流进左心房称为肺循环，其血量占总血量的 9%，还有 7% 左右的血量在心腔内。需要注意的是，所有的血液都需要流经肺循环，而体循环的血管环路构成是采取并联的结构，从而保证了局部血流量的变化不会对整个体循环产生很大的影响。

淋巴系统对血液循环起重要的辅助作用，它在组织液的回流中起着重要的作用，并使淋巴液最终汇入静脉。

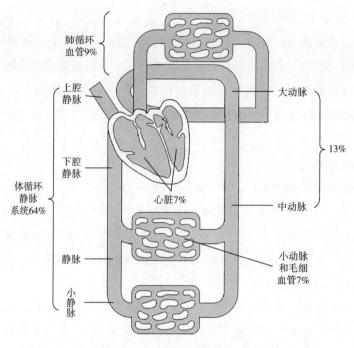

图 4-9 心血管系统的血液分布

一、各类血管的结构和功能特点

1. 各类血管的结构特点

血管系统主要包括动脉、静脉和毛细血管，按照组织学的结构分类可分为大动脉、中动脉、小动脉、微动脉、毛细血管、微静脉、小静脉、中静脉和大静脉。从结构特点来说，动脉和静脉管壁从内向外依次为内膜、中膜和外膜。内皮细胞和皮下层构成内膜，其中内皮细胞主要起到对液体、气体等物质的选择性通透，为血液流动提供光滑表面，并具有内分泌作用。血管平滑肌、弹性纤维和胶原纤维构成中膜，其三种成分的比例因血管类型的不同而异，其中血管平滑肌的舒缩活动主要用于调节器官和组织的血流量，而弹性纤维则主要参与动脉的扩张和回缩。外膜主要由疏松结缔组织构成，同时还含有弹性纤维、胶原纤维和多种细胞。毛细血管的管壁由一层扁平的内皮细胞构成，因此是物质交换的主要场所。

2. 血管的功能学分类

按照生理功能的不同，血管可以分为弹性储器血管、分配血管、毛细血管前阻力血管、毛细血管前括约肌、交换血管、毛细血管后阻力血管、容量血管和短路血管。

（1）弹性储器血管 主要指主动脉、肺动脉主干及其发出的最大分支，其特点是管壁厚，富含弹性纤维，因此具有很好的可扩张性和弹性，可以在心脏射血时通过形变将一部分的血液暂时储存其内，将心脏收缩产生的动能转化为血管壁的弹性势能。待到心脏舒张期时，主动脉瓣管壁，此时大动脉管壁的弹性回缩力是推动血液流向外周的动力，将其内的势能又转化为血液的动能。因此，虽然心室的射血是间断的，但是血液的流动却是连续的。

（2）分配血管 从弹性储器血管到分支为小动脉前的动脉管道，主要指的是中动脉，其主要功能是将血液输送到全身各器官组织。

（3）毛细血管前阻力血管 包括小动脉和微动脉，其管道半径小，对血流的阻力大。微动脉作为最小的动脉分支，直径虽然仅有几十微米，但是富含血管平滑肌，并且可以保持一定的紧张性收缩，从而通过对管道半径的调节来调控血流和阻力和所在器官、组织的血流量，也是外周阻力的主要来源。

（4）毛细血管前括约肌 在真毛细血管起始部常有平滑肌的环绕，并通过平滑肌的舒缩活动控制毛细血管的开闭，用以调节毛细血管开放的数量，属于阻力血管的一部分。

（5）交换血管 指真毛细血管，位于动静脉之间，相互连通形成网状结构，管壁仅有单层内皮细胞构成，通透性高，是血管内外进行物质交换的主要场所。

（6）毛细血管后阻力血管 指微静脉，因其管径较小而对血流具有一定的阻力，并通过其舒缩活动改变毛细血管前、后的阻力比值从而对毛细血管的血压、血容量和滤过压造成影响，在血管内外体液的分布中起到一定的调配作用。

（7）容量血管 指静脉系统，因其数量多，管壁薄，口径大，可扩张性强，因此具有较大的容纳能力，一般60%~70%的循环血量容纳在静脉系统中。

（8）短路血管 主要分布在手指、足趾、耳廓等处的皮肤中，由血管床的小动脉和小静脉之间的直接吻合支构成，使血液可不经毛细血管直接进入小静脉，从而加速回流，与体温调节有关。

二、血流动力学

作为流体力学的分支，血流动力学主要研究的是血流量、血流阻力、血压及其之间的相互关系。因为血液中含有血细胞和胶体物质，成分多样且复杂，不属于理想液体，加之血管具有弹性和可舒缩性，血流动力学除了具备一般的流体力学的共性外，还有其自身的特点。

就血液在血管中的流动形式而言主要有层流和湍流两种。如图4-10（1）所示，层流时，流体中每个质点的流动方向都一致，并与管道的长轴平行，但每个质点的流动速度是不一样的，从管壁到轴心，其流动速度依次加快，在管道轴心处的流速最快。而层流时的压强则是越靠近管壁其压强越高。因此，血液中的血细胞在速度和压强双重因素的影响下，会产生向轴心移动的趋势，有利于减少红细胞在流动中的损伤。人体血液的流动方式在正常情况下以层流为主，而当流速增加到一定程度时，会发生流体中各个质点的流动方向不再一致，出现漩涡，则称为湍流，如图4-10（2）所示。湍流的发生与血流速度、管道半径和血液黏度有关，血流速度快、血管口径大、血液黏度低时都容易发生湍流。心室腔和主动脉在生理情况下的血流方式为湍流，有利于血液的充分混合。但在病理情况下，如房室瓣狭窄、动脉导管未闭等均会出现湍流并伴有杂音的出现。

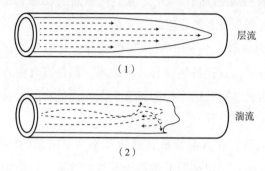

层流

（1）

湍流

（2）

图 4-10　层流与湍流示意图

1. 血流量和血流速度

单位时间内通过血管某一横截面的血液量称为血流量（blood flow），单位通常为 mL/min 或 L/min。血流量与血管两端的压力差成正比，压力差越大，血流量越大；血流量与血流的阻力成反比，各种原因引起的血流阻力增加都可以降低血流量。

血液中某一质点在血管中流动的线速度称为血流速度（velocity of blood flow），单位通常为 cm/s 或 m/s。血流速度与血流量成正比，而与管道的横截面积成反比。需要注意的是，管道的横截面积指的是同一类血管总的横截面积，如所有的毛细血管的横截面积。虽然单根毛细血管的半径较小，但是其总的横截面积是最大，而主动脉的总的横截面积则是最小。因此就血流速度而言，主动脉处的血流速度最快，有利于血液迅速进入各分配血管从而运输至器官组织；毛细血管处的血流速度最慢，最大限度地延长了毛细血管壁的交换时间，从而有利于物质交换。

2. 血流阻力

血液在血管内流动所遇到的阻力称为血流阻力（resistance of blood flow），主要是由流动的血液与血管壁以及血液内部的分子间的相互摩擦产生。湍流时由于血液中各个质点的流动方向不断变化，其血流阻力及能量的消耗远大于层流。血流阻力一般不能直接测量，但可通过计算得出。正常情况下，微动脉在整个体循环血流阻力中占比最高，约41%，是血流阻力最主要的产生部位，其余部分的血流阻力占比从高到低依次是毛细血管（27%）、小动脉及其分支（16%）、主动脉和大动脉（9%）、静脉系统（7%）。

血流阻力与血液黏度及血管长度成正比，与血管半径的 4 次方成反比。由于在同一血管床内，血管的长度和血液黏度在短时间内不会发生明显变化，因此影响血流阻力的最重要的因素是血管半径，这也解释了微动脉是血流阻力最主要产生部位的原因。机体通过控制各器官前阻力血管的口径进而完成对血流量的分配调节。

血液黏度是影响血流阻力的另一个重要因素。影响血液黏度的因素主要有以下几个方面：

（1）血细胞比容　全血的黏度主要取决于血细胞比容的高低，血浆的黏度主要取决于血浆蛋白的含量。血细胞比容指的是外周血中血细胞的容积占血液容积的百分比，由于白细胞和血小板仅占血液总容积的 0.15%~1%，故血细胞比容很接近血液中的红细胞比容，红细胞越多，血液黏度越高。

（2）血流切率　层流状态下，相邻两层血液流速之差和液层的厚度之比即为血流切率。匀质液体，又称为牛顿流体，如血浆，其黏度不随切率的变化而变化。全血作为非匀质的非牛顿流体，其黏度随切率的增大而减小。这是由于切率越高，血液流动就越以层流作为主要形式，红细胞聚集在血流的中轴，其长轴与血管纵轴平行，因此红细胞移动时的旋转或彼此之间的相互撞击摩擦的机会减少，血液黏度降低。

（3）血管口径　当血液流经半径小于 0.1~0.15mm 的微动脉时，血液黏度会随血管口径的变小而降低，从而降低血液流经小血管处的血流阻力，这可能与小血管内的血细胞比容较低有关。

（4）温度　温度越低，血液黏度越高。人的体核温度高于体表温度，因此当血流流经体表部分时，血液黏度会升高。

3. 血压

血管内流动的血液对单位面积血管壁的侧压力即为血压（blood pressure），按照国际标准计量单位规定，血压的单位为帕（Pa）或千帕（kPa），但通常习惯用毫米汞柱（mmHg）表示，1mmHg=0.1333kPa。血压通常是指动脉血压。

血液在心脏收缩和大动脉弹性储器的作用下向外周发生流动，由于血流阻力的存在不断消耗其内的能量，导致血压逐渐降低。血压在各段血管中的下降幅度与该段血管的血流阻力成正比。如前所述，微动脉是血流阻力产生的最主要的场所，微动脉起始段的压力约 85mmHg，而毛细血管起始部位的压力仅约 30mmHg，说明血液流经微动脉时压力的下降幅度高达 55mmHg。

三、血压及影响因素

1. 动脉血压及影响因素

（1）动脉血压（arterial blood pressure）的形成　动脉血压通常是指主动脉血压，心血管系统有足够的血液充盈、心脏射血、血管的外周阻力以及大动脉的弹性储器作用是其形成的基本条件。

①心血管系统有充足的血液充盈：心血管系统内有足够的血液充盈是血压形成的前提条件。临床上通常用循环系统平均充盈压（mean circulatory filling pressure）来反映循环系统中血液的充盈程度，指的是当血液暂时停止流动时在循环系统中各部位所测定的压力。循环系统内的血液量和循环系统的容积的相对关系是决定循环系统平均充盈压的关键因素。血量增多或者循环系统的容积变小都会引起循环系统平均充盈压升高，反之则降低。

②心脏射血：心脏的射血为血压的形成提供能量，是血压形成的必要条件。心脏收缩所释放的能量一分部转化为推动血液向前流动的动能，另一部分通过引起弹性储器血管的扩张转化为弹性势能，后者是在心脏舒张期时再次转化为推动血液向前流动的动能，从而保证血液的持续流动。每次的心脏射血，只有搏出量的 1/3 流向外周，而 2/3 则暂存于大动脉内，使动脉血压升高，即收缩压的主要形成机制。

③外周阻力：如前所述，外周阻力主要来源于小动脉和微动脉对血流的阻力。外周阻力是维持舒张压的必要条件。如果没有外周阻力，心脏收缩射入大动脉的血液会全部迅速流入外周而不会 2/3 转化为弹性势能储存，从而导致动脉血压在心脏舒张期间会急剧下降。外周阻力的存在使得心脏的每搏输出量只有 1/3 能够流向外周，而其余则暂时储存于主动脉和大动脉中，使动脉血压升高。

④主动脉和大动脉的弹性储器作用：主动脉和大动脉的弹性储器作用的生理意义主要体现在两个方面：第一，它通过血管壁的扩张将心脏收缩射进动脉中的 2/3 的血液暂时储存起来，在心脏舒张期、动脉瓣关闭后推动血液向外周流动，从而将心室的间断射血转变为动脉内血液的持续流动；第二，心脏射血时，它通过被动地扩张，使射血期动脉血压不会升得过高，而在舒张期时，它通过弹性回缩将势能转化为血液流动的动能，使舒张期血压不会降得过低，从而对血压的波动具有重要的缓冲作用。

（2）动脉血压的正常值和生理波动　动脉血压随心动周期会出现周期性的波动。一般而言，心室收缩期中期（即快速射血期末）时，动脉血压会达到峰值，称为收缩压（systolic pressure）。而心室舒张末期时，动脉血压会达到最低，称为舒张压（diastolic pressure）。收缩压和舒张压之间的差值称为脉搏压（pulse pressure，简称脉压）。在安静状态下，我国健康青年人的收缩压为 100~120mmHg，舒张压为 60~80mmHg，脉压为 30~40mmHg。心动周期中每一个瞬间动脉压的平均值称为平均动脉压（mean arterial pressure），因为心动周期中舒张期较长，所以平均动脉压更接近与舒张压，粗略计算可以用舒张压加 1/3 的脉压，约为 70~90mmHg。

动脉血压存在个体、年龄和性别差异，还随生理情况的变化而改变。一般而言，男性的血压略高于女性；血压有随年龄而逐渐升高的趋势；左臂的血压较右臂的血压可高 5~10mmHg。血压还存在昼夜波动的节律性，一般凌晨 2~3 时最低，上午 6~8 时和下午 4~8 时各有一个高峰，晚 8 时后呈缓慢下降的趋势，表现为"双峰双谷"的图形。

（3）高血压和盐敏感性高血压

①高血压的标准：高血压（hypertension）作为最常见的心血管疾病，是以动脉血压增高为主要表现的临床综合征，可分为原发性高血压和继发性高血压。当收缩压 ≥140mmHg 或舒张压 ≥90mmHg 时即可诊断为高血压，而当收缩压在 120~139mmHg 或舒张压在 80~89mmHg 之间时则被视为高血压前期。血压的持久升高可引起心、脑、肾、血管等器官的继发性病变，是脑卒中和冠心病的独立危险因素。

②盐敏感性高血压：高血压的发病机制受多种因素的影响，如遗传、环境、饮食、生活习惯等，其中高盐摄入是导致和加重高血压的重要饮食因素之一。调查显示，盐摄入低的地区高血压发病率明显低于盐摄入高的地区。我国高血压防治指南建议每天的钠盐摄入量应少于6g，而在我国北方地区人均每日摄盐量高达12~18g。

所谓盐敏感性，指的是人群内个体间对盐负荷或限盐呈现不同的血压反应，即高盐摄入可引起血压升高的反应，它是连接盐与高血压的遗传基础，是原发性高血压的中间遗传表型。盐敏感者在血压正常人群中的检出率15%~42%，高血压人群为28%~74%。目前关于盐敏感高血压的形成机制尚不明确，主要集中在肾钠代谢障碍、中枢交感活性增强、血管内皮功能紊乱等方面。

盐敏感性高血压患者除了高血压的一般临床表现外，还具有盐负荷后血压明显升高、血压昼夜变异大、靶器官损害出现早、血压的应激反应增强和存在胰岛素抵抗现象等自身的临床特点。目前对人群盐敏感性的诊断缺乏统一、规范的测量方法和判断标准，应用最多的是急性盐负荷试验和慢性盐负荷试验，如果受试者盐负荷末期平均动脉压较试验前升高≥5mmHg，或者低钠饮食后平均动脉压下降≥10mmHg即判定为盐敏感者。

目前对于盐敏感性高血压的治疗主要包括非药物治疗措施和药物治疗。在非药物治疗措施中，长期甚至是终生限盐是防治盐敏感性高血压最重要和有效的措施。限盐的主要措施包括减少如味精、酱油等盐及含钠高的调味品；避免或减少如咸菜、腊肉、腌制品等含钠盐较高的加工食品，增加食用新鲜蔬菜；在烹调时尽量使用定量盐勺。鉴于钾离子和钠离子之间的相互作用，补充钾离子的摄入对防治盐敏感性高血压也是有效的。调查显示，我国陕西农民每日摄取钾约35mmol，而钠的摄入量约为220mmol，两者的比值仅0.14，严重的高钠低钾，远低于《中国居民膳食指南（2022）》中推荐的每日钾钠比1.0的标准。药物治疗中，对于盐敏感性高血压患者的降压用药以利尿剂和钙拮抗剂为最佳选择。

（4）影响动脉血压的因素 一般来说只要能够影响动脉血压形成的因素都可以影响动脉血压，并且动脉血压的变化是多种因素综合作用的结果。为了方便讨论和理解，在下面的分析中都是限定其他因素不变的基础上，某一因素的变化对血压的影响。

①每搏输出量：每搏输出量增多，说明心脏射入动脉的血液量增多，动脉管壁的弹性形变增加，所承受的压强增高，即收缩压明显升高。动脉血压升高，血流速度加快，在心室舒张期时流向外周的血液量增多，因此在舒张期末留存在主动脉和大动脉中的血液量的增加并不多，因此舒张压的升高幅度小于收缩压。收缩压和舒张压都增加，但是舒张压增加的幅度小，所以二者的差值即脉压增大。反之，如果每搏输出量减小，收缩压和舒张压都会发生降低，但是收缩压降低的幅度大，所以脉压减小。综上，收缩压的高低主要反映每搏输出量的多少。

②心率：心率的快慢主要影响心动周期中心室舒张期的时间。心率加快时，心室舒张时间明显缩短，因此在心室舒张期从大动脉流向外周的血流量减少，存留在主动脉和大动脉内的血液量增多，导致舒张压升高明显。由于舒张期末残留在主动脉和大动脉的血液量增多，

致使下一次心脏射血后主动脉和大动脉内的血液的量增加，收缩压升高，但升高的血压会引起血液流速增加，即在心脏收缩期内有更多的血液流向外周，使得收缩压的升高程度较小。即心率在一定范围内加快，收缩压和舒张压都升高，但舒张压升高幅度大，脉压减小。反之，当心率减慢时，收缩压和舒张压都会降低，但舒张压降低幅度大，脉压增大。综上所述，心率的快慢主要影响舒张压的高低。需要注意的是，当心率过快时（>180 次/min），由于心室的充盈量严重减少，会导致每搏输出量和心输出量的显著降低，收缩压和舒张压均降低，其中收缩压降低的幅度更大。

③外周阻力：外周阻力增加可使心脏舒张期内流向外周的血液速度减慢，心室舒张末期残留在主动脉和大动脉内的血量增多，舒张压明显升高。收缩期动脉内的血量也相应增多，收缩压升高使血流速度加快，导致在收缩期血量的增加不如舒张期增加得多，因此收缩压升高的幅度不如舒张压，脉压减小。反之，当外周阻力减小时，收缩压和舒张压都降低，但是舒张压降低的幅度大，脉压增大。综上所述，舒张压的高低主要反映外周阻力的大小。

④主动脉和大动脉的弹性储器作用：弹性储器作用主要用于缓冲心动周期中的动脉血压的波动。当主动脉和大动脉的弹性储器作用由于各种原因引起的动脉管壁硬化（如年龄增大、动脉粥样硬化）而减弱时，对血压的缓冲作用减弱，即心动周期内的血压波动幅度加大，收缩压升高而舒张压降低，脉压显著增大。

⑤循环血量与血管系统容量的比例：生理情况下，循环血量与血管系统容量需要相互匹配，从而保证体循环平均充盈压的相对稳定。当循环血量下降（如大出血）而血管系统容量变化不大时，体循环平均充盈压降低，动脉血压也发生下降；当循环血量不变而血管系统容量增加时（如静脉扩张），也将导致动脉血压下降。

2. 静脉血压及影响因素

静脉不仅是血液回流入心脏的通道，同时作为容量血管，起着循环系统血液储存库的作用。静脉通过其舒缩活动可有效对回心血量和心输出量进行调节，从而使循环系统的功能适应机体在不同情况下的需求。

（1）静脉血压　静脉血压分为中心静脉压和周围静脉压，通常将右心房和胸腔内大静脉的血压称为中心静脉压（central venous pressure），而将各器官静脉的血压称为周围静脉压（peripheral venous pressure）。中心静脉压的正常波动范围是 $4 \sim 10 cmH_2O$，其高低取决于心脏每搏输出量和回心血量的相对关系，是临床上判断心功能状态、监测补液速度和补液量的重要指标。当心功能不全时，每搏输出量减少，右心房和腔静脉淤血，中心静脉压升高；如因输血、输液过多或过快引起静脉回心血量增多或回流速度过快，也可引起中心静脉压升高。

（2）影响静脉回心血量的因素　静脉回心血量在单位时间内与心输出量相等，凡能影响周围静脉压、中心静脉压和静脉阻力的因素均可影响静脉回心血量。

①体循环平均充盈压：循环系统内血液充盈程度越高，静脉回心血量越多；反之如大出血引起体循环平均充盈压下降时，静脉回心血量也发生减少。

②心肌收缩力：心肌收缩力增强时，搏出量增加，心室内的剩余血量减少，心室舒张期室内压降低，对心房和大静脉内血液的抽吸力量增强，导致回心血量增加。

③体位变化：当体位由平卧转为直立时，由于受到重力因素的影响，心脏以下的静脉充盈扩张，容纳更多的血液，导致回心血量减少，搏出量降低。

④骨骼肌收缩：骨骼肌的收缩可对肌肉间和肌肉内的静脉产生挤压，加之静脉瓣的作用，保证血液只能向心脏方向回流，也称为"静脉泵"或"肌肉泵"。但是如果肌肉持续紧张性收缩而非节律性舒缩（如久站不动），静脉回心血量将减少。

⑤呼吸运动：吸气时，胸膜腔负压加大，使胸腔内的大静脉和右心房发生扩张，导致中心静脉压降低，回心血量增多。

四、微循环与物质交换

微循环是指微动脉和微静脉之间的血液循环，是血液与组织发生物质交换的场所，对维持细胞的新陈代谢和内环境的稳态起着重要的作用。

1. 微循环的组成

如图 4-11 所示，典型的微循环包括微动脉、后微动脉、毛细血管前括约肌、真毛细血管、通血毛细血管、动-静脉吻合支血管和微静脉等。微动脉作为微循环的起点，通过其管壁平滑肌层的舒缩活动调节微循环的血流量。微动脉分支为管径更细且只有一层平滑肌细胞的后微动脉，后者再供血给一根至数根真毛细血管。毛细血管前括约肌位于真毛细血管的起始端，其舒缩状态决定进入真毛细血管的血流量。真毛细血管的管壁厚度约为 $0.5\mu m$，仅由单层内皮细胞构成，外面包被一薄层基膜，且内皮细胞间的相互连接处有微细裂隙，因此通透性较大。真毛细血管的数量多，是物质交换的主要场所。通血毛细血管作为后微动脉的直接延伸，汇入微静脉。动-静脉吻合支血管是连接微动脉和微静脉之间的吻合血管，其管壁结构与微动脉相似。微静脉作为微循环的后阻力血管，通过其平滑肌的舒缩活动影响毛细血管血压，进而影响体液交换和静脉回心血量。

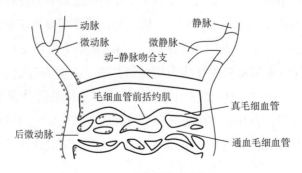

图 4-11　微循环的组成模式图

2. 微循环的血流通路

（1）迂回通路：血液经微动脉、后微动脉、毛细血管前括约肌、真毛细血管网汇入微静脉的微循环通路，是微循环血流最为重要的功能通路。该通路面积大、管壁薄、通透性好且血流缓慢，是血液和组织液进行物质交换的主要场所，故又称营养通路。同一器官、组织中不同部位的真毛细血管是在毛细血管前括约肌的调控下轮流开闭的，安静状态下约20%的毛细血管网开放。

（2）直捷通路：血液流经微动脉、后微动脉和通血毛细血管进入微静脉的通路。该通路多见于骨骼肌中，血流迅速，路程直而短，并经常处于开放状态，有利于血液的迅速回流。

（3）动-静脉短路：血液从微动脉直接经动-静脉吻合支血管直接进入微静脉的通路。该通路阻力小、流速快、无物质交换功能，主要参与体温调节。当环境温度升高时，动-静脉吻合支开放，使皮肤血流量增加，有利于机体的散热。

3. 微循环的调节

微循环的血流主要受到微动脉和毛细血管前括约肌这两个"开关"的控制，前者决定了进入微循环的血流量，后者决定了进入真毛细血管的血流量。微循环受到神经和体液因素的调节。神经调节方面，微动脉和微静脉受交感缩血管神经的支配。体液调节方面，去甲肾上腺素、肾上腺素、血管紧张素 II 等可使微动脉、毛细血管前括约肌收缩，从而减少微循环的血流量；组胺、缓激肽和局部代谢产物（如乳酸、CO_2 和腺苷等）可使微动脉、毛细血管前括约肌舒张，从而增加微循环的血流量，满足组织代谢的需求。

五、组织液和淋巴的生成与回流

1. 组织液的生成与回流及其影响因素

组织液作为细胞赖以生存的内环境，是血浆经毛细血管滤过至组织间隙形成的用以进行细胞、组织和血液之间进行物质交换的媒介。大部分的组织液呈胶冻状，不能自由流动，但凝胶中的水及溶解于水的溶质分子仍可与血液和细胞内液进行物质交换。鉴于毛细血管的选择性通透，组织液中的离子成分与血浆相同，但是蛋白浓度明显低于血浆。

（1）组织液的生成与回流   如图 4-12 所示，组织液是生成还是回流取决于促使液体出（滤过）和进（重吸收）毛细血管的作用力的差值，该差值即为有效滤过压，如差值>0 即组织液生成，而差值<0 则组织液回流。毛细血管血压和组织液胶体渗透压是促进液体从毛细血管内向外滤过的力量；血浆胶体渗透压和组织静水压则是促使液体从毛细血管外重吸收进血管内的力量。因此，有效滤过压=（毛细血管血压+组织液胶体渗透压）-（血浆胶体渗透压+组织液静水压）。

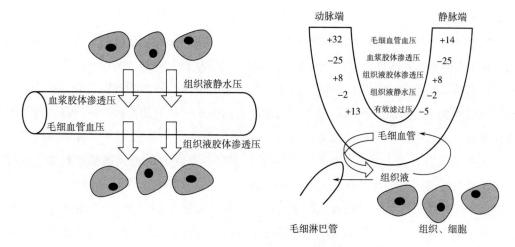

图 4-12　组织液的生成示意图

根据公式可以计算出动脉端的有效滤过压为 +13mmHg，静脉端的有效滤过压为 -5mmHg，因此组织液在毛细血管的动脉端不断产生，一部分在静脉端又重吸收进毛细血管，而另一部分则是通过淋巴管回流进入血液循环。正常情况下组织液的量处于动态平衡状态，流经毛细血管的血浆有 0.5%~2% 在动脉端滤过形成组织液，约 90% 的组织液在毛细血管静脉端重吸收回血液，10% 进入毛细淋巴管形成淋巴液。

（2）影响组织液生成的因素　组织液的总量一般维持相对恒定，当组织液生成过多或重吸收减少就会导致过多的液体潴留在组织间隙形成水肿。

①有效滤过压：各种因素引起构成有效滤过压的四种作用力发生改变均可以影响组织液的生成和回流。心衰引起静脉压升高导致组织液在静脉端重吸收受阻从而发生水肿，右心衰通常引起全身性水肿，而左心衰则引起肺水肿。当营养不良或肝硬化等疾病时，血浆清蛋白浓度减小，血浆胶体渗透压降低而容易发生水肿。

②毛细血管壁的通透性：毛细血管壁在正常情况下对蛋白几乎不通透，从而维持正常的有效胶体渗透压。当感染、烧伤、过敏等因素导致毛细血管壁的通透性异常升高时，血浆蛋白从毛细血管进入组织间隙，血浆胶体渗透压降低而组织胶体渗透压升高，导致组织液生成增多，发生水肿。

③淋巴回流：10% 的组织液需经淋巴回流进入血液循环，当淋巴管各种原因发生阻塞时（如丝虫病），淋巴回流受阻，组织间隙中就会潴留很多含蛋白质的淋巴液形成淋巴水肿。

2. 淋巴的生成和回流及其影响因素

淋巴系统（lymphatic system）作为组织液回流的重要辅助系统，由淋巴管、淋巴结、脾和胸腺等组成。毛细淋巴管以稍膨大的末端起始于组织间隙，由于其通透性高于毛细血管，分子质量较大的蛋白质分解产物及脂肪可直接进入管内。组织液进入毛细淋巴管就成为淋巴，因此成分与该处的组织液非常接近，其吸收的动力来源于组织液与毛细淋巴管内的淋巴之间的压力差。集合淋巴管由毛细淋巴管汇合而成，其管壁中具有可收缩的平滑肌和防止淋巴倒流的瓣膜。在由平滑肌和瓣膜构成的"淋巴管泵"的作用下，淋巴管收集全身的淋巴并经右淋巴管和胸导管汇入静脉。人体每天大约生成 2~4L 淋巴，安静状态下每小时约 120mL 进入血液循环。

淋巴来源于组织液，其生成速度取决于组织液与毛细淋巴管内的淋巴之间的压力差，因此凡是可以增加组织液压力的因素都可以增加淋巴的生成，如毛细血管血压升高、毛细血管通透性升高、血浆胶体渗透压降低等。影响淋巴回流的因素一方面与淋巴管中构成"淋巴管泵"的结构因素有关，另一方面淋巴管周围组织对淋巴管的压迫，如肌肉收缩、相邻动脉的搏动以及外部压迫等都可以促进淋巴的回流。

淋巴回流的生理意义在于回收组织液中的蛋白质、运输脂肪（80%~90%肠道吸收的脂肪经由淋巴循环输送入血）及其他营养物质，同时调节血浆和组织液量的平衡和参与免疫（淋巴结内大量的巨噬细胞吞噬进入组织间隙的红细胞、异物和细菌等，同时淋巴结能释放淋巴细胞和单核细胞参与集体的防御和免疫）。

第四节　心血管活动的调节

为了能使心血管活动适应内外环境变化时的代谢需求，机体主要通过神经调节、体液调节和自身调节的方式对心脏（如心率、每搏输出量等）和血管活动（如血压、组织器官血流量等）进行调节。

一、心血管活动的神经调节

心血管活动主要受到自主神经系统的紧张性活动控制，其中心脏受到交感和迷走神经的双重支配，而血管主要受到交感神经活动的控制。心血管反射是神经系统对心血管活动调控的主要方式。

1. 心脏和血管的神经支配

（1）心脏的神经支配

①心交感神经：心交感节前纤维起源于胸段脊髓 1~5 节段的中间外侧柱，在星状神经节和颈交感神经节内换元，其节后纤维支配心脏的各个部分，包括窦房结、房室交界、房室束、心房肌和心室肌，并通过其节后末梢释放去甲肾上腺素作用于心肌细胞膜上的 β_1 肾上腺素能受体（简称 β_1 受体），发挥其增强心肌收缩力、加快心率和传导速度的生物学作用（即正性变力、变时和变传导作用）。心交感神经兴奋引起心脏活动增强与 Ca^{2+} 有着密切关系。交感兴奋通过去甲肾上腺素激活心肌细胞膜上的 β_1 受体，可引起心肌细胞膜上 L 型

Ca^{2+} 通道发生磷酸化而激活。对心室肌细胞而言，胞外 Ca^{2+} 内流增多最终引起胞内 Ca^{2+} 浓度升高，可引起其收缩力增强，产生正性变力的效果；对窦房结细胞而言，Ca^{2+} 通道的磷酸化可引起其 4 期自动去极化期的 Ca^{2+} 内流增加，导致去极化速度加快，到达阈电位的时间变短，自律性增强，心率变快，即正性变时作用；同时由于慢反应细胞 0 期的去极化也是由 Ca^{2+} 内流所介导，因此 Ca^{2+} 内流的增加导致 0 期去极化速度和幅度增加，传导速度加快，即正性变传导作用。鉴于 β_1 受体是介导交感兴奋效应的关键受体，阻断 β_1 受体可以消除心交感神经对心脏的增强作用，因此 β_1 受体阻断剂是治疗高血压、心力衰竭的常用药物之一。

②心迷走神经：心迷走神经的节前神经元的胞体起源于延髓的迷走神经疑核和背核，其节前纤维走行于迷走神经干内至心内神经节换元，节后纤维主要支配窦房结、心房肌、房室交界、房室束，对心室肌的支配相对较少，通过其纤维末梢释放乙酰胆碱（acetylcholine，ACh）作用于心肌细胞膜上的 M 型胆碱能受体（简称 M 受体），产生减弱心肌收缩（由于迷走神经纤维对心房肌的支配密度远高于对心室肌的支配，故迷走兴奋引起的心房肌收缩减弱的效应也远较心室肌明显）、减慢心率和房室传导速度的效应（即负性变力、变时和变传导作用）。心迷走神经兴奋产生的心脏抑制效应与 Ca^{2+} 和 K^+ 都有着密切关系。心迷走神经兴奋通过 ACh 激活 M 受体，可抑制心肌 L 型 Ca^{2+} 通道，引起 Ca^{2+} 内流减少，同时增强外向 K^+ 流。对心室肌细胞而言，一方面 Ca^{2+} 通道被抑制引起 Ca^{2+} 内流减少，另一方面 K^+ 流增强引起心室肌细胞动作电位平台期时间缩短也可引起 Ca^{2+} 内流减少，最终都导致胞内 Ca^{2+} 浓度降低，心肌收缩力减弱，即负性变力作用；对窦房结细胞而言，4 期自动去极化期的 Ca^{2+} 内流减少和 K^+ 流增强所致 3 期末最大复极电位（绝对值）增加，都将引起自动去极化期的时间延长，自律性降低，心率减慢，即负性变时；Ca^{2+} 内流减弱导致慢反应细胞 0 期去极化速度和幅度减弱，传导速度减慢，即负性变传导作用。

（2）血管的神经支配　支配血管平滑肌的神经称为血管运动神经，包括缩血管神经和舒血管神经，大部分血管平滑肌仅接受交感缩血管神经纤维的支配。毛细血管前括约肌主要是通过局部代谢产物调节其舒缩活动。

①交感缩血管神经：交感缩血管神经的节前纤维起源于胸 1~腰 3 段的脊髓灰质侧角的神经元，在椎旁神经节和椎前神经节内换元，节后纤维末梢通过释放去甲肾上腺素作用于所支配的血管。血管平滑肌细胞主要有 α 和 β_2 两类肾上腺素能受体，前者激活可引起血管的收缩，而后者激活则引起血管舒张。去甲肾上腺素与 α 受体的结合能力远强于其与 β_2 受体的结合能力，且血管平滑肌细胞以 α 受体的分布为主，因此当交感缩血管神经兴奋，其末梢释放去甲肾上腺素引起血管收缩的效应。

交感缩血管纤维在安静状态下可以持续发放低频（1~3Hz）冲动，称为交感缩血管紧张，从而使血管平滑肌保持一定的收缩状态。而当其冲动频率增强时，交感缩血管紧张性增加，血管收缩；反之当交感缩血管紧张性减弱时则血管舒张。交感缩血管纤维几乎支配体内所有的血管，从器官分布密度的角度看，皮肤血管最高而冠状血管和脑血管最低；从血管类型的角度看，微动脉中的密度最高而毛细血管前括约肌的密度最低（毛细血管不受神经纤维的支配）。交感缩血管神经兴奋时，小动脉收缩，外周阻力增大，血压升高；反之则小动脉舒张，外周阻力降低，血压下降。

②交感舒血管神经：交感舒血管纤维仅限分布于骨骼肌的血管，其末梢释放 ACh 作用于血管平滑肌的 M 受体，引起血管舒张，骨骼肌血流量增加以适应骨骼肌运动时的代谢需求。与交感缩血管神经的紧张性活动不同，交感舒血管神经在平时无紧张性活动，主要在防御反应和情绪激动时发放冲动，从而舒张骨骼肌血管。

③副交感舒血管神经：少数器官如脑膜、唾液腺、胃肠外分泌腺和外生殖器的血管平滑肌受到交感缩血管神经和副交感舒血管神经的双重支配。副交感舒血管神经的节后纤维末梢通过释放 ACh，与上述部位血管平滑肌的 M 受体结合引起血管舒张和局部血流量增加，基本不影响循环系统的总外周阻力。

2. 心血管中枢

心血管中枢指的是中枢神经系统内参与调节心血管活动的神经元集中的部位，属于功能性的概念，它分布在从脊髓到大脑皮层的各个水平，其中最重要的部位在延髓。脊髓作为中枢调控心血管活动的最后传出通路，主要受到高位心血管中枢活动的控制，其胸腰段的中间外侧柱有支配心脏和血管的交感节前神经元。

（1）延髓　横断脑干的动物实验表明，在延髓的上方切断脑干而保持延髓以下完整，动物的血压不会发生明显变化；如果在延髓和脊髓之间的部位切断时，动物的血压可迅速下降至 40mmHg 左右。这说明延髓是调节心血管活动的基本中枢。延髓心血管中枢主要包括以下区域：

①缩血管区：即延髓头端腹外侧区，是产生和维持心交感和交感缩血管神经紧张性活动的重要部位。其内神经元可接收来自延髓孤束核、延髓尾端腹外侧区和下丘脑室旁核等心血管中枢核团的信息传入，也可接受来自外周心血管活动的传入信息，整合后通过轴突下行传递至脊髓中间外侧柱的交感节前神经元。头端延髓腹外侧区的神经元兴奋可引起交感输出增强和血压升高。

②舒血管区：即延髓尾端腹外侧区，其内神经元通过抑制性投射至缩血管区，从而抑制延髓尾端腹外侧区神经元的活动，可引起交感输出减弱和血压降低。

③心抑制区：位于延髓的疑核和背核，是心迷走神经节前神经元胞体的所在部位，接受来自孤束核的纤维投射，孤束核的兴奋可引起心迷走神经的兴奋。

④传入神经接替站：即延髓孤束核，是压力感受器、化学感受器和心肺容量感受器等传入纤维的中枢接替，通过对心血管活动的传入信息进行整合再发出纤维调控其他心血管中枢，如延髓尾端腹外侧区、背核和疑核等部位的神经元活动。孤束核的神经元兴奋可引起交感输出减弱和迷走神经活动增强。

（2）延髓以上的心血管中枢　延髓以上的心血管中枢，包括下丘脑、大脑等，在心血管活动的调控作用较延髓更加高级，更多体现在心血管活动和机体其他功能之间的复杂整合方面。例如电刺激下丘脑引起动物防御反应的同时，也会出现如心率加快、心输出量增加和骨骼肌血管舒张等心血管活动的变化。

3. 心血管活动的反射性调节

神经调节主要通过反射的形式来实现，神经系统对心血管活动的调节就是通过各种心血管反射来实现的，从而让心血管活动迅速适应机体所处的内外环境的变化。

（1）颈动脉窦和主动脉弓的压力感受性反射　动脉血压的升高可反射性地引起心率减慢、心输出量减少、外周阻力减小和血压降低，称为压力感受性反射（baroreceptor reflex）。

①反射弧的组成：压力感受性反射的感受器又称为动脉压力感受器，如图4-13所示，位于颈动脉窦和主动脉弓处的血管壁内，其本质就是位于这些血管外膜下的感觉神经末梢，感受血管壁受到的牵张刺激，并不直接感受血压的变化。由于血压的变化可以引起血管壁牵张程度的改变，因此虽然压力感受器只能感受血管壁的牵张刺激，但是可以间接反映出动脉血压的情况。当动脉血压升高引起动脉管壁受到的牵张刺激增强，可引起压力感受器的传入冲动增多，并且在一定范围内，传入频率与血管壁的扩张程度成正比。在一个心动周期中，动脉血压也呈现周期性的变化，因此压力感受器的传入频率也会发生相应的改变。

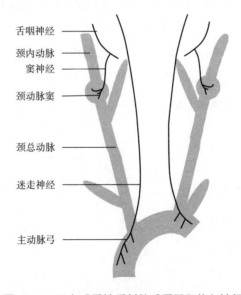

图4-13　压力感受性反射的感受器和传入神经

压力感受性反射的传入神经根据感受器的位置不同而异：颈动脉窦压力感受器的传入神经纤维组成窦神经，汇入舌咽神经后进入延髓；主动脉弓压力感受器的传入神经纤维加入到迷走神经干内传入延髓。与人不同的是，家兔的主动脉弓压力感受器传入纤维自成一束，与迷走神经伴行，称为主动脉神经或降压神经（对其进行电刺激可引起降压效应）。

压力感受性反射的传入冲动到达心血管中枢的第一站是延髓的孤束核,后者又发出纤维投射到延髓的其他部位和其他心血管中枢。如前所述,孤束核的兴奋可引起交感输出的减弱和迷走神经活动的增强,因此,当动脉血压升高时,压力感受器的放电频率增加,通过传入神经可引起孤束核神经元兴奋,进而抑制交感活动和增强迷走活动。

压力感受性反射的传出神经是心交感神经、心迷走神经和交感缩血管神经,效应器为心脏和血管(具体效应器的神经支配情况见前文)。

②压力感受性反射的效应:动脉血压升高,可引起颈动脉窦和主动脉弓处血管壁牵张程度变大,感受器传入冲动增多,经延髓心血管中枢整合后引起心迷走神经活动增强、心交感神经和交感缩血管神经活动抑制,产生心率减慢、心输出量减少、外周阻力减小的心血管变化,从而导致血压发生反射性降低。相反,当动脉血压降低时,血管壁牵张程度降低,压力感受器传入冲动减少,可反射性地引起心率加快、心输出量增多、外周阻力增大的心血管变化,最终引起血压升高。

③压力感受性反射的特点和生理意义:压力感受性反射的特点是动脉血压在一定范围内发生变化时,压力感受器的冲动发放的频率与血压之间呈现"S"形,如图4-14所示。如前所述,当动脉血压升高时,血管壁的牵张程度增加,由于压力感受器感受的是血管壁的牵张刺激程度,所以其传入冲动的频率也增加。血压与放电频率的关系曲线上每一点的斜率代表了不同血压情况下压力感受性反射的敏感性。当血压低于50mmHg时,压力感受器基本不发放冲动;当血压在50~180mmHg变化时,随着血压的升高,压力感受器的放电频率增加;当血压大于180mmHg时,压力感受器发放冲动的频率不再随着血压的升高而增加。因此,当血压低于50mmHg或大于180mmHg时,动脉压力感受性反射的敏感性几乎为零;当动脉血压在100mmHg左右时,动脉压力感受性反射的敏感性最高。

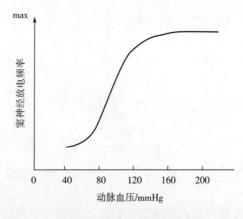

图4-14   颈动脉血压变化与窦神经放电的关系

压力感受性反射作为一种负反馈调节,能够对血压的波动进行快速的双向调节,即血压升高时反射性地使血压回落,血压下降时反射性地升高血压,由此可见压力感受性反射的生理意义在于通过对血压的快速调节来维持动脉血压的相对稳定。需要注意的是，动脉压力感受器一方面不易发生适应现象，另一方面只对快速的血压变化敏感，而对缓慢的血压变化则不敏感。

（2）颈动脉体和主动脉体的化学感受性反射 当动脉血中 O_2 分压降低、CO_2 分压和 H^+ 浓度升高时，可以引起颈动脉体和主动脉体化学感受器发放冲动的增加，经窦神经和迷走神经上行至延髓孤束核，进而激活延髓的呼吸运动神经元和心血管活动神经元，在引起呼吸加深加快的同时出现心率加快、心输出量增加、外周阻力增加和血压升高等心血管活动的变化。

正常情况下，化学感受性反射对呼吸运动具有经常性的调节作用，而对心血管活动的调节作用并不明显。只有在动脉血压过低、缺氧、酸中毒等情况下，化学感受性反射通过兴奋交感缩血管中枢，在增加外周阻力、升高血压的同时引起循环血流的重分布，保证心、脑等重要器官在危急状况下的优先供血。

（3）心肺容量感受性反射 位于心房、心室和肺循环大血管壁的感受器主要感受机械牵张的刺激，在循环血量和细胞外液量的反射性调节中发挥重要作用。当血容量增加引起心房壁受到的牵张刺激增强时，感受器的传入冲动频率增加，经迷走神经传到中枢后反射性地抑制交感输出和增强迷走神经活动，引起心率减慢、心输出量减少、外周阻力降低和血压下降，同时还可作用于体液因素，降低血浆抗利尿激素（即血管升压素）和醛固酮水平，从而减少肾脏远曲小管和集合管对水和钠的重吸收，肾脏排水和排钠增加，最终起到降低循环血量和细胞外液量的调节效果。

二、体液调节

心血管活动的体液调节是指体内的生物活性物质通过血液循环或组织液扩散作用于心脏和血管平滑肌，从而对心血管系统的活动进行调节。

1. 肾上腺素和去甲肾上腺素

从化学结构的角度看，去甲肾上腺素（norepinephrine，NE）和肾上腺素（epinephrine，E）都属于儿茶酚胺类物质。循环血液中的肾上腺素完全来自于肾上腺髓质，约占肾上腺髓质释放儿茶酚胺类激素的80%，而去甲肾上腺素除了来自于肾上腺髓质外还有部分来自于交感神经节后纤维释放入血的。

循环血液中的肾上腺素和去甲肾上腺素对心脏和血管的作用具有一定的相似之处，但是鉴于其对不同的肾上腺素能受体亚型的亲和力不同，其对心脏和血管的作用具有其各自的特点。肾上腺素对 α 受体和 β 受体的结合能力都很强，因此其与心脏的 β_1 受体结合后可以引起正性变力、变时、变传导的兴奋效应；血管平滑肌上分布有 α 受体（皮肤、肾、胃肠道等）和 β_2 受体（骨骼肌和肝脏），前者主要介导肾上腺素的缩血管效应，而后者则主要介导肾上腺素的舒血管效应。鉴于肾上腺素在增加心输出量的同时发生器官血流的重分配（α受体为主的血管床收缩，β_2 受体为主的血管床舒张），临床上通常将其用作强心药。去甲肾上腺素与α受体结合能力远强于其与β受体的结合能力，因此其主要作用于α受体分布占优的血管，引起血管的收缩，导致外周阻力增加，血压升高。需要注意的是，虽然去甲肾上腺素升高血压的效应非常明显，但是血压升高又反射性地抑制心脏的活动，并且心脏受到的反射性抑制效应大于去甲肾上腺素对心脏的直接兴奋作用，所以最终的结果是心率减慢，临床上去甲肾上腺素通常被用作升压药。

2. 肾素-血管紧张素系统

肾素-血管紧张素系统（renin-angiotensin system，RAS）广泛分布于全身各处组织，在正常生理情况下对心血管系统的发育、功能稳态和体液平衡起着重要的调节作用，其功能紊乱也参与了如高血压、心衰等心血管疾病的产生和发展。

肾素（renin）作为 RAS 链式反应的启动因子，是由肾脏近球合成和分泌的酸性蛋白酶，当肾血浆流量减少或血浆 Na^+ 浓度降低时分泌增多。肾素经肾静脉入血，以主要由肝脏合成和分泌的血管紧张素原（angiotensinogen）为底物，水解为十肽的血管紧张素Ⅰ（angiotensin Ⅰ，Ang Ⅰ）。Ang Ⅰ在内皮细胞特别是肺血管内皮细胞产生的血管紧张素转换酶（angiotensin converting enzyme，ACE）的作用下水解为八肽的血管紧张素Ⅱ（angiotensin Ⅱ，Ang Ⅱ）。需要注意的是 Ang Ⅰ和 Ang Ⅱ在不同的水解酶的作用下可生成不同肽链片段的血管紧张素，最终都被降解为无活性的小肽片段。

Ang Ⅱ作为血管紧张素家族中目前已知的生物活性最强的物质，主要通过与其特异性的血管紧张素受体（angiotensin receptor，AT receptor）结合发挥生物学作用。目前已知的 AT 受体有四种亚型，即 $AT_1 \sim AT_4$，其中广泛分布于脑、心脏、血管和肾脏等处的 AT_1 受体在介导 Ang Ⅱ的生理作用中起着最为重要的作用：①Ang Ⅱ作用血管的 AT_1 受体可引起血管的收缩，尤其是微动脉的强烈收缩，外周阻力增大，血压升高；使静脉收缩，增加回心血量。②Ang Ⅱ作用于交感神经末梢突触前膜的 AT_1 受体，促进其释放去甲肾上腺素增多。③通过影响中枢神经系统神经元的活动，降低中枢对压力感受性反射的敏感性，增强交感缩血管中枢的紧张性输出，还可促进中枢其他激素如血管升压素、催产素和促肾上腺皮质激素释放激素的分泌增加，最终引起外周阻力增大，血压升高。④Ang Ⅱ刺激肾上腺皮质球状带合成和分泌醛固酮增多，后者促进肾小管对 Na^+ 和水的重吸收，增加细胞外液量和循环血量。⑤心脏和血管局部的 Ang Ⅱ还可促进心肌肥厚和血管平滑肌细胞增殖，从而参与心脏重构和血管的重塑。鉴于 RAS 在心血管生理和病理生理中的重要作用，AT_1 受体的阻断剂和 ACE 抑制剂在临床被用作是治疗高血压、心衰、心肌肥厚等心血管疾病的一线用药。

3. 血管升压素

血管升压素（vasopressin，VP），又称抗利尿激素（antidiuretic hormone，ADH），是由

下丘脑室上核和室旁核大细胞神经元合成的肽类激素，合成后经顺行轴浆运输沿下丘脑-垂体束进入神经垂体储存，神经元兴奋时从轴突末梢释放入血，其过程属于典型的神经内分泌。

血管升压素作用的受体有 V_1 和 V_2 两种亚型，前者分布于血管平滑肌，VP 作用后可引起平滑肌的强烈收缩，血压升高，VP 也是目前已知的最强的缩血管因子之一；后者分布于肾脏的远曲小管和集合管的上皮细胞，VP 作用后可促进水的重吸收，起到抗利尿的作用。需要注意的是，在生理情况下，血浆中 VP 浓度升高时，首先引起抗利尿效应，只有当其浓度显著升高时才能引起血压升高的效应。

4. 血管内皮生成的活性因子

血管内皮是衬于血管腔内表面的单层扁平上皮，除了发挥血液与血管壁和组织之间物理屏障的作用外，还能合成和释放多种血管活性物质，调节局部血管的舒缩活动。内皮生成的血管活性物质根据其触发的效应分为舒血管物质和缩血管物质。舒血管物质主要包括一氧化氮（nitric oxide，NO）、前列环素、内皮超极化因子等，其中 NO 是最重要的内皮舒张因子，主要由 L-精氨酸在一氧化氮合成酶的催化下生成，具有高度的脂溶性，可扩散至血管平滑肌细胞并介导胞内 Ca^{2+} 浓度的降低发挥血管的舒张作用。缩血管物质主要包括内皮素、血栓素 A_2 等，其中内皮素对体内各脏器的血管几乎都有较为强烈持久的收缩作用，还可刺激血管平滑肌和心肌细胞发生增殖和肥大。

5. 心房钠尿肽

钠尿肽（natriuretic peptide，NP）主要包括心房钠尿肽（atrial natriuretic peptide，ANP）、脑钠尿肽（brain natriuretic peptide，BNP）和 C 型钠尿肽（C-type natriuretic peptide，CNP），主要参与水盐平衡、血压稳定等心血管活动稳态的维持。BNP 的水平和心力衰竭程度呈正相关，是反映心脏功能的重要标志物。

ANP 主要由心房肌细胞分泌，其主要的生理功能包括：①在增加肾小球滤过率的同时抑制近端小管和集合管对钠的重吸收，引起肾脏排钠和排水增多。②通过减少搏出量和减慢心率减少心输出量，还可以舒张血管，减小外周阻力，从而降低血压。③抑制血管内皮细胞、平滑肌细胞和心肌成纤维细胞的增殖。

三、自身调节

心脏泵血功能的自身调节和组织器官血流量的自身调节构成了心血管活动的自身调节，前者在第二节中已经详细阐述过，这里重点介绍组织器官血流量的自身调节机制。

1. 代谢性自身调节机制

局部组织的代谢产物如 CO_2、腺苷、乳酸和 H^+ 等会因组织的代谢活动增强而增多，同

时局部组织的 O_2 分压会降低，从而引起该处的微动脉和毛细血管前括约肌舒张，血流量增多，加速清除代谢产物和改善缺氧，称为代谢性的自身调节。这种代谢性自身调节在骨骼肌、胃肠、肝脏等功能活动变化较大的器官比较显著，即使交感缩血管神经活动也同时增强，但是上述器官的局部血管仍处于舒张状态。

2. 肌源性自身调节机制

肌源性活动指的是血管平滑肌经常保持一定的紧张性收缩，其受到牵张刺激时，紧张性收缩增强，从而导致血管阻力的增加。当供应某一器官血管的灌注压突然升高时，血管平滑肌通过肌源性的自身调节使该器官血管的阻力增加，从而保证器官的血流量不会因为灌注压的升高而增加。反之，当器官血管的灌注压突然降低时，血管平滑肌的肌源性自身调节可以使器官的血流量不会因为灌注压的降低而减少。由此可见，肌源性自身调节的生理意义在于当血压在一定程度发生变化时某些器官的血流量能够保持相对稳定。这种肌源性自身调节机制在肾脏的血流调节中尤为明显。

第五节　器官循环

支配某器官的动、静脉压力差和阻力血管舒缩状态决定了该器官的血流量。各器官在结构和功能上的差异导致其血流调节在遵循前述的一般规律外，还有其自身的特点。本节重点讨论心和肺的血液循环特征。

一、冠脉循环

1. 冠脉循环的解剖学特点

心脏自身的血液供应主要来自冠脉循环（coronary circulation）。左、右冠状动脉发自升主动脉根部，其主干和大的分支走行于心脏表面，小分支垂直于心脏表面向心肌内部穿入，并在心内膜下层分支成网，这也是冠脉分支容易在心脏收缩时受到压迫的原因。心肌内的毛细血管网分布相当丰富，毛细血管数与心肌纤维数的比值可高达 1∶1，因此心肌与毛细血管之间的物质交换非常迅速，但当心肌肥厚而毛细血管的数量与之不相匹配时容易发生供血不足。冠状动脉同一分支的近、远端之间或不同分支之间有侧支互相吻合，人冠脉的侧支吻合多见于心内膜下。正常心脏冠脉侧支在出生时就已存在，但均较细小且血流量很少，当冠脉突然阻塞时，其侧支循环很难快速建立而导致心肌梗死；反之如果冠脉缓慢阻塞，侧支循环可逐步建立并进行代偿。

2. 冠脉循环的生理特点

（1）灌注压高，血流量大　冠状动脉的解剖学特点决定了其开口处的血压等于主动脉压，加之冠脉循环途径短，因此血流阻力小，血流丰富，并且由于灌注压下降幅度很小，冠脉小血管的血压和血液灌注压仍可以保持较高水平。中等体重的人在安静状态下的冠脉血流量约为 225mL/min，占心输出量的 4%~5%，而当心肌活动增强使冠脉达最大舒张时，冠脉血流量可增加至安静状态的 5 倍左右。

（2）动-静脉氧分压差大　因富含肌红蛋白，心肌的摄氧能力很强。动脉血流经心脏后，动、静脉血氧差高达约 14mL/100mL 血液，鉴于冠状动脉血中的氧含量约 20mL/100mL，可见约 70% 的 O_2 被心脏所摄取，远高于其他的器官组织（约 25%~30%）。心肌的摄氧能力很强也导致安静状态下经冠脉循环血液中所剩余的氧含量很低，即静脉血氧储备很小，因此当机体进行剧烈运动时，机体主要通过舒张冠状动脉，增加冠脉血流量来满足此时心肌对 O_2 的需求。

（3）血流量的变化主要受心肌收缩的影响　冠脉的分支大部分深埋于心肌组织中，故心肌收缩对冠脉血流量具有重要的影响，尤其是对左心室冠脉血流量的影响，如图 4-15 所示。主动脉的血压是推动冠状动脉血流的动力，但在左心室开始收缩时，即心动周期的等容收缩期时，主动脉血压尚未升高，但心室壁由于心室的收缩张力急剧升高，强有力地压迫心肌纤维之间的冠状小血管，可使左心室的冠脉血流量明显减少甚至暂停。当动脉瓣开放进入快速射血期后，主动脉内血压升高，将血液挤进冠状动脉，冠脉血流量有所增加。但随着心室射血逐渐减少，主动脉内血压随之下降，导致冠脉血流量也随之减少。在舒张期开始后，由于心肌对冠脉的压迫被解除，冠脉血流阻力减小，冠脉血流量迅速增加并在舒张早期达到峰值，然后逐渐减少。冠脉血流量除了与心动周期中冠脉受到心肌周期性的压迫有关，还与心脏的舒张时间有关。当增加心率导致心脏舒张时间缩短时，冠脉血流量将显著减少。因此，动脉舒张压的高低和心舒期的长短是影响冠脉血流的最重要的因素。

3. 冠脉血流量的调节

冠脉血流量在生理情况下的调节主要受心肌自身的代谢水平的影响，神经和体液因素对冠脉血流量也具有一定的调节作用。

（1）心肌代谢水平的影响　有氧代谢是心肌能量的主要来源，心肌代谢增强时，耗氧量增加导致局部 O_2 分压降低，代谢产物如腺苷、H^+、CO_2、乳酸等生成增多，可以引起冠状血管舒张，冠脉血流量增加。腺苷作为心肌细胞中 ATP 的分解产物，通过激活血管平滑肌上的腺苷受体发挥强烈舒张小动脉的生物学效应。腺苷在生成后几秒钟即被破坏，因此不会引起其他器官血流量的变化。

（2）神经和体液调节　冠状动脉受到交感神经和迷走神经的双重支配。冠状动脉血管平滑肌上有 α 受体，心肌细胞上分布有 β_1 受体，因此当交感兴奋时，可以引起冠状血管的

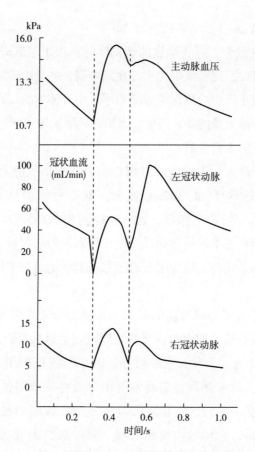

图 4-15 一个心动周期中左、右冠状动脉血流量的变化情况

收缩和心脏的活动增强。心脏的代谢增加又通过代谢产物的堆积继发引起冠脉血管的舒张，从而掩盖了交感神经对冠脉血管的直接收缩效应。同样，冠脉血管平滑肌和心肌上都分布有 M 受体，迷走神经兴奋可引起冠脉血管舒张和心脏活动减弱，而心脏的代谢降低继发引起冠脉血管的收缩。综上，从整体的角度看，神经因素对冠脉血流量的影响可以很快被心肌代谢所引起的血流变化所掩盖。

体液调节方面，肾上腺素、去甲肾上腺素和甲状腺激素都可以通过增加心肌的代谢水平使冠脉血管舒张，冠脉血流量增加。当然肾上腺素和去甲肾上腺素也可以作用冠脉血管平滑肌上的 α 和 β_2 受体引起血管的收缩或舒张，但是综合效应来看还是取决于心肌的代谢水平。NO 具有强烈的舒张冠脉的作用，引起冠脉血流量的增加；Ang II、内皮素和大剂量的 VP 等则能使冠脉血管收缩，冠脉血流量减少。

二、肺循环

肺循环（pulmonary circulation）是指血液由右心室射出，经由肺动脉、肺泡毛细血管、肺静脉返回左心房的血液循环，其主要功能是进行气体交换，将含氧量较低的静脉血转变为含氧量高的动脉血。

1. 肺循环的生理特点

（1）血流阻力小，血压低　肺循环的途径远比体循环短，肺动脉及其分支短而粗，管壁薄，顺应性大，并且肺循环的全部血管均处在胸腔的负压环境中，经常处于扩张状态，因此肺循环的血流阻力小，血压低。

（2）血容量大且血管的可扩张性大　肺部血管床容纳的血液量占循环系统总血容量的9%~12%，并且由于肺组织和肺血管的可扩张性大，其血容量的变化范围也较大。肺容量在呼吸运动中发生周期性的扩大和缩小，肺循环的血量也随之发生波动，吸气时肺内压降低，肺循环血管扩张，血容量加大，而呼气时肺内压升高，肺循环血容量减小。用力呼气时，肺部血容量可减少至200mL左右，而深吸气末则可增加至1000mL左右。

（3）毛细血管的有效滤过压较低　肺循环的毛细血管压较低，而由于肺毛细血管的高通透性所致肺组织间液的胶体渗透压较高，因此肺毛细血管的有效滤过压很低，仅约1mmHg，从而保证在肺部有较少的液体从毛细血管进入组织间隙。而当左心衰时，肺毛细血管血压随着肺静脉压的升高而升高，导致较多的液体从肺毛细血管进入组织间隙和肺泡内形成肺水肿。

2. 肺循环血流量的调节

肺循环血流量主要受到局部组织化学因素和神经、体液因素的调节和影响。肺泡气 O_2 分压通过影响肺循环血管的舒缩活动在肺血流量的调节中起重要作用。与体循环低氧往往引起血管的舒张不同，肺循环低氧会引起血管收缩，血流阻力增加，从而减少流经通气不足的肺泡的血流，使更多的血液转移至那些通气充足、肺泡气 O_2 分压较高的肺泡，减小因血液流经通气不足肺泡所致的换气效率降低的影响。当吸入的 O_2 分压过低时，肺部的微动脉会发生广泛收缩，血流阻力增大，容易导致肺动脉高压。

肺循环血管也受交感神经和迷走神经的双重支配，刺激迷走神经可引起肺血管舒张，而刺激交感神经的直接效应是引起肺血管收缩和血流阻力增大，但在整体情况下，交感兴奋可引起体循环血管收缩，从而将一部分血液挤入肺循环导致肺循环血流量增加。

体液调节方面，AngⅡ、肾上腺素、去甲肾上腺素等都可使肺循环微动脉收缩；而组胺、5-羟色胺等则能使肺循环微静脉收缩，这些局部激素在流经肺循环后即被分解失活。

📝 **思考题**

1. 试述一个心动周期中心房、心室内压力、容积、瓣膜活动和血流的变化。

2. 试述调节和影响心输出量的因素。

3. 心室肌细胞在发生一次兴奋的过程中兴奋性将发生怎样的变化？有何特点及意义？

4. 何谓期前收缩和代偿收缩？它们是怎样产生的？

5. 为什么窦房结细胞能成为正常心脏节律性活动的起搏点？

6. 兴奋在心脏内传播有何特点？这些特点对心脏泵血功能有何生理意义？

7. 试分析动脉血压形成机制及其影响因素。

8. 何谓中心静脉压？正常值是多少？有何生理意义？

9. 试述组织液生成和回流的原理及影响因素。

本章思维导图

拓展阅读素材：全球最轻！"中国心"成功植入患者体内

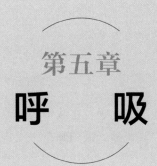

第五章
呼 吸

　　呼吸（respiration）是指机体与外界环境之间进行气体交换的过程，主要是机体从外界吸入氧气和从机体内呼出二氧化碳的过程。机体活动所需的能量和维持体温所需的热量，都来自体内营养物质的氧化。氧化过程所需要的氧气必须从外界摄取，而机体产生的二氧化碳必须及时向外界排出。由于氧气和二氧化碳都不能在体内大量贮藏，因此，氧的摄取和二氧化碳的排出必须在生命过程中不断地进行，这样才能保证体内新陈代谢的正常进行和内环境的相对恒定。一旦呼吸停止，代谢中断，生命也将终止。

　　人和高等动物的呼吸全过程包括三个相互紧密衔接并且同时进行的环节（图5-1）：

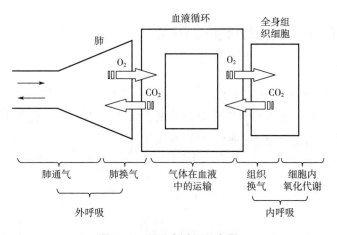

图 5-1　呼吸全过程示意图

一、外呼吸

　　外呼吸（external respiration）又称肺呼吸，包括肺泡气与外界空气之间气体交换的肺通气（pulmonary ventilation）和肺泡气与肺毛细血管之间气体交换的肺换气（gas exchange in lungs）两部分。前者是指肺泡与外界环境之间的气体交换过程，后者则为肺泡与肺毛细血管内血液之间的气体交换过程。

二、气体在血液中的运输

气体在血液中的运输指氧气和二氧化碳在血液中的运输，将从肺泡摄取的氧气运送到组织细胞，同时把组织细胞产生的二氧化碳运送到肺。

三、内呼吸

内呼吸（internal respiration）又称组织呼吸，指组织细胞与组织毛细血管之间的气体交换过程，即组织细胞代谢中产生的二氧化碳先释放入组织液，再进入毛细血管血液中，而毛细血管血液中的氧气也是先进入组织液后再被组织细胞摄取。有时也将细胞内的氧化过程包括在组织呼吸之内。

可见呼吸过程不仅依靠呼吸系统来完成，还需要血液循环系统的配合，这种协调配合以及它们与机体代谢水平的相适应，又都受到神经和体液因素的调节。

第一节　呼吸系统的结构和功能

呼吸系统（respiratory system）是人体与外界空气进行气体交换的一系列器官的总称，包括鼻、咽、喉、气管、支气管及由大量的肺泡、血管、淋巴管、神经构成的肺，以及胸膜等组织。肺在结构和功能上分为呼吸道和肺泡两部分。

一、呼吸道

呼吸道（respiratory tract）是肺呼吸时气流所经过的通道。呼吸道分为上、下两部分：鼻、咽、喉合称上呼吸道。气管、支气管和肺部器官，合称为下呼吸道，或称为气管树（图5-2）。气管树是随着动物的进化逐渐复杂化的。下呼吸道以下的呼吸性细支气管、肺泡管、肺泡囊和肺泡，合称为肺小叶，是肺换气的部位。呼吸道只是进出肺的气体通道，不具有气体交换的功能。

呼吸道以骨或软骨做支架，当气体出入时，呼吸道的管壁不会塌陷，使气流畅通。呼吸道内表面覆盖着黏膜，黏膜内分布着丰富的毛细血管。在呼吸道黏膜的上皮细胞间隙中有杯

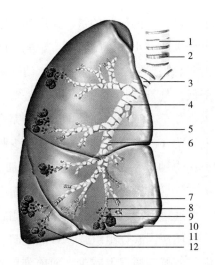

图 5-2　呼吸系统结构模式图（从气管道肺泡）

1—气管　2—软骨环　3—肺外支气管　4—肺内支气管　5—小支气管　6—软骨片

7—细支气管　8—终末细支气管　9—呼吸性细支气管　10—肺泡管　11—肺泡囊　12—肺泡

状细胞分泌黏液；黏膜下层中有黏液腺分泌黏液和浆液。呼吸道黏膜的每个上皮细胞约有200 条纤毛，经常进行规则而协同的摆动，向咽部方向摆动时坚挺有力而快速，向相反方向摆动时弯曲柔软而缓慢，这样，纤毛顶部的黏膜层连同黏着的异物颗粒，都朝着咽部推移，然后经口吐出或被咽下。呼吸道黏膜下层有丰富的传入神经末梢，能感受机械的或化学的刺激，引起喷嚏和咳嗽等反射，以高速度的气流把呼吸道的异物排出口、鼻之外。

二、肺泡

肺泡（alveolus，复数 alveoli）是由单层上皮细胞构成的半球状囊泡。肺中的支气管经多次反复分枝成无数细支气管，它们的末端膨大成囊，囊的四周有很多突出的小囊泡，即为肺泡。

肺泡的大小形状不一，平均直径 0.2mm。成人约有 7 亿多个肺泡，总面积近 $100m^2$，比人的皮肤的表面积还要大好几倍。肺泡是肺部气体交换的主要部位，也是肺的功能单位。氧气从肺泡向血液弥散，要经过呼吸膜。呼吸膜平均厚度不到 $1\mu m$，有很高的通透性，故气体交换十分迅速。

三、呼吸系统的功能

1. 呼吸功能

呼吸系统完成外呼吸的功能，即肺通气和肺换气。

通过调节气道阻力从而调节进出肺的气体的量、速度和呼吸功。各级气管平滑肌，尤其是细支气管平滑肌舒缩时，可增大或缩小气管的管径，影响气流阻力，从而发挥对肺通气量的调节作用。通常呼吸道平滑肌总是保持一定的紧张性，使呼吸道的通气能力维持一定的水平。吸气时，其紧张性略有降低，气管管径有所增大，于是空气易于吸入；呼气时，其紧张性略有升高，气管管径有所缩小，于是肺内气体的排出更为完全。呼吸道平滑肌的紧张性可在神经和体液因素的调节下发生明显的改变，从而增大或减少肺通气量。该平滑肌接受迷走神经和交感神经的双重支配。迷走神经兴奋时，可通过平滑肌上 M 型胆碱能受体，使呼吸道平滑肌收缩，于是引起各级支气管特别是细支气管的管径缩小，其中气道阻力增大，肺通气量减少。交感神经兴奋时，可通过平滑肌上 β_2 型肾上腺素能受体，使该肌舒张，气道阻力减小，使肺通气量增多。一些体液因素如组织胺、5-羟色胺、缓激肽和前列腺素 F_{2a} 都可使呼吸道平滑肌发生强烈收缩，使得肺通气量减少，而前列腺素 E_2 则可使呼吸道平滑肌发生舒张，使肺通气量增多。

肺泡是肺部气体交换的主要部位。吸入肺泡的气体进入血液后，静脉血就变为含氧丰富的动脉血，并随着血液循环输送到全身各处。肺泡周围毛细血管里血液中的二氧化碳则可以透过毛细血管壁和肺泡壁进入肺泡，通过呼气排出体外，肺泡内的表面液膜含有表面活性物质，起着降低肺泡表面液体层表面张力的作用，使细胞不易萎缩，且吸气时又较易扩张。肺组织缺氧时，会使肺表面活性物质分泌减少，进入肺泡的水肿液或纤维蛋白原可降低其表面活性物质的活力，引起肺内广泛的肺泡不张，血液流经这些萎陷肺泡的毛细血管时就不能进行气体交换。临床上新生婴儿患肺不张症，就是因为缺乏肺表面活性物质所致。相邻两肺泡间的组织为肺泡隔，内有丰富的毛细血管及弹性纤维、网状纤维。弹性纤维包绕肺泡，使肺泡具良好弹性。患慢性支气管炎或支气管哮喘时，肺泡长期处于过度膨胀状态，会使肺泡的弹性纤维失去弹性并遭破坏，形成肺气肿，影响呼吸机能。

2. 保护功能

（1）加温湿润作用　呼吸道黏膜内壁，尤其是鼻咽部有丰富的毛细血管网，并有黏液腺分泌黏液，使吸入的空气被加温和湿润。如果外界气温较低或较高，则通过呼吸道血流的作用，也可以使吸入气的温度升高或下降到体温水平。呼吸道的这种对吸入气调节功能对肺组织有重要的保护作用，可使呼吸道上皮、纤毛及腺体等不易受到损伤。

（2）过滤清洁作用　湿润的黏膜，对吸入气中的尘粒等异物有黏着作用，通过黏膜上的纤毛运动将异物推至咽喉部，继之被咳出或被吞咽，从而保证洁净的气体入肺。呼吸道黏膜上含有各种感受器，可以感受有刺激性或有害气体和异物的刺激，并引起咳嗽、喷嚏等保护性反射加以排除。更细微的异物颗粒或细菌有可能少量进入呼吸性细支气管、肺泡管甚至肺泡，但这些部位的巨噬细胞可以将其吞噬。此外，黏膜分泌物中还含有免疫球蛋白，起防止感染和维持黏膜完整性的作用。经气管插管呼吸的病人，失去了呼吸道的空气调节功能，可使呼吸道皮、纤毛及腺体等受到损伤，因此应给病人呼吸湿润的空气为宜。

3. 代谢功能

肺可对肺内的生理活性物质、脂质、蛋白、结缔组织及活性氧等物质进行代谢。某些病理情况能导致肺循环的代谢异常，可能因此导致肺部疾病的恶化，或导致全身性疾病的发生。

4. 神经内分泌功能

肺组织内存在一种具有神经内分泌功能的细胞，称为神经内分泌细胞或 K 细胞，与肠道的嗜银细胞相似，起源于该细胞的良性或恶性肿瘤临床上常表现出异常的神经内分泌功能，如皮质醇增多症、肥大性骨病、ADH 分泌过多症和成年男性乳腺增生等。

此外，呼吸系统和肾脏共同调节机体的酸碱平衡和维持内环境的稳定。

第二节　肺通气

肺通气（pulmonary ventilation）是指肺与外界环境之间的气体交换过程，即外界环境中的 O_2 进入肺中和肺中的 CO_2 排出体外的过程。实现肺通气必须借助呼吸道、肺泡和胸廓等的正常生理活动。呼吸道是外界环境与肺泡之间的气体通道，肺泡是肺换气的主要场所，而胸廓和膈的生理活动则是为肺通气提供动力。

一、肺通气的原理

按照物理学原理气体总是从高压处向低压处流动，气体进出肺需在肺泡气与外界大气之间存在一定的压力差。气体进出肺取决于肺通气动力和肺通气阻力的相互作用。肺泡气与外界大气之间的压力差是实现肺通气的直接动力。在一定的海拔高度，外界大气的压力是相对恒定的，因而在呼吸过程中，发生变化的只能是肺泡内气体的压力，即肺内压（alveolar pressure 或 intrapulmonary pressure）。肺内压在呼吸过程中的变化取决于肺的扩张和缩小，但肺自身并不具有主动张缩能力，它的张缩必须依赖于胸廓的节律性扩张和缩小，而胸廓的张缩则由呼吸肌的收缩和舒张所引起。因此，呼吸肌的收缩和舒张所引起的节律性呼吸运动（respiratory movement）是实现肺通气的原动力。

1. 呼吸运动

呼吸运动（respiratory movement）指胸廓节律性的扩大和缩小，以及膈的前后移位。呼吸运动可分为平静呼吸和用力呼吸，人安静状态下平衡均匀的呼吸称为平静呼吸（eupnea），呼吸频率为 12～18 次/min。而运动时用力而加深的呼吸称为用力呼吸（forced breathing）。呼吸运动包括吸气运动（inspiratory movement）和呼气运动（expiratory movement），前者引起胸廓扩大，后者则使胸廓缩小。主要吸气肌是膈肌和肋间外肌，主要呼气肌为肋间内肌和腹肌。此外，还有一些辅助吸气肌，如斜角肌、胸锁乳突肌等，这些肌肉只在用力呼吸时参与呼吸运动。

（1）吸气运动　在平静呼吸时，吸气运动主要表现为膈向腹腔方向的移位，胸腔前后径增大，引起其中肺的被动性扩张和肺内压降低。在膈移位的同时，还发生肋间外肌收缩，使肋骨向前、外方移位，于是胸腔左右、上下径增大，亦引起其中肺的被动性扩张和肺内压降低。当以上两种移位运动使肺内压降低至低于大气压时，则外界环境中的空气即进入肺内，表现为吸气（inspiration）（图5-3）。

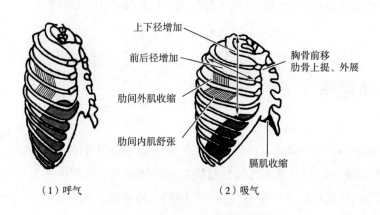

上下径增加
前后径增加
肋间外肌收缩
肋间内肌舒张
胸骨前移
肋骨上提、外展
膈肌收缩

（1）呼气　　　　　　（2）吸气

图5-3　呼吸运动时胸廓的位置
（1）呼气末，胸廓缩小　　（2）吸气末，膈肌下移，胸廓上下径增大；
肋骨上提、外展，胸骨向上、向前移动，胸廓前后左右径增大。

在用力吸气时，除肋间外肌收缩外，还有其他的吸气肌（如斜方肌、胸锁乳突肌等）参加收缩，使肺内压更为降低，空气吸入量也就相应增多。

（2）呼气运动　在平静呼吸时，呼气运动不是由呼气肌收缩引起的，而是由于吸气肌（膈肌和肋间外肌）从吸气时的收缩状态转为舒张状态，膈被腹腔器官推回原位，胸廓也发生因重力和弹性而回位。它们的回位共同使胸腔缩小，肺内压升高。当肺内压升高至高于大气压时，则肺内的气体排至外界环境中，表现为呼气（expiration）（图5-3）。由此可见，平静呼气运动不是主动的，而是被动的。但是，在用力呼气时，由于呼气肌参加了收缩，故此时的呼气运动则是主动的。

（3）呼吸运动的类型　由于正常的呼吸运动都是由膈和胸廓的移位活动造成的，所以从体外观察每呼吸一次，即每一呼吸周期都同时出现一次腹部和胸部的起伏变化：吸气时胸腹鼓起，呼气时胸腹回缩。对此种呼吸表现，称为胸腹式呼吸。正常成年人的呼吸多属于这一类型，其中某种形式可占优势。只有在胸部或腹部活动受限时才出现某种单一形式的呼吸运动。如在妊娠后期的女性，腹腔巨大肿块腹水、胃肠道胀气或腹膜炎症等患者，因膈肌运动受限，故主要依靠肋间外肌舒缩而呈胸式呼吸。如胸腔积液、胸膜炎等患者，因胸廓运动受限，故主要依靠膈肌舒缩而呈腹式呼吸。而在婴幼儿，因肋骨的排列基本上与脊柱垂直，倾斜度小，肋骨运动不易扩大胸腔容量，因而主要依靠膈肌舒缩而呈腹式呼吸。所以在临床上了解呼吸类型的特征对疾病的诊断有一定的意义。

2. 肺内压

肺内压（intrapulmonary pressure）指肺或肺泡内的压力。肺通过口、鼻与外界环境是相通的，所以在肺的容积不变时，肺内压和大气压是大体相等的。但是，在呼吸过程中肺内压是变化的：在吸气运动时，由于肺的被动性扩张，使肺内压逐渐下降，当降至低于大气压时，外界空气便通过呼吸道进入肺泡；空气的进入，使肺内压又逐渐上升，当升至等于大气压时，吸气停止。在呼气运动时，由于肺的回缩，使肺内压逐渐上升，当升至高于大气压时，肺中气体便通过呼吸道排出体外；气体的排出，使肺内压又逐渐下降，当降至等于大气压时，呼气停止。

在呼吸过程中，肺内压变化的程度与呼吸运动的缓急、深浅和呼吸道是否通畅等因素有关。平静呼吸时，肺内压变化较小，吸气时肺内压较大气压低 1~2mmHg，呼气时较大气压高 1~2mmHg。用力呼吸或呼吸道不够通畅时，肺内压将大幅波动，如紧闭声门并尽力进行呼吸运动，吸气时肺内压可低于大气压 30~100mmHg，呼气时可高于大气压 60~140mmHg。

临床上对一些自然呼吸暂停患者实施人工呼吸（artificial respiration），在保持呼吸道通畅的前提下，通过人工呼吸机或口对口人工呼吸的方法使胸廓被动地节律性扩张或缩小，建立肺内压和大气压之间的压力差，维持肺的通气功能。

总之，呼吸运动先引起胸腔的扩大和缩小，使肺内压发生改变；肺内压的改变进一步引起肺通气。肺内压变化的程度，取决于呼吸的缓急、深浅和呼吸道阻力，决定着肺通气量的多少。

3. 胸膜腔内压

胸膜腔内压（intrapleural pressure 或 pleural pressure）简称胸内压，是指胸膜腔内的压力。胸膜腔是胸膜壁层和脏层之间的空隙。实际上两层胸膜是紧贴在一起的，胸膜腔只不过是一个潜在的腔，腔内只有少量浆液，在两层腔膜之间起润滑作用，以及借其分子间的内聚力，把两层胸膜吸附在一起。胸膜腔即是一个不含气体的潜在的腔，其中不可能形成压力。因此，所谓胸内压，实际上是由胸膜脏层的压力间接形成的。

胸膜腔负压的形成与肺和胸廓的自然容积不同有关。在人的生长发育过程中，胸廓的发育比肺快，因此胸廓的自然容积大于肺的自然容积。由于两层胸膜紧紧贴在一起，所以从胎儿出生后第一次呼吸开始，肺即被牵引而始终处于扩张状态。被扩张的肺所产生的回位力向内牵引胸廓，使胸廓容积缩小。当胸廓的容积小于其自然容积时，胸廓将产生向外扩展的回位力，使胸廓的容积趋于扩大，以回到其自然容积位置。在肺的内向回位力和胸廓的外向回位力的作用下，胸膜腔内压便降低而低于大气压，即形成负压。婴儿期由于胸廓和肺的容积差小，故胸膜腔负压很小；随着个体的生长发育，胸廓和肺的容积差变大，胸膜腔负压也逐渐增大在此情况下，胸膜腔壁层的表面受到胸廓组织（骨骼和肌肉）的保护，故不受大气压的影响，而胸膜腔脏层一直承受两种方向相反的力：一种是从肺泡向外的肺内压，通常在吸气末或呼气末与大气压相等，为 101.08kPa（760mmHg）；另一种是肺始终存在的向内的回缩力。那么，能够透过胸膜脏层而在胸膜腔中表现的力为：

$$胸内压=肺内压（大气压）-肺回缩力$$

若以大气压为零位标准，即生理零线，而肺回缩力又持久存在，所以胸内压也就永远是负值。

$$胸内压=-肺回缩力$$

胸内压的具体大小，可用连有检压计的针头刺入胸膜腔中测得。吸气时胸廓扩大，肺被动性扩张，肺的回缩力增大，于是胸内压的负值增大。呼气时胸廓缩小，肺也缩小，肺的回缩力减小，故此时胸内压的负值减小（图 5-4）。

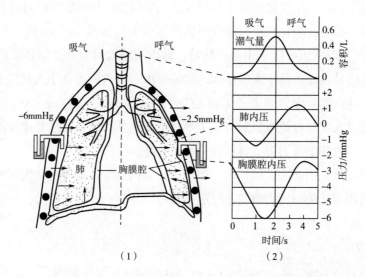

图 5-4　吸气和呼气时胸膜腔内压变化　（1）胸膜腔内压直接测量示意图
（2）吸气和呼气时肺内压、胸膜腔内压及呼吸气容积的变化过程

胸膜腔内保持负压具有重要意义，一是使肺和小气道保持扩张状态，从而维持肺的通气；二是有助于处于胸膜腔中的腔静脉、胸导管和食管趋向扩张，以利于静脉血液和淋巴液向心脏方向的回流。作用于腔静脉和心脏，可降低中心静脉压，促进静脉血和淋巴回流及右心充盈。尤其是在做深吸气时，胸内压更低，进一步吸引血液回心。作用于食管，有利于呕吐反射。

如果发生胸壁贯通伤，造成空气进入胸膜腔；或发生肺穿孔，造成肺泡气进入胸膜腔，都会形成气胸（pneumothorax），胸内负压消失，两层胸膜彼此分开，肺将因其本身的回缩力而塌陷，呼吸功能被破坏。此时，尽管呼吸运动仍在进行，肺却失去了随胸廓运动而运动的能力，其程度视气胸的程度和类型而异。气胸时肺的通气功能受到损害，胸腔大静脉和淋巴回流也将受阻，甚至因呼吸、循环功能严重障碍而危及生命。

二、肺通气的阻力

肺通气的阻力是对肺通气的限制因素。肺通气的阻力包括弹性阻力和非弹性阻力。弹性阻力是平静呼吸时的主要阻力，约占总阻力的 70%；非弹性阻力包括气道阻力、惯性阻力和组织的黏滞阻力，约占总阻力的 30%，以气道阻力为主。

1. 弹性阻力和顺应性

弹性组织在外力作用下变形时，有对抗变形和弹性回位的倾向，称为弹性阻力（elastic resistance）。用同等大小的外力作用于弹性组织时，变形程度小者，弹性阻力大；变形程度大者，弹性阻力小。一般弹性阻力用顺应性（compliance）来度量。顺应性是指在外力作用下弹性组织的可扩张性。容易扩张者顺应性大，弹性阻力小；不容易扩张者顺应性小，弹性阻力大。顺应性（C）与弹性阻力（R）成反比，即

$$C = \frac{1}{R}$$

顺应性的大小，通常用单位压力（cmH_2O）（$1cmH_2O = 0.098kPa$）变化下所能引起的容积（L）变化来表示。

$$顺应性(C) = \frac{容积改变(\Delta V)}{压力变化(\Delta P)}$$

因为肺和胸廓都是弹性组织，故顺应性包括肺的顺应性和胸廓的顺应性。肺的顺应性测定时，ΔP 是指跨肺压的改变，即肺内压与胸内压之差的变化，ΔV 指跨肺压改变下的肺容量变化；胸廓的顺应性测定时，ΔP 是指跨壁压，即胸内压与大气压之差的改变。

这种压力与肺容量之间的关系变化曲线，称为压力-容量曲线（图 5-5）。它表明肺充盈的容量越大，胸廓和肺对抗肺扩张的阻力越大，用于克服阻力所需的肌肉收缩力也相应增大。

（1）肺的弹性阻力 肺的弹性阻力来自两个方面：一是肺部弹力纤维的回缩力；二是肺泡的表面张力。

①肺组织的弹性阻力：肺组织的弹性阻力主要来自弹性纤维和胶原纤维，当肺扩张时，这些纤维被牵拉便倾向于回缩。肺扩张越大，对纤维的牵拉程度也越大，回缩力也越大，弹性阻力也越大，反之则小。

肺泡表面张力是由于肺泡内表面液-气界面液体层的分子间的引力所形成，它使肺泡趋于缩小，从而形成肺的弹性阻力。由离体的肺在充气和充生理盐水时各自的顺应性曲线（图 5-6）可知，扩张充气的肺比充生理盐水的肺所需的跨肺压力大得多，前者约为后者的

3 倍。这是因为充气时，在肺泡内衬液和肺泡气之间存在液-气界面，从而产生表面张力。球形液-气界面的表面张力方向是向中心的，倾向于使肺泡缩小，产生弹性阻力。而灌注生理盐水时，没有液-气界面，因此不存在表面张力作用，仅由肺组织的弹性回缩所产生的阻力作用。由此可见，肺组织的弹性阻力仅约占肺总弹性阻力的 1/3，而表面张力约占 2/3。因此，表面张力对肺的张缩有重要的作用。

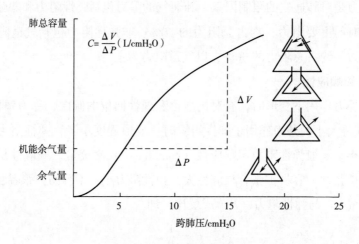

图 5-5　肺压力-容量曲线

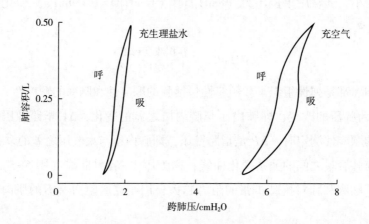

图 5-6　充空气和充生理盐水时肺的顺应性曲线（1cmH$_2$O=0.098kPa）

按照拉普拉斯定律，液泡内由表面张力所形成的回缩力（P）与表面张力（T）成正比，与液泡半径（r）成反比，即

$$P = \frac{2T}{r}$$

如果表面张力相同而直径大、小不同的两个液泡联通时，由于小液泡内的回缩力大于大液泡，于是小液泡内的气体将顺着压力梯度流向大液泡，从而使小液泡趋向萎缩，而大液泡则趋向膨胀 ［图 5-7（1）］。动物的肺包括数亿个直径大小不同的肺泡，根据以上原理，

气体将从小肺泡不断流向大肺泡，结果将导致小肺泡萎缩，大肺泡极度膨胀。但在正常有机体并不发生这一现象，这是因为肺泡壁Ⅱ型细胞（分泌细胞）能合成并分泌一种物质，这种物质称为肺表面活性物质，它具有减弱肺泡表面张力的作用。

肺表面活性物质（pulmonary surfactant）是复杂的脂蛋白混合物，其主要成分是二棕榈酰卵磷脂（dipalmytoyll ecithin，DPL；或 dipalmytoyl phosphatidyl choline，DPPC），它的分子类似于细胞膜的磷脂结构，其亲水的极性一端深入液体层，疏水的非极性一端深入肺泡气中，改变了气-液界面的结构，从而大大降低肺泡的表面张力，其生理意义主要在于：

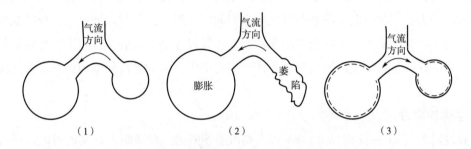

图 5-7 表面活性物质使联通的大小肺泡维持相对的稳定

（1）大小肺泡在无表面活性物质时，表面张力相同 （2）为 A 的结果

（3）大肺泡表面活性物质分布密度小，表面张力大；

小肺泡表面活性物质分布密度大，表面张力小，大小肺泡容积相对稳定。

②维持肺泡容积的相对稳定：肺表面活性物质的密度可随肺泡半径的变化而变化，在小肺泡或呼气时，其密度大，降低表面张力的作用较强，因而，肺回缩力较小，肺泡不至于出现塌陷。相反，在大肺泡或吸气时，表面活性物质的密度较小，降低表面张力的作用较弱，肺泡回缩力较大，因而肺泡不至于过度膨胀，从而维持了肺泡容积的相对稳定［图 5-7（2）］。

③防止液体在肺泡内积聚：由于肺泡表面张力使肺泡回缩，肺组织间隙必然会扩大，使组织间液静水压降低，导致毛细血管滤出的液体过多而形成肺水肿。但由于肺表面活性物质的存在，可减少表面张力，从而有效的防止液体在肺泡积聚，保证肺换气的正常进行。

④降低吸气阻力，增加肺的顺应性，减少吸气做功：胎儿在六、七个月之后，肺泡Ⅱ型上皮细胞才开始合成和分泌肺表面活性物质。因此，早产儿可因肺泡Ⅱ型细胞尚未成熟，缺乏肺表面活性物质而引起肺泡极度缩小，发生肺不张，且由于肺泡表面张力过高，吸引肺毛细血管血浆进入肺泡，在肺泡内壁形成一层"透明膜"阻碍气体交换，出现新生儿呼吸窘迫综合征（neonatal respiratory distress syndrome，NRDS）），严重时可致死亡。由于肺泡液可进入羊水，所以可抽取羊水检查其中表面活性物质的含量和成分，以了解肺发育的成熟状态。如果肺表面活性物质含量过低时，可适当延长妊娠时间或用药物（糖皮质激素）促进

其合成,以防 NRDS 的发生。出生后也可给予外源性肺表面活性物质替代。成年人患肺炎、肺血栓等疾病时,也可因肺表面活性物质减少而发生肺不张。

总之,在肺充血、肺组织纤维化或肺表面活性物质减少时,肺的顺应性降低,弹性阻力增加,患者表现为吸气困难;而在肺气肿时,肺弹性成分大量破坏,肺回缩力减小,顺应性增大,弹性阻力减小,患者表现为呼气困难。这些情况都会导致肺通气功能降低。

(2)胸廓的弹性阻力 胸廓的弹性阻力来自胸廓的弹性回缩力。胸廓的弹性阻力并不是一直存在,当胸廓处于自然位置时,胸廓几乎不存在弹性回缩力,也就几乎不具有弹性阻力。当吸气时,胸廓被吸气肌牵引向外而扩大,胸廓的弹性回缩力向内,它是吸气的弹性阻力,呼气的动力;当呼气时,胸廓被呼气肌牵引向内而缩小,其弹性回缩力向外,成为吸气的动力,呼气的弹性阻力。所以胸廓的弹性回缩力既可能是吸气的弹性阻力,也可能是吸气的动力,依胸廓的位置而定。这与肺的弹性回缩力不同,肺的弹性回缩力始终是吸气的弹性阻力。

2. 非弹性阻力

非弹性阻力(non-elastic resistance)主要由惯性阻力、黏滞阻力和气道阻力三种力量组成。惯性阻力是气流在发动、变速、换向时因气流和组织的惯性所产生的阻止运动的因素。平静呼吸时,惯性阻力小。黏滞阻力来自呼吸时组织相对位移所发生的摩擦。气道阻力是非弹性阻力的主要成分,约占 80%~90%,来自气体流经呼吸道时气体分子间和气体分子与气道之间的摩擦。非弹性阻力是在气体流动时产生的,并随流速加快而增加,故为动态阻力。

气道阻力(airway resistance)受气流流速、气流形式和管径大小影响。流速快,阻力大;流速慢,阻力小。气流形式有层流和湍流,层流阻力小,湍流阻力大。气流太快和管道不规则容易发生湍流。如气管内有黏液、渗出物、异物等时,可用排痰、清除异物、减轻黏膜肿胀等方法减少湍流,降低阻力。气管直径大小是影响气道阻力的另一重要因素,阻力随着管径的缩小而增大,因为气道阻力与气道半径的 4 次方成反比。

气道管径主要受以下几方面因素的影响:

(1)跨壁压 指呼吸道内外的压力差。呼吸道内压力高,则跨壁压大,气道口径被迫扩大,气道阻力变小;反之则气道阻力变小。

(2)肺实质对气道壁的牵引 小气道的弹力纤维和胶原纤维与肺泡壁的纤维彼此穿插,这些纤维像帐篷拉线一样对气道壁发挥牵引作用,以保持那些没有软骨支持的细支气管的通畅。

(3)自主神经系统的调节 呼吸道平滑肌受交感和副交感神经的双重支配,两者均有紧张性作用。副交感神经使气道平滑肌收缩,口径变小,气道阻力增加;而交感神经则使之舒张,口径变大,气道阻力减小。临床上常用拟肾上腺素类药物解除支气管痉挛,缓解呼吸困难。呼吸道平滑肌的舒缩活动还受自主神经末梢释放的共存递质的调节,如血管活性肠肽、神经肽 Y、速激肽等,它们作用于突触前受体,调节递质的释放,或作用于突触后受体，调节气道平滑肌对递质的反应或直接改变气道平滑肌的活动状态。

（4）化学因素的影响 儿茶酚胺可使气道平滑肌舒张；前列腺素（prostaglandin，PG）中，PGF_{2a}可使气道平滑肌收缩，而PGE2却使之舒张；过敏反应时由肥大细胞释放的组胺和白三烯等物质可使支气管收缩；吸入气CO_2含量增加可刺激支气管和肺的C类纤维，反射性引起支气管收缩，气道阻力增加。气道上皮细胞还可合成和释放内皮素，使气道平滑肌收缩。哮喘患者体内内皮素的合成和释放增加，提示内皮素可能参与哮喘的病理生理过程。

在上述诸因素中，前三种均随呼吸过程而发生周期性变化，使气道阻力也出现周期性改变。吸气时因胸膜腔负压增大而跨壁压增大，因肺的扩展而使弹性成分对小气道的牵引作用增强，以及交感神经紧张性活动增强等，都使气道口径增大，气道阻力减小；呼气时则相反，气道口径变小，气道阻力增大。这也是哮喘患者呼气比吸气更为困难的主要原因。

三、肺容量和肺通气量

肺通气过程受呼吸肌的收缩活动、肺和胸廓的弹性特征以及气道阻力等多种因素的影响。呼吸肌麻痹、肺和胸廓的扩张性变化，以及气胸等可引起肺的扩张受限，发生限制性通气不足（restrictive hypoventilation）；而支气管平滑肌痉挛、气道内异物、气管和支气管等黏膜腺体分泌过多，以及气道外肿瘤压迫引起气道口径减小或呼吸道阻塞时，则可出现阻塞性通气不足（obstructive hypoventilation）。对患者肺通气功能的测定不仅可明确是否存在肺通气功能障碍及其障碍程度，还能鉴别肺通气功能降低的类型。

1. 肺容积和肺容量

了解肺通气量的简单方法是用肺量计（肺功能仪）记录进出肺的气量。肺容积和肺容量是评价肺通气功能的基础。

（1）肺容积（pulmonary volume） 是指不同状态下肺所能容纳的气量，随呼吸运动而变化。下述互不重叠的四种基本肺容积（图5-8）全部相加后等于肺的最大容量。

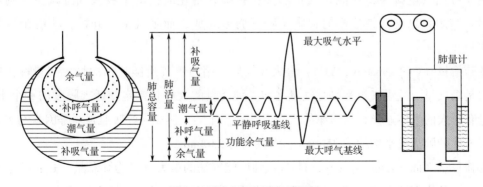

图5-8 肺容积和肺容量图解

①潮气量（tidal volume，TV）：是指平静呼吸时每次吸入或呼出的气量。正常成年人平静呼吸时的潮气量为400~600mL。运动时，潮气量增大，最大可达肺活量大小。潮气量的大小取决于呼吸肌收缩的强度、胸和肺的机械特性以及机体的代谢水平。

②补吸气量（inspiratory reserve volume，IRV）：指平静吸气末，再尽力吸气所能吸入的气量。正常成年人的补吸气量为1500~2000mL。潮气量加补吸气量，合称深吸气量。

③补呼气量（expiratory reserve volume，ERV）：是指平静呼气末，再尽力呼气所能呼出的气量。马的补呼气量约为12L。潮气量加补呼气量，合称深呼气量，正常成年人的补呼气量为900~1200mL。

④余气量（residual volume，RV）：指最大呼气末存留于肺中不能再呼出的气量。余气量无论如何用力也无法将其呼出，只能用间接方法测定。正常成年人的余气量为1000~1500mL。余气量的存在可避免肺泡发生塌陷。若肺泡塌陷，则需要极大的跨肺压才能实现肺泡的再扩张。支气管哮喘和肺气肿患者因呼气困难而使余气量增加。

（2）肺容量（pulmonary capacity）　是指基本肺容积中两项或两项以上的联合气体量。肺容量包括深吸气量、功能余气量、肺活量和肺总量。

①深吸气量（inspiratory capacity，IC）：从平静呼气末到最大吸气时所能吸入的气量为深吸气量，等于潮气量和补吸气量之和，是衡量最大通气潜力的一个重要指标。胸廓、胸膜、肺组织和呼吸肌等的病变，都可使深吸气量减少，最大通气潜力降低。

②功能余气量（functional residual capacity，FRC）：平静呼气末肺内存留的气量为功能余气量，是余气量和补呼气量之和。功能余气量的生理意义是缓冲呼吸过程中肺泡气氧和二氧化碳分压（P_{O_2} 和 P_{CO_2}）的急剧变化。由于功能余气量的缓冲作用，吸气时，肺内 P_{O_2} 不至于突然升得太高，P_{CO_2} 不至于降得太低；呼气时，肺内 P_{O_2} 则不会降得太低，P_{CO_2} 不至于升得太高。这样，肺泡气和动脉血液的 P_{O_2} 和 P_{CO_2} 就不会随呼吸而发生大幅度的波动，以利于气体交换。生理条件下，功能余气量约为潮气量的4倍，家畜每千克体重的功能余气量为8~10mL。功能余气量可在一些病理情况下发生改变。例如，患肺气肿时，由于呼出气量减少，功能余气量增多；患肺纤维化时，由于吸入气量减少，则功能余气量也减少；患支气管哮喘时，由于呼气尚未完成，而吸气却已开始，功能余气量也就增多。

③肺活量（vital capacity，VC）：最大吸气后，用力呼气所能呼出的最大气量称作肺活量，它是潮气量、补吸气量和补呼气量之和。肺活量的大小是判定肺通气限度的一个指标。肺活量有较大的个体差异，与体躯的大小、性别、年龄、体征、呼吸肌强弱等因素有关。正常成年男性的肺活量平均约为3500mL，女性约为2500mL。

④肺总量（total lung capacity，TLC）：肺所能容纳的最大气量为肺总量，是肺活量和余气量之和。其值因性别、年龄、运动情况和体位不同而异。成年男性平均约为5000mL，女性约为3500mL。在限制性通气不足时肺总量降低。

2. 肺通气量和肺泡通气量

（1）肺通气量（pulmonary ventilation volume） 是指每分钟吸入或呼出肺的气体总量，等于呼吸频率与潮气量的乘积。正常成年人平静呼吸时，潮气量约为 500mL，呼吸频率为 12~18 次，则肺通气量为 6~9L/min。肺通气量比肺总量能更好地反映肺的通气功能。

（2）肺泡通气量（alveolar ventilation） 上呼吸道至呼吸性细支气管之间的气体因不参与气体交换过程，故将这部分结构称为解剖无效腔（anatomical dead space），也称为死腔。每次吸入气体的一部分将留在解剖无效腔内。进入肺泡内的气体，也可因血流发生在肺内分布不均而未能全与血液进行部分气体交换。进入肺泡而未能发生气体交换的这一部分肺泡容积称为肺泡无效腔（alveolar dead space）。解剖无效腔与肺泡无效腔一起合称生理无效腔（physiological dead space）。健康人或动物的肺泡无效腔很小，可忽略不计，因此正常情况下生理无效腔与解剖无效腔容量大致相等。

由于存在无效腔，每次吸入的潮气量不能全部到达肺泡进行气体交换。每次呼出的潮气量也总有部分留在无效腔内。这是因为每次吸气首先吸入的是留在呼吸道（无效腔）内的气体。这是上次呼气时留下的肺泡气，此后才是新鲜气。同样，每次呼气，首先呼出的不是肺泡气，而是前一次吸气末时留在无效腔内的新鲜空气，随后才呼出肺泡气。所以，每次呼吸真正进入肺泡进行气体交换的气体量不是潮气量，而是潮气量减去无效腔容量。肺泡通气量是每分钟吸入肺泡内的新鲜空气量，等于潮气量减去无效腔气量的差再乘以呼吸频率。如潮气量是 500mL，无效腔气量是 150mL，则每次吸入肺泡的新鲜空气是 350mL，若功能余气量为 2500mL，则每次呼吸仅使肺泡内气体更新 1/7 左右。潮气量减少或功能余气量增加，均使肺泡气体更新率降低，不利于气体交换。无效腔气体增大（如支气管扩张）或功能余气量增大（如肺气肿），均使肺泡气体更新效率降低。潮气量和呼吸频率的变化，对肺通气和肺泡通气影响不同。在潮气量减半和呼吸频率加倍，或潮气量加倍而呼吸频率减半时，肺通气量保持不变，但是肺泡通气量却发生明显的变化。所以，在一定范围内，深而慢的呼吸可使肺泡通气量增大，肺泡气更新率加大，有利于气体交换（表 5-1）。

表 5-1 不同呼吸频率和潮气量时的肺通气量和肺泡通气量

呼吸特点	呼吸频率/ （次/min）	潮气量/ mL	肺通气量/ （mL/min）	肺泡通气量/ （mL/min）
平静呼吸	16	500	8000	5600
深慢呼吸	8	1000	8000	6800
浅快呼吸	32	250	8000	3200

第三节　肺换气和组织换气

肺通气使肺泡气不断更新，维持了肺泡气 P_{O_2}、P_{CO_2} 的相对稳定，从而使气体交换得以顺利进行。呼吸气体的交换包括肺换气和组织换气，即肺泡与其周围毛细血管之间和血液与组织之间的气体交换。两处换气的原理一样。

一、肺换气和组织换气的基本原理

气体分子不停的进行无定向运动，当不同区域存在气压差时，气体分子将从气压高处向气压低处发生净转移，这一过程称为气体的扩散（diffusion）。混合气体中各种气体都按其各自的分压差由分压高处向分压低处扩散，直到取得动态平衡。肺换气和组织换气均以扩散的方式进行。气体分子在通过薄层组织时，扩散速率与气体分压差、温度、扩散面积和气体分子溶解度成正比，而与扩散距离和气体相对分子质量的平方根成反比。

1. 气体分压差

气体的分压（partial pressure）是指在混合气体中，某一种气体分子运动所产生的压力，它不受其他气体及其分压存在的影响。在温度恒定时，某一气体的分压只决定于它自身的浓度，即该气体在总混合气体中所占的体积分数。混合气的总压力等于各气体分压之和。当大气压力已知时，根据这些气体在空气中的体积分数就能计算出各种气体的分压。例如，在海平面，大气压平均为 101.325kPa，氧的体积分数为 20.71%，所以氧的分压（P_{O_2}）= 101.325×20.71 = 20.98（kPa）。其他气体分压也可按同法计算（表 5-2）。气体分压差是指两个区域之间某气体分压的差值，它是气体扩散的动力和决定气体扩散方向的关键因素。

表 5-2　空气中各气体成分的体积分数及其分压

气体成分	O_2	CO_2	H_2O	N_2	大气
体积分数/%	20.71	0.04	1.25	78.0	100.0
分压/kPa	20.98	0.04	1.27	79.03	101.325

2. 气体的分子量和溶解度

根据 Graham 定律，在相同条件下，气体分子的相对扩散速率与气体相对分子质量（molecular weight，MW）的平方根成反比，因此相对分子质量小的气体扩散速率较快。如果扩散发生于气相和液相之间，扩散速率还与气体在溶液中的溶解度成正比。溶解度（solubility，S）是单位分压下溶解于单位容积溶液中的气体量。一般以 1 个大气压下、38℃时、100mL 液体中溶解的气体毫升数来表示。气体分子的溶解度与相对分子质量的平方根之比称为扩散系数（diffusion coefficient），它取决于气体分子本身的特性。CO_2 的扩散系数约为 O_2 的 20 倍，主要是因为 CO_2 在血浆中的溶解度（51.5）约为 O_2 的（2.14）24 倍，虽然 CO_2 的相对分子质量（44）略大于 O_2 的相对分子质量（32）。

氧和二氧化碳在液体中的溶解度见表 5-3。

表 5-3 气体在液体中的溶解度   单位：mL/L

气体	水中溶解度	血浆中溶解度	全血中溶解度
O_2	2.386	2.14	2.36
CO_2	56.7	51.5	48.0

根据气体扩散规律，气体分子扩散速度与溶解度成正比，与相对分子质量平方根成反比。从表 5-3 可看到，二氧化碳在血浆中的溶解度约为氧气的 24 倍，二氧化碳与氧气相对分子质量的平方根之比为 1.14∶1。因此，在分压差相等时，二氧化碳的扩散速度约为氧气的 20 倍。肺泡与静脉血液间的氧分压差约为二氧化碳分压差的 10 倍，故在肺泡与静脉血液之间二氧化碳的扩散速度大约是氧的 2 倍。二氧化碳在血浆中的溶解度大，是它在体内易于扩散的主要原因，也是临床多见缺氧气而罕见二氧化碳潴留的原因之一。

3. 温度

在正常人体，体温相对恒定，温度因素可忽略不计。

4. 扩散面积与距离

扩散面积越大，所扩散的分子总数也就越大；分子扩散的距离越远，扩散需要的时间越长。

二、肺换气

1. 肺换气过程

细胞膜、毛细血管壁等是气体分子可以透过的薄膜，当膜两侧各种气体存在分压差时，气体分子即可按扩散规律运动，实现气体交换。肺泡气、组织液和血液中的 P_{O_2} 和 P_{CO_2} 见表 5-4。

表 5-4 肺泡气、血液和组织液内的 P_{O_2} 和 P_{CO_2}

分压	肺泡气/kPa	静脉血/kPa	动脉血/kPa	组织液/kPa
氧分压（P_{O_2}）	13.6	5.33	13.3	3.99
二氧化碳分压（P_{CO_2}）	5.33	6.13	5.33	6.66

肺通气不断进行，新鲜空气不断进入肺内，肺泡内的 P_{O_2} 总量高于肺泡毛细血管血液（含混合静脉血）的 P_{O_2}，而肺泡内的 P_{CO_2} 则总是低于混合静脉血的 P_{CO_2}（图 5-9）。因此，氧气由肺泡内扩散入静脉血，二氧化碳则由静脉血向肺泡内扩散，从而使静脉血变为动脉血。氧气和二氧化碳的扩散都很快，一般只需 0.3s 就已基本完成气体交换过程，而血液流经肺毛细血管的时间约为 0.7s，所以当血液流经毛细血管全长约为 1/3 时，静脉血就变成了动脉血，可见肺换气有很大的储备能力。

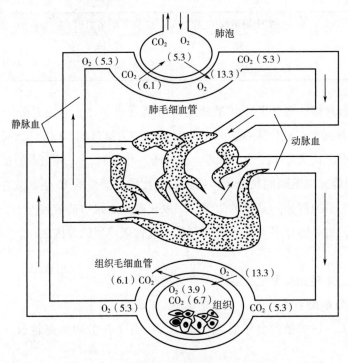

图 5-9　气体交换示意图

注：图中数字代表气体分压，单位 kPa。

2. 影响肺换气的因素

这里主要讨论呼吸膜的厚度、换气肺泡的数量和通气/血流比值对肺换气的影响。

（1）呼吸膜的厚度　肺泡气体与肺毛细血管之间进行气体交换所通过的组织结构，称为呼吸膜（respiratory membrane）。在电子显微镜下，呼吸膜由六层结构组成：含肺表面活性物质液体分子层、肺泡上皮细胞、上皮基膜、间质（弹力纤维和胶原纤维）、毛细血管基膜、毛细血管内皮细胞（图 5-10）。六层结构的总厚度仅为 0.2~1μm，通透性大，气体容易扩散通过。呼吸膜的厚度不仅影响气体扩散的距离，也影响膜的通透性。气体扩散速率与呼吸膜的厚度成反比，呼吸膜愈厚，扩散速率就愈慢。正常情况下，呼吸膜很薄（<1μm），通透性大，而且红细胞与呼吸膜的距离很近，有利于气体交换。在病理情况下，如肺纤维

化、肺水肿等，使呼吸膜增厚，直接影响换气功能。

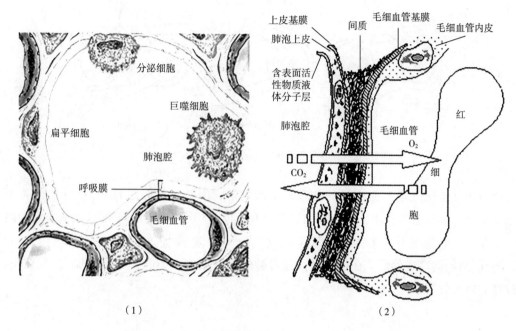

（1）　　　　　　　　　　　　　　　　（2）

图 5-10 （1）呼吸膜的组织结构及（2）结构示意图

（2）换气肺泡数量 平静呼吸时，参与换气活动的肺泡约占总肺泡量的 55%，剧烈运动时有更多储备状态的肺泡参与换气活动，增加了肺泡换气面积。病理情况下，如肺不张、肺水肿、肺毛细血管闭塞等，呼吸膜换气面积大为缩小，气体扩散速率也随之降低。

（3）通气/血流比值 通气/血流比值（ventilation/perfusion ratio，V_A/Q）是指每分钟肺泡通气量（V_A）和每分钟血流（Q）之间的比值。正常情况下，V_A/Q 约为 $4.2/5 = 0.84$。只有适当的 V_A/Q 才能实现适宜的气体交换，肺部的气体交换依赖于两个泵的协调工作。一个是气泵，使肺泡通气，肺泡气得以不断更新，提供氧气，排除二氧化碳；一个是血泵，向肺循环泵入相应的血流量，及时带走摄取的氧气，带来机体产生的二氧化碳。从机体的调节来看，在耗氧量增加、二氧化碳也增加的情况下，不仅要加大肺泡的通气量以吸入更多的氧和排出更多的二氧化碳，而且也要相应增加肺的血流量，才能提高单位扩散面积的换气效率，以适应机体对气体代谢加强的需要。当 V_A/Q 为 0.84 时，表示流经肺部的混合静脉血能充分地进行气体交换，全部变成动脉血。如果比值增大，说明通气过度或血流减少，有部分肺泡气不能与血液中气体充分交换，即增加了生理无效腔；如果因通气不良（哮喘发作时）或血流过多，导致比值减小，表示有部分静脉血未能充分进行气体交换而混入动脉血中，如同动静脉部分短路一样。以上两种情况都使气体的交换效率或质量降低（图 5-11）。

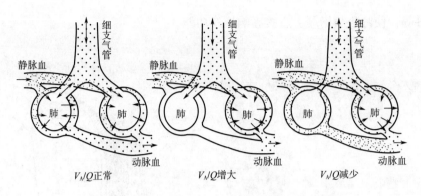

图 5-11 肺通气/肺血流（V_A/Q）比值变化示意图

肺内各部位通气量与血流量的分布是不均匀的，因此，各部位的 V_A/Q 的比值并不相同。由于重力等因素的作用，肺上部的通气量和血流量均小于肺中、下部，以血流量的减少更为显著。一般情况下，在肺的中部其 V_A/Q 值适中，肺换气效率较高；而肺的上部和下部，V_A/Q 值则偏高或偏低。在运动时，随着肺通气量增加，肺的血流量也加大，因而能保持较高的换气效率。

三、组织换气

1. 组织换气过程

组织在代谢过程中不断消耗氧气，并源源不断产生二氧化碳，使组织中的 P_{O_2} 低于动脉血，而 P_{CO_2} 则高于动脉血。于是两种气体各自顺着压力差扩散：氧气进入组织，而二氧化碳进入血液。结果，流经组织的动脉血因失去氧气和得到二氧化碳又变成了静脉血。二氧化碳的分压差虽然不如氧气的分压差大，但它的扩散速度比氧气快，故仍能迅速完成气体交换。

2. 影响组织换气的因素

影响血液与组织夜之间气体交换的因素除了影响肺换气的因素外，还受组织细胞代谢水平和组织血流量的影响。当血流量不变时，代谢增强，耗氧量大，组织液中的 P_{CO_2} 可高达 6.66kPa 以上，P_{O_2} 可降至 4kPa 以下。反之，如果代谢强度不变，血流量加大时，则 P_{O_2} 升高，P_{CO_2} 降低。这些气体分压的变化将直接影响气体扩散速率和组织换气功能。

第四节　气体在血液中的运输

气体运输是指循环血液对 O_2 和 CO_2 的运输，气体在血液中的运输是实现气体交换的一个重要环节。血液运输气体有两种方式：一种是以物理溶解方式，另一种是以化学结合方式。以物理溶解方式运输氧和二氧化碳的量，虽然很小（表5-5），但却很重要。这是因为物理溶解方式不仅是化学结合方式运输的中间阶段，也是最终实现气体交换的必经步骤：进入血液的气体首先溶解于血浆，提高其分压，然后才进一步成为化学结合状态；气体从血液释放时，也是溶解的先逸出，分压下降，化学结合状态再分离出来补充失去的溶解气体。溶解和化学结合两者之间处于动态平衡。

表5-5　血液中氧气和二氧化碳气体的体积分数　　　　单位：%

气体	动脉			静脉（混合血）		
	化学结合	物理溶解	合计	化学结合	物理溶解	合计
O_2	20.0	0.30	20.30	15.2	0.12	15.32
CO_2	46.4	2.62	49.02	50.0	3.00	53.00

一、氧的运输

1. 物理溶解形式的运输

气体在液体中的物理溶解量与该气体分压大小成正比。动脉血 P_{O_2} 为 13.3kPa，其物理溶解的氧气仅 0.3mL/100mL，约占血液运输氧总量的 1.5%。

2. 化学结合形式的运输

血液运输氧气主要是与血红蛋白（hemoglobin，Hb）结合，以氧合血红蛋白（HbO_2）的形式存在于红细胞内。每 100mL 血液中，血红蛋白结合氧气的最大量，称为氧容量（oxygen capacity）。氧容量大小受 Hb 浓度的影响。在一定氧分压下，血红蛋白实际结合氧气的量，称为氧含量（oxygen content）。氧含量与氧容量的百分比称为"氧饱和度"（oxygen saturation）。正常情况下，动脉血的氧饱和度为 97.4%，此时氧含量约为 19.4%；静脉血的氧饱和度为 75%，氧含量约为 14.4mL。每 100mL 动脉血转变为静脉血时，可释放出 5mL 氧气。

（1）氧合血红蛋白的生成与解离　每 1 个血红蛋白由 1 个珠蛋白和 4 个血红素组成。每个血红素又由 4 个中心含亚铁离子（Fe^{2+}）的吡咯基组成（图5-12）。当氧气进入血液与红细胞 Hb 中的 Fe^{2+} 结合后，Fe^{2+} 仍然是二价铁，没有电子的转移，因此不是氧化反应，是一种疏松的结合，称为"氧合"。这种结合非常迅速（<0.01s），既易结合又易分离，不需要酶的催化，主要受 P_{O_2} 的影响。当血液流经肺毛细血管与肺泡交换气体后，血液中 P_{O_2} 升高，Hb 与氧结合，生成氧合血红蛋白（HbO_2）；当 HbO_2 经由血液运送到组织毛细血管时，由于组织代谢耗氧，组织内 P_{O_2} 低，于是 HbO_2 便解离为脱氧（还原）血红蛋白（HHb），

释放出的氧供组织代谢需要。

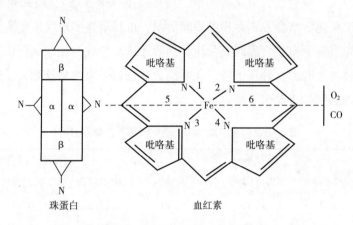

图 5-12　血红蛋白的分子结构示意图（仅绘出一个血红素）

HbO_2 呈鲜红色，多含于动脉血中；HHb 呈暗红色，静脉血中含量大。因此，动脉血较静脉血鲜红。当皮肤或黏膜表层毛细血管中 HHb 含量增加到较高水平时皮肤或黏膜会出现青紫色，称为紫绀，是缺氧的表现。另外，一氧化碳（CO）也能与 Hb 结合成 HbCO，使 Hb 失去运输 O_2 的能力，而且 CO 的结合力比 O_2 高 210 倍。但由于 HbCO 呈樱桃红色，机体虽缺氧却不出现紫绀，在实际工作中必须高度关注。

（2）氧离曲线及其生理意义　血红蛋白氧饱和度和氧分压之间有密切关系，以氧分压做横坐标，氧饱和度为纵坐标，即可绘制出氧分压对血红蛋白结合氧量的函数曲线，这一曲线习惯上称为"氧离曲线"（oxygen dissociation curve）（图 5-13）。从曲线可以看出，Hb 结合氧的能力随 P_{O_2} 的上升而增加，血氧饱和度也随之增大（即 Hb 氧解离度减少）。但两者之间并非线性相关，而是呈"S"形曲线。氧离曲线呈"S"形与 Hb 的变构效应有关。Hb 有一个珠蛋白通过 4 条多肽链和 4 个血红素联结，每个血红素的中心都含有一个 Fe^{2+}，每个 Fe^{2+} 能结合一个 O_2，故每个 Hb 分子最多可结合 4 个 O_2。珠蛋白的 4 条多肽链，每结合一个 O_2 都会使 Hb 的构型发生改变，进而影响与 O_2 的亲和力。目前认为 Hb 有两种构型：去氧 Hb 为紧密型（T 型），氧合 Hb 为疏松型（R 型）。当 O_2 与 Hb 的 Fe^{2+} 结合后，Hb 分子逐步由 T 型变为 R 型，对 O_2 的亲和力逐步增加。R 型对 O_2 的亲和力为 T 型的数百倍。也就是说，Hb 的 4 个亚单位无论在结合 O_2 或释放 O_2 时，彼此间有协同效应，即 1 个亚单位与 O_2 结合后，由于变构效应，其他亚单位更易与 O_2 结合；反之，当 HbO_2 的 1 个亚单位释放出 O_2 后，其他亚单位更易释放 O_2。所以，这种变构效应，对结合或释放 O_2 都具有重要意义。在氧分压高的肺部由于变构效应，Hb 迅速与 O_2 结合达到氧饱和；而在氧分压低的组织部位，变构效应却又能促使 O_2 释放。

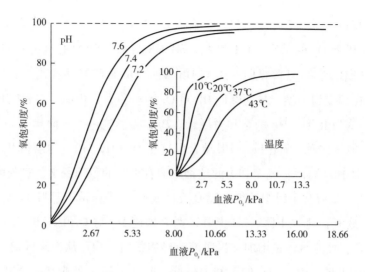

图 5-13 氧离曲线及其影响因素

氧离曲线各段的特点有下列功能意义，可人为的将曲线分为三段。氧离曲线上段：相当于 P_{O_2} 在 8.0~13.3kPa 范围内变动，曲线较为平坦，表明在这段范围内 P_{O_2} 的变化对氧饱和度影响不大。显示出人对空气中氧含量降低或呼吸型缺氧有很大的耐受能力。如在高山或患某些呼吸疾病时，只要 P_{O_2} 不低于 8.0kPa，血氧饱和度仍能保持在 90% 以上，这时血液的氧足以供应代谢需要，避免发生缺氧。氧离曲线中段：相当于 P_{O_2} 变动于 5.3~8.0kPa 范围，这是 HbO_2 释放 O_2 的部分，曲线走势较陡。安静时混合静脉血 P_{O_2} 为 5.3kPa，Hb 氧饱和度约 75%，血氧含量约 14.4mL，即每 100mL 血液流过组织时可释放 5mLO₂，能满足安静状态下组织对氧的需求。氧离曲线下段：相当于 P_{O_2} 在 2.0~5.3kPa 范围变动，这是曲线中最为陡峭的部分。说明在此范围内 P_{O_2} 稍有变化，Hb 氧饱和度就会有很大的改变，因此可释放出更多的氧气供组织利用。当组织活动加强时，耗氧量剧增，P_{O_2} 明显下降，甚至可低至 2.0kPa，血液流经这样的组织时，氧饱和度可降到 20% 以下，血氧含量只达 4.4mL，即每 100mL 血液释放的氧量可达 15mL 之多。而一般情况下，每 100mL 血液释放的氧量只要 5mL 就已满足组织的需要了。因此，该段氧离曲线的特点反映出有机体的氧储备。

（3）氧离曲线的位移及其影响因素　O_2 的运输障碍可导致机体缺氧。许多因素均可影响 O_2 的运输，即影响 Hb 与 O_2 的结合或解离。氧离曲线的位置发生偏移则意味着 Hb 对 O_2 的亲和力发生了变化。通常用 P_{50} 表示 Hb 对 O_2 的亲和力。P_{50} 是使 Hb 氧饱和度达 50% 时的 P_{O_2}，正常情况下的 P_{50} 约为 3.5kPa（图 5-13），如果需要更高的 P_{O_2} 才能达到 50% 的血氧饱和度，表示 Hb 对氧的亲和力降低，曲线右移。反之，达 50% 氧饱和度所需的 P_{O_2} 降低，表示 Hb 对氧的亲和力增加，曲线左移。血液中影响氧离曲线位移的因素，主要有 pH、P_{CO_2}、温度以及 2,3-二磷酸甘油酸（2,3-diphosphoglycerate，2,3-DPG）含量等。

①血液 pH 和 P_{CO_2} 的影响：血液 pH 下降或 P_{CO_2} 上升，Hb 对 O_2 的亲和力降低，曲线右

移，有利于 Hb 释放氧（图 5-13）；反之，血液 pH 升高或 P_{O_2} 降低，使曲线左移，Hb 对 O_2 亲和力增加，有利于 O_2 的结合。pH 和 P_{CO_2} 对 Hb 与氧亲和力的这种影响称为波尔效应（Bohr effect）。当 H^+ 增多 pH 降低时，H^+ 与 Hb 多肽链的某些氨基酸残基的基团结合，促使 Hb 分子构型由 R 型变为 T 型，从而降低 Hb 对 O_2 的亲和力；相反，当 pH 升高时，促使 Hb 分子构型由 T 型变为 R 型，Hb 的亲和力增加。P_{CO_2} 的影响，一方面是 P_{CO_2} 变化时，pH 会相应发生变化；另一方面二氧化碳与 Hb 结合可直接影响 Hb 与 O_2 的亲和力。

pH 和 P_{CO_2} 对 Hb 结合 O_2 的亲和力的这种影响有重要的生理意义，它既可以促进肺毛细血管血液摄取 O_2，又有利于组织毛细血管血液释放 O_2。当血液流经肺部时，CO_2 从血液向肺部净扩散，血液 P_{CO_2} 随之下降，pH 上升，两者均使 Hb 对 O_2 的亲和力增加，曲线左移，促进对 O_2 的结合，使血氧含量增加。当血液流经组织时，CO_2 从组织向血液净扩散，血液中 P_{CO_2} 升高，pH 下降，Hb 对 O_2 的亲和力降低，曲线右移，促进 HbO_2 的解离，从而为组织提供更多的 O_2。

②温度的影响：温度升高时，曲线右移，可解离更多 O_2 供组织利用。反之，当温度下降时曲线左移，HbO_2 不易释放 O_2。温度对氧离曲线的影响，可能与温度影响了 H^+ 的活度有关。温度升高，H^+ 活度增加，降低了 Hb 与 O_2 的亲和力。反之，则增加对氧气的亲和力。临床上进行低温麻醉手术是因为低温有利于降低组织的耗氧量。但应注意温度下降可增加 Hb 对 O_2 的亲和力，此时可因 HbO_2 对 O_2 的释放减少而导致组织缺氧，而血液却因 O_2 含量较高而呈红色，因此容易疏忽组织缺氧的情况。

③2,3-DPG 的影响：2,3-DPG 是红细胞无氧酵解的代谢产物，它能与脱氧血红蛋白（Hb）相结合，从而降低 Hb 对 O_2 的亲和力。当血液中 2,3-DPG 含量增加时，是氧离曲线右移，在相同 P_{O_2} 下，HbO_2 可解离更多的 O_2。

2,3-DPG 是红细胞无氧糖酵解的产物。在慢性缺氧、贫血和高山低氧等情况下，糖酵解加强，红细胞中 2,3-DPG 含量增加，氧解离曲线右移，有利于 HbO_2 释放更多的 O_2，改善组织的缺氧状态，这是机体对缺氧状态的一种适应性反应；但此时红细胞内过多的 2,3-DPG 也会降低 Hb 在肺部对 O_2 的结合。

在血库中用抗凝剂枸橼酸-葡萄糖液保存 3 周以上的血液，因糖酵解停止，红细胞内 2,3-DPG 浓度降低，使 Hb 与 O_2 的亲和力增加，O_2 不容易解离而影响对组织供氧。因此，临床上在给患者输入大量经过长时间储存的血液时，医护人员应知晓这种血液对组织供 O_2 较少。如果用柠檬酸盐-磷酸盐-葡萄糖液作抗凝剂，虽然这种影响要小些，但也不能长期储存，长期储存的血液红细胞运输 O_2 的能力较差。

④其他因素：Hb 与 O_2 的结合力还受 Hb 自身性质和含量的影响。如果 Hb 分子中的 Fe^{2+} 被氧化成 Fe^{3+}，Hb 便失去运输 O_2 的能力。胎儿 Hb 比成年人 Hb 与 O_2 的亲和力高，有助于胎儿血液流经胎盘时从母体摄取 O_2。异常 Hb 运输 O_2 的功能则较低。一氧化碳（CO）

与 Hb 的亲和力是 O_2 的 250 倍，可占据 Hb 与 O_2 的结合位点，阻断 O_2 与 Hb 结合使 HbO_2 下降。此外，当 CO 与 Hb 分子中某个血红素结合后将增加其余 3 个血红素对 O_2 的亲和力，使 O_2 解离曲线左移，阻碍 O_2 的解离。所以 CO 中毒既阻碍 Hb 与 O_2 的结合，又阻碍对 O_2 的解离，可造成机体组织细胞的严重缺氧。

二、二氧化碳的运输

二氧化碳在血液中也以物理溶解和化学结合两种形式运输，其中以物理溶解形式运输的量仅占血液中运输二氧化碳的 5%，而以化学结合形式运输的量则高达 95%（其中以碳酸氢盐形式的占 88%，以氨基甲酸血红蛋白形式的占 7%）。

血浆中溶解的二氧化碳绝大部分扩散进入红细胞内，红细胞内溶解的二氧化碳极微，可忽略不计，主要是形成碳酸氢盐和氨基甲酸血红蛋白（carbaminohemoglobin）。

1. 碳酸氢盐

大部分进入红细胞内的 CO_2，在碳酸酐酶的催化下，很快与水反应生成碳酸（H_2CO_3），H_2CO_3 进一步解离生成 HCO_3^- 和 H^+。

$$CO_2 + H_2O \underset{}{\overset{碳酸酐酶}{\rightleftharpoons}} H_2CO_3 \rightleftharpoons HCO_3^- + H^+$$

生成的 HCO_3^- 量超过血浆中的 HCO_3^- 含量时，可透过红细胞膜顺浓度差扩散入血浆。这时有等量的 Cl^- 由血浆扩散进入红细胞，以维持细胞内外正、负离子平衡，这一现象称为氯转移（chloride shift）。这样，HCO_3^- 不会在红细胞内积聚，使反应不断往右方进行，有利于组织产生的二氧化碳不断进入血液。所生成的 HCO_3^- 在红细胞内与 K^+ 结合，在血浆内则与 Na^+ 结合，分别以 $KHCO_3$ 和 $NaHCO_3$ 形式存在。所生成的 H^+ 大部分与 Hb 结合成为 HHb。而血浆中的 $NaHCO_3/H_2CO_3$ 是重要的缓冲对，因此 Hb 和 HCO_3^- 在运输二氧化碳过程中，对机体的酸碱平衡起重要的缓冲作用。

在肺内由于肺泡气中 P_{CO_2} 低于静脉血，上述反应向左方进行，血浆中溶解的二氧化碳首先扩散入肺泡。而红细胞内，在碳酸酐酶作用下，二氧化碳的水化反应逆向左方进行，生成二氧化碳和水。二氧化碳则由红细胞透出，补充血浆中溶解的二氧化碳。红细胞内 H_2CO_3 逐渐减少，促使血浆中 $NaHCO_3$ 分解生成的 HCO_3^- 不断扩散进入红细胞，以补充消耗 HCO_3^- 的不足，同时发生反向的氯转移，维持红细胞内外正、负离子平衡。这样，通过 HCO_3^- 形式运输的二氧化碳，不断由血液进入肺泡排出体外。

2. 氨基甲酸血红蛋白

一部分进入红细胞的二氧化碳，与 Hb 的 —NH_2 结合，形成氨基甲酸血红蛋白（Hb-NHCOOH），这一反应迅速、可逆，无需酶参与，主要调节因素是氧合作用。

HHb 结合二氧化碳的能力大于 HbO_2。由于在组织细胞部位血红蛋白释放 O_2，生成较多的 HHb，结合二氧化碳的量增加，促使生成更多的 Hb-NHCOOH；在肺部，Hb 与 O_2 结合生成 HbO_2，因而可促使二氧化碳释放进入肺泡而排出体外。这种形式运输二氧化碳的效率很高。虽然以氨基甲酸血红蛋白形式运输的二氧化碳仅占总运输量的 7% 左右，但在肺泡排出的二氧化碳总量中，却有 17.5% 左右由氨基甲酸血红蛋白所释放。

血液运输氧和二氧化碳的全部过程可综合如图 5-14。

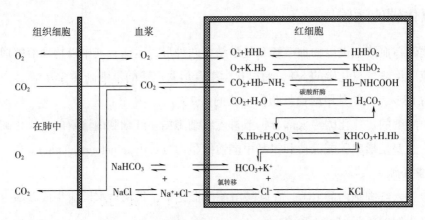

图 5-14　血液运输氧和二氧化碳的全过程

第五节　呼吸运动的调节

呼吸运动分为随意运动和自主运动。前者是在清醒状态下，由大脑皮层控制的随意性呼吸，后者是在低位脑干控制下的、自发的节律性呼吸，不受大脑皮层的随意控制。正常节律性呼吸运动起源于中枢神经系统。机体内、外环境理化性质的变化，可通过神经反射调节呼吸运动的频率和深度，保持血液中氧气和二氧化碳含量的相对稳定。有机体的体液因素对呼吸运动的调节也起重要作用。

一、呼吸中枢和节律性呼吸的形成

1. 呼吸中枢

中枢神经系统内产生和调节呼吸运动的神经细胞群，称为呼吸中枢（respiratory center）。它们分布在大脑皮层、间脑、脑桥、延髓和脊髓等部位。脑的各级部位在呼吸节律产生和调节中所起的作用不同。正常呼吸运动是在各级呼吸中枢的相互配合下进行的。

（1）脊髓　脊髓是呼吸运动的初级中枢，脊髓颈、胸段含有支配膈肌、肋间肌和腹肌等呼吸肌的运动神经元。在延髓和脊髓间横断脊髓，呼吸就停止。所以，节律性呼吸运动不是脊髓产生的。脊髓只是联系上位呼吸中枢和呼吸肌的中继站和整合某些呼吸反射的初级中枢。

（2）延髓　实验证明基本呼吸节律产生于延髓。应用微电极技术记录神经元的电活动表明，在低位脑干内有的神经元呈节律性放电，并与呼吸周期有关，称为呼吸相关神经元或呼吸神经元。在吸气相放电的是吸气神经元，在呼气相放电的为呼气神经元，在吸气相放电并延续至呼气相的为吸气-呼气神经元，在呼气相放电并延续至吸气相的为呼气-吸气神经元。吸气-呼气神经元和呼气-吸气神经元均为跨时相神经元。在延髓，呼吸神经元主要集中在背侧和腹侧两组神经核团内，分别称为背侧呼吸组和腹侧呼吸组（图5-15）。

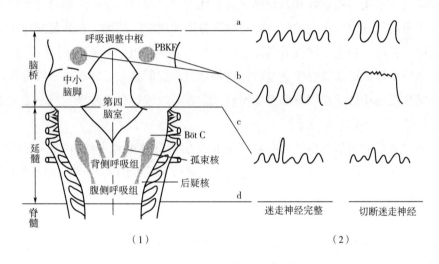

图 5-15　呼吸中枢示意图

（1）脑干中与呼吸有关的核团　（2）在不同平面横切脑干后呼吸变化

Böt C—包饮格复合体　PBKF—臂旁内侧核和 Kolliker-Fuse 核　a，b，c，d—不同平面横切

①背侧呼吸组（dorsal respiratory group，DRG）：其呼吸神经元主要集中在孤束核的腹外侧部，主要为吸气神经元，轴突主要交叉到对侧，下行至脊髓颈段和胸段，支配膈肌和肋间外肌运动神经元，兴奋时产生吸气。DRG 某些吸气神经元轴突投射到腹侧呼吸组或脑桥、边缘系统等，DRG 还接受来自肺支气管、窦神经、腹侧呼吸组、脑桥、大脑皮层等的传入信号。

②腹侧呼吸组（ventral respiratory group，VRG）：其呼吸神经元主要集中在疑核、后疑核和面神经后核附近的包钦格复合体（Bötzinger complex，Böt C）。后疑核内主要是呼吸神经元，其轴突绝大部分交叉到对侧下行，支配脊髓肋间内肌和腹肌的运动神经元，兴奋时主要产生呼气。疑核呼吸神经元的轴突由同侧舌咽神经和迷走神经传出，支配咽喉部呼吸辅助肌，少部分纤维也发出侧支支配膈肌的运动神经元。Böt C 主要含呼气神经元，其轴突主要

与背侧呼吸组的吸气神经元形成抑制性联系，此外也有轴突支配脊髓的膈运动神经元。

近来有实验证明，在疑核和外侧网状核之间的 Böt C 有起步样放电活动，认为它可能起呼吸节律发生器的作用，是呼吸节律的起源部位。

（3）脑桥　在脑桥前部，呼吸神经元相对集中于臂旁内侧核和相邻的 Kölliker–Fuse（KF）核，合称 PBKF 核群。其中含有一些跨时相神经元，其表现为吸气和呼气相转换期间发放冲动增多。PBKF 和延髓的呼吸神经核团之间有双向联系，形成调控呼吸的神经元回路。将猫麻醉后，切断双侧迷走神经，损毁 PBKF 核群，可出现长吸式呼吸，提示脑桥前部抑制吸气的中枢结构主要位于 PBKF 核群，其作用为限制吸气，促使吸气向呼气转换，防止吸气过长过深。

呼吸运动受大脑皮层随意性和低位脑干自主性的双重调节，这两个系统的下行通路是分开的，临床上有时可观察到自主呼吸和随意呼吸分离的现象。例如，在脊髓前外侧索下行的自主呼吸通路受损时，自主节律性呼吸运动出现异常甚至停止，而患者仍可进行随意呼吸。但患者一旦入睡，呼吸运动就会停止。所以这种患者常需依靠人工呼吸机来维持肺通气。另外，如果大脑皮层运动区或皮层脊髓束受损时，患者可以进行自主呼吸，但不能完成对呼吸运动的随意调控。

高位中枢对呼吸的调节有两条途径：一条是经皮质脊髓束和皮质–红核–脊髓束，直接调节呼吸肌运动神经元的活动；另一条是通过控制脑桥和延髓的基本呼吸中枢的活动，调节呼吸节律。

2. 呼吸节律形成的假说

呼吸节律形成的机制尚未完全阐明，迄今已提出多种学说，目前有起步细胞学说和神经元网络学说。起步细胞学说认为，延髓内有与窦房结起搏细胞类似的具有起步样活动的呼吸神经元，起呼吸节律发生器的作用，产生呼吸节律。有实验证据显示前包钦格复合体中就存在着这类神经元。神经元网络学说认为，延髓内呼吸神经元通过相互兴奋和抑制而形成复杂的神经元网络，在此基础上产生呼吸节律。

平静呼吸时，由于吸气是主动的，故有人提出吸气活动发生器和吸气切断机制模型（inspiratory off-switch mechanism）的看法。在中枢吸气活动发生器作用下，吸气神经元兴奋，其兴奋传至三个方向：①脊髓吸气肌运动神经元，引起吸气，肺扩张。②脑桥臂旁内侧核，加强其活动。③吸气切断机制相关神经元，使之兴奋。吸气切断机制接受来自吸气神经元、脑桥臂旁内侧核和肺牵张感受器三方面的冲动。随着吸气相的进行，冲动逐渐增加，在吸气切断机制总和达到阈值时，吸气切断机制兴奋，发出冲动传递至中枢吸气活动发生器或吸气神经元，以反馈形式抑制、终止其活动，吸气停止，转为呼气（图 5-16）。切断迷走神经或毁损脑桥臂旁内侧核或两者，吸气切断机制达到阈值所需时间延长，吸气因而延长，呼气变慢。因此，凡可影响中枢吸气活动发生器、吸气切断机制阈值或达到阈值所需时间的因素，都可影响呼吸过程和节律。

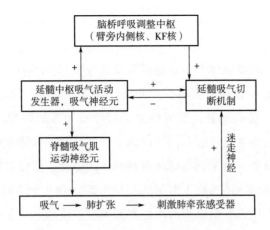

图 5-16 呼吸节律形成机制简化模式图

（+：表示兴奋 -：表示抑制）

二、呼吸运动的反射性调节

呼吸节律虽然产生于中枢神经系统，但其活动可受来自呼吸器官本身和骨骼肌以及其他器官系统感受器传入冲动的反射性调节，呼吸运动的频率、深度和形式等发生相应变化。下述其中的一些重要反射活动。

1. 肺牵张反射

由肺扩张或肺缩小引起的吸气抑制或兴奋的反射称为肺牵张反射（pulmonary stretch reflex），也叫黑-伯反射（Hering-Breuer reflex）。它包括肺扩张反射和肺缩小反射。

（1）肺扩张反射 是肺充气或扩张时抑制吸气的反射。感受器位于从气管到细支气管的平滑肌中，是牵张感受器，阈值低，属于慢适应感受器。当肺扩张牵拉呼吸道使之扩张时，感受器兴奋，冲动经迷走神经粗纤维传入延髓。通过一定的神经联系使吸气切断机制兴奋，切断吸气，转入呼气。肺扩张反射可加速吸气和呼气的交替，使呼吸频率增加。当切断迷走神经后，吸气延长、加深，呼吸变得深而慢。

（2）肺缩小反射 是肺缩小时引起吸气的反射，感受器位于细支气管和肺泡内，阈值高，肺缩程度较大时才引起这一反射的出现。冲动沿迷走神经传入，兴奋吸气神经元。肺缩小反射在平静呼吸调节中意义不大，但对阻止呼气过深和肺不张等可能起一定作用。

2. 化学感受性呼吸反射

血液中化学成分的改变，特别是 O_2、CO_2 和 H^+ 水平的变化，可刺激化学感受器，引起呼吸中枢活动的改变，从而调节呼吸的频率和深度，增加肺的通气量，维持着内环境这些因素的相对稳定。

（1）化学感受器 化学感受器是指感受血液中化学物质的感受器。因其所在部位的不同，分为外周化学感受器（peripheral chemoreceptor）和中枢化学感受器（central chemore-ceptor）。

①外周化学感受器：颈动脉体和主动脉体是调节呼吸和循环的重要外周化学感受器。在动脉血 P_{O_2} 降低、P_{CO_2} 或 H^+ 浓度升高时受到刺激，冲动经窦神经（混入舌咽神经）和主动脉神经（混入迷走神经）传入延髓，反射性地引起呼吸加深加快和血液循环的变化。虽然颈动脉体、主动脉体两者都参与呼吸和循环的调节，但是颈动脉体主要调节呼吸，而主动脉体在循环调节方面较为重要。由于颈动脉体有利的解剖位置，所以对外周化学感受器的研究主要集中在颈动脉体。颈动脉体含有 Ⅰ 型细胞（球细胞）和 Ⅱ 型细胞（鞘细胞）。目前认为 Ⅰ 型细胞具有感受器的作用，Ⅱ 型细胞的功能类似神经胶质细胞。Ⅰ 型细胞之间或 Ⅰ 型细胞与窦神经的传入纤维形成突触联系或缝隙连接。

用游离的颈动脉体，观察颈动脉体所感受的刺激的性质以及刺激与反应之间的关系。发现颈动脉体感受器所感受的刺激是 P_{O_2}，而不是动脉血氧含量，而且是感受器所处环境的 P_{O_2}。此外，P_{O_2} 和 P_{CO_2} 及 H^+ 浓度三种刺激对化学感受器有相互增强的作用。两种刺激同时作用时比单一刺激的效应强。这种协同作用有重要意义，因为机体发生循环或呼吸衰竭时，总是 P_{CO_2} 升高和 P_{O_2} 降低同时存在，它们的协同作用加强了对化学感受器的刺激，从而促使了代偿性呼吸增强的反应。

②中枢化学感受器：中枢化学感受器位于延髓腹外侧浅表部位，左右对称，可以分为头、中、尾三个区 ［图 5-17（1）］。头端区和尾端区都具有化学感受性，中间区不具有化学感受性，但可将头端区和尾端区的传入冲动投射到呼吸中枢。

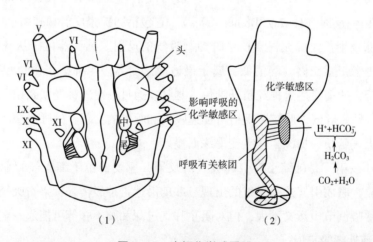

图 5-17　中枢化学感受器

（1）延髓腹外侧的三个化学敏感区　（2）血液或脑脊液 P_{CO_2} 升高时，刺激呼吸的中枢机制

中枢化学感受器的生理刺激是脑脊液和局部细胞外液的 H^+。血液中的二氧化碳能迅速通过血-脑屏障，扩散进入脑脊液和脑组织内，在碳酸酐酶作用下，与 H_2O 形成 H_2CO_3，然

后解离出 H^+ 和 HCO_3^-，使化学感受器周围液体中的 H^+ 浓度升高，从而刺激中枢化学感受器，引起呼吸中枢的兴奋 ［图 5-17（2）］。可是，脑脊液中碳酸酐酶含量很少，CO_2 与 H_2O 的水合反应很慢，所以对 CO_2 的反应有一定的时间延迟。血液中的 H^+ 不易通过血-脑屏障，故血液 pH 的变化对中枢化学感受器的直接作用不大，也较缓慢。

中枢化学感受器与外周化学感受器不同，其不受缺氧的刺激，但对二氧化碳的敏感性比外周高，反应潜伏期较长。中枢化学感受器的作用可能是调节脑脊液的 H^+ 浓度，使中枢神经系统有稳定的 pH 环境，而外周化学感受器的作用主要是在机体低氧时，维持对呼吸的驱动。

（2）P_{CO_2}、H^+ 浓度和 P_{O_2} 对呼吸的影响

① P_{CO_2} 对呼吸的调节：P_{CO_2} 是呼吸运动的最重要体液调节因素，一定水平的 P_{CO_2} 对维持呼吸和呼吸中枢的兴奋性是必需的。动脉血中 P_{CO_2} 下降，减弱了对化学感受器的刺激，可使呼吸中枢的兴奋减弱，会出现呼吸运动减弱或暂停。当吸入气体中二氧化碳浓度增加时（由 0.04% 增至 4%），随着二氧化碳的增加，呼吸加深加快，促进二氧化碳排出，使动脉血维持正常水平的 P_{CO_2}。当吸入的二氧化碳过量（含量超过 7%），导致 P_{CO_2} 剧升，二氧化碳蓄积，则使呼吸中枢受到抑制、出现呼吸困难、昏迷等中枢征候。

总之，在一定范围内动脉血 P_{CO_2} 的升高，可以加强对呼吸的刺激作用，但超过一定限度则有抑制和麻醉效应。

二氧化碳刺激呼吸是通过两条途径实现的：一是通过刺激中枢化学感受器而兴奋呼吸中枢；二是刺激外周化学感受器，冲动沿窦神经和迷走神经传入延髓呼吸有关核团，反射性地使呼吸加深、加快，增加肺通气。在两条途径中前者是主要的，因为去掉外周化学感受器的作用之后，二氧化碳的通气反应仅下降约 20%，可见中枢化学感受器在二氧化碳通气反应中起主要作用。动脉血 P_{CO_2} 只需升高 0.266kPa（2mmHg）就可刺激中枢化学感受器，出现通气加强反应。如刺激外周化学感受器，则需升高 1.33kPa（10mmHg）。不过，在下述情况下，外周化学感受器的作用可能很重要：当动脉血 P_{CO_2} 突然大增时，因为中枢化学感受器的反应慢，此时外周化学感受器在引起快速呼吸反应中可起重要作用，当中枢化学感受器受到抑制，对二氧化碳的反应降低时，外周化学感受器就起重要作用。

② H^+ 浓度的影响：动脉血中 H^+ 浓度降低，呼吸受到抑制；H^+ 浓度增加，呼吸加深加快，肺通气增加（图 5-18）。H^+ 也是通过外周化学感受器和中枢化学感受两条途经实现对呼吸的调节。中枢化学感受器对 H^+ 的敏感性较外周的高，约为外周的 25 倍。但 H^+ 通过血-脑屏障的速度慢，限制了它对中枢化学感受器的作用。所以 H^+ 浓度对呼吸的调节作用主要是通过外周化学感受器，特别是颈动脉体而发挥作用。

③ P_{O_2} 的影响：吸入气 P_{O_2} 降低时，肺泡气、动脉血 P_{O_2} 都随之降低，呼吸加深、加快，肺通气增加（图 5-18）。动脉血 P_{O_2} 对正常呼吸的调节作用不大，仅在特殊情况下低氧刺激才有重要意义。外周化学感受器对低氧刺激适应很慢，这是低氧对外周化学感受器的刺激成

为驱动呼吸的主要刺激。

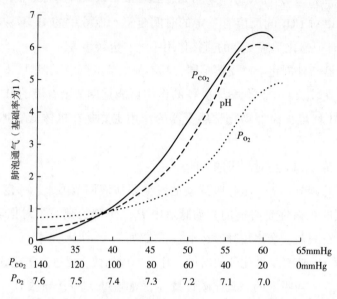

图 5-18　改变动脉血液 P_{CO_2}、　P_{O_2}、　pH 三因素之一

而维持另外两个因素正常时的肺泡通气反应（1mmHg＝0.133kPa）。

低氧对呼吸的刺激作用完全是通过外周化学感受器实现的。切断外周化学感受器的传入神经，急性低氧的作用完全消失。低氧对中枢的直接作用是抑制。但是低氧可以刺激外周化学感受器，从而兴奋呼吸中枢，在一定程度上可以抵消低氧对中枢的直接抑制作用。不过在严重低氧时，当外周化学感受性反射的作用不足以克服低氧对中枢的抑制作用时，终将导致呼吸障碍。在低氧时如吸入纯氧，由于解除了对外周化学感受器的低氧刺激，会引起呼吸暂停，临床上给氧治疗时应予以注意。

（3）P_{CO_2}、H^+浓度和 P_{O_2} 在影响呼吸中的相互作用　在这三个因素中，如果保持其他两个因素不变，而只改变其中一个因素，对通气量的影响见图 5-18。可以看出 P_{O_2} 下降对呼吸的影响较慢、较弱，在一般动脉血 P_{O_2} 变化范围内作用不大，当 P_{O_2} 低于 10.64kPa 以下时，通气量才逐渐增大。与低 P_{O_2} 的作用不同，P_{CO_2} 和 H^+ 只要少许提高，通气量就明显增大，P_{CO_2} 的作用尤为突出。

在体内正常生理条件下，这三种因素中，一种因素的改变通常会引起其他两种因素相应发生变化，三者之间相互影响、相互作用。当一种因素改变，另两种因素不加控制时，会出现以下情况（图 5-19）：如 P_{CO_2} 升高时，H^+浓度也随之升高，两者的作用总和起来，使肺通气较单独 P_{CO_2} 升高时为大。H^+浓度增加时，因肺通气增大使二氧化碳排出增加，P_{CO_2} 下降，抵消了一部分 H^+浓度的刺激作用；二氧化碳含量的下降，也使 H^+浓度有所降低。两者均使肺通气的增加较单独 H^+浓度升高时为小。P_{O_2} 下降时，也因肺通气量增加，呼出较多的二氧化碳，使 P_{CO_2} 和 H^+ 浓度下降，从而削弱了低氧的刺激作用。

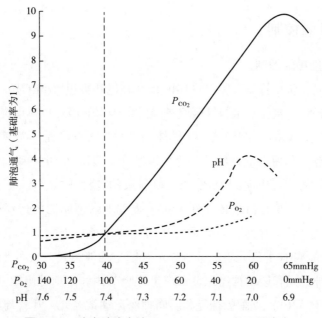

图 5-19　改变动脉血液 P_{CO_2}、 P_{O_2}、 pH 三因素之一

而维持另外两个因素正常时的肺泡通气反应（1mmHg＝0. 133kPa）。

3. 呼吸肌本体感受性反射

呼吸肌是骨骼肌，其本体感受器主要是肌梭（详见神经系统），当肌肉受到牵张刺激而兴奋时，冲动经背根传入脊髓中枢，反射性地引起受刺激肌梭所在肌肉收缩，称为呼吸肌的本体感受性反射。该反射在维持正常呼吸运动中起一定作用，尤其在运动状态或气道阻力加大时，吸气肌收缩程度增大而使肌梭受到牵拉刺激，从而反射性地引起呼吸肌收缩加强，以克服气道阻力。

4. 防御性呼吸反射

呼吸道黏膜受刺激时所引起的一系列保护性呼吸反射称为防御性反射，其中主要有咳嗽反射和喷嚏反射。

（1）咳嗽反射　是常见的重要防御反射。喉、气管和支气管的黏膜感受器受到机械、化学性刺激时，冲动经迷走神经传入延髓，触发一系列协调的反射活动，引起咳嗽反射。咳嗽时，先是深吸气，接着紧闭声门，呼气肌强烈收缩，肺内压和胸膜腔内压急速上升，然后声门突然打开，肺内外气压差极大，气体以极高的速度从肺内冲出，将呼吸道内异物或分泌物排出。剧烈咳嗽时，胸膜腔内压显著升高，可阻碍静脉回流，使静脉压和脑脊液压升高。

（2）喷嚏反射　喷嚏反射是和咳嗽反射类似的反射，不同之处是其感受器在鼻黏膜，传入神经是三叉神经。发生反射时，引起轻微的吸气动作，同时腭垂下降，舌压向软腭，并产生爆发性呼气，使高压气体由鼻腔急速射出，以便清除鼻腔中的刺激物。

三、睡眠中的呼吸控制

1. 睡眠时呼吸的神经控制

延髓呼吸神经元，包括背侧呼吸组（DRG）和腹侧呼吸组（VRG），和支配咽和喉部肌肉的颅神经运动神经元，接受从脑桥呼吸组神经纤维传出的信号。孤束腹外侧核的背内侧髓质含有吸气神经元；而 VRG 含有疑核、呼气神经元和吸气神经元。吸气神经元复合体能产生基本呼吸节律、有"起搏点"的特性。传入神经（来自肺、颈/主动脉化学感受器和压力感受器的迷走神经）将信息传递到 DRG 和延髓孤束的各种亚核。P_{CO_2}、P_{O_2}、pH 和血压信息通过吸气和呼气神经元整合后也传递到 VRG。支配咽喉部肌肉的运动神经元位于疑核和颅尾延展区。脑神经（舌下神经、三叉神经和面运动神经）支配上气道肌肉，保持上气道通畅。最后，DRG 和 VRG 神经元将信号传导至脊髓运动神经元，从而支配呼吸肌。呼吸脊髓延髓区、运动前神经元和运动神经元负责产生呼吸节律和中枢呼吸驱动。在吸气过程中，中枢神经元（DRG 和 VRG）支配膈神经和肋间神经运动神经元。呼气神经元抑制吸气神经元，从而使呼气动作得以完成。咽部肌肉运动神经元活动的控制机制不同于脊髓呼吸肌肉的控制机制。网状结构主导了舌下运动神经元的吸气驱动，提供了呼吸系统的强直驱动。这会对睡眠时呼吸产生显著影响。呼吸和非呼吸（体位/行为）功能肌肉的活动，如肋间肌和咽部肌肉，在睡眠时往往受到抑制。

2. 睡眠时的呼吸生理

呼吸肌没有自主节律性，必须通过中枢进行控制。颈/主动脉化学感受器和压力感受器的化学信号（P_{O_2} 和 P_{CO_2}）、迷走传入神经元的机械信号（肺的拉伸、压缩和阻塞）以及行为信号（觉醒刺激）会作用在呼吸中枢，对呼吸节律起到调节作用。

缺氧：睡眠时缺氧对呼吸的刺激作用是相对迟钝的。有研究发现，缺氧对呼吸的刺激作用是有性别差异的。清醒状态下，相比女性，男性对缺氧的反应更敏感。男性非快速眼动（NREM）睡眠中，缺氧对呼吸的刺激作用相较睡眠时是下降的；但女性清醒和 NREM 睡眠中，缺氧对呼吸的刺激作用水平类似。随着睡眠呼吸紊乱疾病的进展，快速眼动（REM）睡眠中缺氧对呼吸的刺激作用也会出现下降。二氧化碳过度通气造成的低氧血症并不是常见的觉醒刺激，所以对这类患者即使动脉氧饱和度已经下降到 70% 时仍可处于睡眠状态中。

高碳酸血症：对呼吸的刺激作用在睡眠中也会下降，在 REM 睡眠中变得最迟钝。缺氧情况下，女性高碳酸血症对呼吸的刺激作用在 NREM 睡眠和觉醒状态下并没有显著差别。相较男性，女性睡眠中的通气反应更好。当呼气末二氧化碳水平超过 50mmHg 以上时，高碳酸血症会促使患者从睡眠中觉醒。同时并发的低氧血症会增加机体对高碳酸血症的敏感性。

气道阻力：气道阻力的增加，包括吸气阻力或吸气时气道闭塞造成的气道阻力的额外增加，都会导致觉醒的发生。

在 NREM 睡眠 2 期、3 期和 REM 睡眠时，吸气阻力增加会导致觉醒频率增高。慢波睡眠时，因吸气阻力增高而导致觉醒的发生频率最低。相反的，REM 睡眠中，因气道闭塞导致觉醒的发生频率较高。睡眠时上气道肌肉张力下降，导致解剖结构改变，这使得睡眠时上气道阻力增加明显。睡眠时体位改变或静脉充盈会使气道阻力增加更明显。

（1）睡眠时的呼吸规律　睡眠会导致不规则呼吸模式进一步发展，特别在 NERM 睡眠 1 期和 2 期时。当二氧化碳敏感性和阈值从清醒（低）水平进展为睡眠（高）水平时，周期性呼吸，包括偶发的中枢性呼吸暂停，出现频率可以增加。已有研究证明，低碳酸血症伴或不伴缺氧均可诱导 NREM 睡眠中不规则呼吸模式的产生。绝经前妇女的窒息阈值比绝经后妇女及男性都要来得高。低碳酸血症伴随气道阻力的增高可导致阻塞性呼吸暂停的出现。

（2）睡眠时的呼吸肌功能　相较直立位，仰卧位时功能残气量显著下降。这是因为仰卧位时腹压增加导致胸壁扩张能力相对下降。REM 期间，肋间肌会出现睡眠相关张力下降从而导致胸壁顺应性下降，使得膈肌成为唯一的呼吸肌。呼吸肌张力、高碳酸血症水平及化学感受器对低氧的敏感性下降均可导致 REM 睡眠中低通气的发生。

睡眠中其他重要的呼吸生理变化包括：对弹性载荷通气反应下降，每分通气量下降，上气道阻力增加。低潮气量是造成分钟通气量下降的主要原因，呼吸频率改变相对较少，吸：呼比几乎没有变化。

四、特殊条件下的呼吸运动及其调节

当人体处于运动、高海拔、潜水、失重和高温等特殊条件下，呼吸运动除上述调节机制外，不同条件下的调节有其自身特点。下面主要介绍运动、高海拔、潜水时的呼吸调节。

1. 运动时的呼吸调节

运动时呼吸加深加快，肺通气量增加，O_2 的吸入量和 CO_2 的排出量都相应增加，其增加的程度随着运动量大小和时间长短而异。运动开始时肺通气量骤增，可能与运动时肌肉和关节内的本体感受器受刺激，反射性刺激呼吸有关，也可能与化学感受性反射相关，随后增加趋于平缓达一定水平。运动停止后，肺通气量先骤降，随后缓慢下降，最后恢复到运动前的水平。这是因为运动时欠下了"氧债"（oxygen debt），运动停止后必然有一个偿还过程。然而，此时引起肺通气量增加的刺激因素不是 CO_2 的增加或 O_2 的降低，而是由于乳酸血症引起的 H^+ 浓度升高。

2. 低气压（高海拔）条件下的呼吸调节

海平面的空气压力为一个大气压，海拔越高，大气压越低。在不考虑纬度因素时，在海拔 5500m 高度大气压约为海平面的 1/2。海拔增高引起的大气中氧分压降低，称为低氧（hypoxia），也称为低压性低氧（hypobaric hypoxia），此时对人体的生理影响主要是低氧因素的作用，并与低氧程度和持续时间有关，而其低压作用则不明显。吸入气中 PO_2 降低，最初刺激外周化学感受器，进而兴奋呼吸中枢，使呼吸活动加深加快，肺通气量增加，称为急性低氧反应（2~3min），随后数十分钟，因低氧的持续而通气反应下降，称为持续低氧下的通气衰竭，严重时可引起急性高原疾病（出现疲劳、头晕、呼吸困难、头痛、恶心呕吐、失眠、思维和判断能力下降以及全身乏力等症状）；高原性脑水肿（出现剧烈的头痛、呕吐、出现幻觉和短时的记忆丧失、视神经乳头水肿、视野缺失、尿失禁甚至丧失意识、昏迷）；高原性肺水肿（呼吸困难、胸痛、憋气，心率>120 次/min，呼吸频率>30 次/min、紫绀、发热）等。更久地（几小时至几天）置身于低氧环境，通气将再度增强，其幅度可超过急性低氧反应的峰值，称为习服。因此高海拔低氧时的通气反应包含兴奋性和抑制性反应，很大程度上受到低氧程度和低氧持续时间的影响。

3. 高气压（潜水）条件下的呼吸调节

潜水时海水深度每增加 10m，压力约上升 1 个大气压。由于人体体重的 60% 为不可压缩的液体，但是肺内的气体可被压缩。根据 Boyle 定律，在恒温条件下，密闭容器中气体的压力（pressure，P）和体积（volume，V）成反比关系，即 $P_1 \cdot V_1 = P_2 \cdot V_2$。在 20m 的海水中，肺内的气体容积将被压缩至海平面的 1/3，即由平均肺总量 4500mL 压缩至 1500mL，相当于余气量，没有气体再能被呼出了。也由于压缩后肺泡内气体的分压升高，气体可随分压梯度而进入血液，所以肺容积甚至小于余气量容积（1500mL），造成肺泡塌陷。同时，随着压力升高呼吸将变得深而慢，其机制可能与气体压力升高后密度增加，进而导致阻力增加有关。因此，潜水进入高压环境需注意高气压的直接影响和吸入高压气体产生的毒性，而在上升减压过程中因肺泡气随着环境压力的减小而膨胀，所以要防止出现肺部压力性损伤。

思考题

1. 简述呼吸的过程。
2. 简述肺通气的动力。什么是胸内压？胸内压为何始终为负值？
3. 什么是肺表面活性物质？肺表面活性物质有何生理作用？
4. 肺通气的阻力有哪些？
5. 肺容积和肺容量都有哪些？简述相互之间的关系。
6. 为何深而慢的呼吸比浅而快的呼吸效率高？
7. 简述气体交换的过程和机制。
8. 试述氧离曲线及其影响因素。
9. 试述呼吸的神经性调节。
10. 试述化学因素对呼吸的调节。

本章思维导图

拓展阅读素材：常见呼吸系统疾病

第六章
消化与吸收

学习目标

1. 掌握：消化与吸收的概念，胃内及小肠内的消化，三大产热营养素的吸收；

2. 熟悉：人体消化系统的组成、结构，胃肠激素的概念及生理作用，消化道的神经支配及其作用，维生素和矿物质的吸收；

3. 了解：口腔内消化及大肠内消化。

第一节　概述

人体需要的营养物质中绝大部分不能被机体直接利用，需要通过消化系统消化才能被机体吸收利用，而作为小分子物质的营养物质，即使不需要消化，也需要经过消化系统吸收。人体的消化系统是由长约 8~10m 的消化道和相关联的消化腺组成。消化系统的主要功能是通过对食物进行消化和吸收，为机体的新陈代谢提供物质和能量。营养物质在消化道内被分解为可吸收的小分子物质的过程称为消化（digestion）。它包括：①机械性消化（mechanical digestion），即通过消化道肌肉的收缩和舒张，将食物研磨碎，并使之与消化液充分混合，同时将食物不断向消化道的远端推送。②化学性消化（chemical digestion）），它是通过消化腺分泌消化液中的各种消化酶，将大分子的物质分解为小分子物质。

经消化后的营养成分透过消化道黏膜进入血液或淋巴的过程称为吸收（absorption）。未被消化吸收的食物残渣，最后以粪便的形式被排出体外。消化和吸收是两个相辅相成、紧密联系的过程。

一、消化道平滑肌的生理特性

在整个消化道中，除口、咽、食管上端和肛门外括约肌是骨骼肌外，其余部分的肌肉组织都是平滑肌。消化道平滑肌是消化道运动的结构基础，通过其舒缩活动对进入消化道的食物进行破碎、混合和推进，帮助食物充分消化、吸收。

1. 消化道平滑肌的一般特性

消化道平滑肌具肌肉组织的共同特性，如兴奋性、传导性和收缩性，还具有其自身的特点。

（1）消化道平滑肌兴奋性较低，潜伏期、收缩期和舒张期所占的时间均比骨骼肌长，而且变异较大。

（2）消化道平滑肌也有自动节律性，但频率较低，节律也不及心肌规则。

（3）消化道平滑肌经常处于微弱的持续收缩状态，即具有紧张性（tonus）。这对消化道保持一定的形态和位置，以及使消化道内保持一定的基础压力具有重要意义。消化道平滑肌的各种收缩活动都是在紧张性的基础上发生的。

（4）消化道平滑肌具有很大的伸展性。消化道为中空器官，其管壁平滑肌富有伸展性，这一特点使消化道能够容纳食物。

（5）消化道平滑肌对电刺激和针刺、刀割等机械刺激不敏感，但对缺血、牵张、温度和化学刺激很敏感。

2. 消化道平滑肌的电生理特性

消化道平滑肌细胞之间存在缝隙连接（gap junction），细胞间的缝隙连接可使电信号在细胞间传递，因此消化道平滑肌电活动的形式要比骨骼肌复杂得多，主要有静息膜电位、慢波电位和动作电位三种形式。

（1）消化道平滑肌的静息电位较小，消化道平滑肌静息电位的幅值较低、波动较大，实测值为$-60 \sim -50$mV。其产生的机制主要是由于细胞内K^+的外流形成的K^+平衡电位。此外，Na^+、Ca^{2+}和Cl^-也参与静息电位的形成。

（2）消化道平滑肌的膜电位可发生自动的、周期性的去极化和复极化，形成慢波。消化道平滑肌在静息电位的基础上可自发产生节律性的轻度去极化和复极化，由于其频率较慢而被称为慢波（slow wave）。由于慢波决定平滑肌的收缩节律，又称基本电节律（basic electrical rhythm，BER）。慢波幅度较小，约为$10 \sim 15$mV，持续时间数秒至十几秒不等。消化道不同部位慢波的频率不同，人类的胃为3次/min，十二指肠为$11 \sim 13$次/min，回肠末端为$8 \sim 9$次/min。

慢波起源于消化道纵行肌和环行肌之间的Cajal间质细胞（interstitial Cajal cell，ICC）。ICC是分布在消化道自主神经末梢和平滑肌细胞之间的一类特殊细胞，它既不是神经细胞也不是平滑肌细胞，而是一种兼有成纤维细胞和平滑肌细胞特性的间质细胞，它与平滑肌细胞的突起距离很近，在许多部位形成缝隙连接。ICC 产生的电活动可以电紧张形式迅速扩布到纵行肌和环形肌细胞，从而启动节律性电活动。目前认为它是胃肠运动的起搏细胞。去除支配平滑肌的神经纤维后，慢波依然出现，说明慢波的产生不依赖于外来的神经支配，但慢波的幅度和频率受自主神经的调节。过去认为，慢波本身不引起平滑肌收缩，但它能使细胞的静息电位减小，一旦达到阈电位，肌细胞膜上的电压依从性钙离子通道便开放，从而产生动作电位并引起肌肉收缩。现在认为，平滑肌细胞存在两个临界膜电位值：机械阈（mechanical threshold））和电阈（electrical threshold）。当慢波去极化达到或超过机械阈时，细胞内 Ca^{2+} 增加，足以激活细胞收缩（收缩幅度与慢波幅度呈正相关），而不一定引发动作电位；当去极化达到或超过电阈时，则引起动作电位发放，这时进入细胞内的 Ca^{2+} 更多，收缩进一步增强，慢波上负载的动作电位数目越多，肌肉的收缩就越强（图 6-1）。

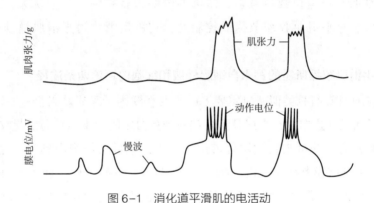

图 6-1 消化道平滑肌的电活动

慢波去极化幅度达到机械阈但尚低于电阈时，平滑肌出现小幅度收缩；慢波去极化达到电阈后，发放动作电位，平滑肌发生较强的收缩。实验记录胃和小肠离体平滑肌电活动时发现，凡附有 ICC 层的肌层均能记录到慢波，用河豚毒素或阿托品阻断神经丛的神经元活动后，慢波仍然存在；若去除了附有 ICC 层的肌层，则记录不到自发性慢波去极化，电脉冲刺激也不能诱发慢波。去除 ICC 以后，平滑肌受刺激时仍可产生动作电位，但非慢波样活动。目前认为，肠运动神经末梢、ICC 和平滑肌细胞组成一个功能元件，肠运动神经释放的神经递质与 ICC 表达的受体结合，影响 ICC 的活动，因为 ICC 与平滑肌细胞是电偶联关系，神经冲动可通过 ICC 传向平滑肌。

目前，慢波产生的离子机制还不完全清楚，可能与细胞膜上生电性钠泵的波动性活动有关，当钠泵活动暂时被抑制时，膜便发生去极化；当钠泵活动恢复时，膜电位便又回到原来的静息水平。用抑制钠泵的药物哇巴因（ouabain）后，胃肠平滑肌的慢波消失。

（3）外来刺激或慢波电位均可使消化道平滑肌细胞产生动作电位　当消化道平滑肌受到各种理化因素刺激，或者当慢波去极化达到阈电位时，即可产生动作电位。与慢波相比，动作电位的时程很短，约 10~20ms，故又称快波。动作电位常叠加在慢波的峰顶上，幅度为 60~70mV，可为单个，也可成簇出现。通常慢波电位幅度愈高，动作电位的频率也就愈高。

目前认为，平滑肌细胞缺乏快 Na^+ 通道，但存在一种开放和关闭速度都比快 Na^+ 通道慢的钙-钠通道，这种慢通道允许 Ca^{2+} 和少量的 Na^+ 内流，从而使细胞发生去极化，产生动作电位的去极化相。由于该通道的开放和关闭均较缓慢，因此与神经细胞及骨骼肌细胞相比，平滑肌细胞动作电位持续时间相对较长。动作电位的复极化则主要由 K^+ 通道开放，K^+ 外流所引起。

慢波、动作电位和肌肉收缩的关系可简要归纳为：平滑肌的收缩通常是在动作电位之后产生的，而动作电位则是在慢波去极化的基础上发生的。慢波电位虽然有时也能引起肌肉收缩，但幅度很低，并且较少出现。动作电位与平滑肌收缩之间存在很强的相关性，每个慢波上出现的动作电位数目越多，肌肉的收缩力就越强。一般认为，慢波是平滑肌收缩的起步电位，是平滑肌收缩节律的控制波，它决定消化道平滑肌蠕动的节律、方向和速度。

3. 消化道平滑肌收缩所需的钙来自细胞外液和细胞内钙库两条途径

平滑肌的收缩与骨骼肌类似，也需要 Ca^{2+} 作为偶联因子来启动兴奋-收缩过程。Ca^{2+} 通过钙调素机制激活肌球蛋白酶，在肌球蛋白和肌动蛋白之间产生能量而引起收缩。平滑肌收缩时，细胞内的钙离子既可来自细胞外液中的 Ca^{2+}，也可由细胞内钙库（主要为肌质网）释放 Ca^{2+}。平滑肌细胞膜上有两种 Ca^{2+} 通道，一种是电压依赖性 Ca^{2+} 通道（voltage-dependent Ca^{2+} channel），主要由动作电位的去极化所激活，慢波去极化达到机械阈时也可引起该通道开放；另一种是受体控制性 Ca^{2+} 通道（receptor-operated Ca^{2+} channel），主要由去甲肾上腺素激活。肌质网释放 Ca^{2+} 也是通过 Ca^{2+} 通道，该通道的调节机制至少有两种，一是三磷酸肌醇（inositoltriphosphate，IP3）与其受体结合后引起 Ca^{2+} 通道开放，二是经通道进入胞质的 Ca^{2+} 可激活肌质网上的 RyR（一种对 Ca^{2+} 敏感的 ryanodine 受体），诱发肌质网释放 Ca^{2+}。

前列腺素、乙酰胆碱、儿茶酚胺、组胺及血管紧张素等体液物质能影响平滑肌的收缩。多数体液物质都是通过影响钙通道的开关而发挥作用。如乙酰胆碱通过与肌膜表面的 M 型受体结合，可激活 Ca^{2+} 通道，使胞外 Ca^{2+} 内流增加，引起继发性肌质网 Ca^{2+} 释放，从而使平滑肌收缩。儿茶酚胺通过兴奋细胞膜上 α 肾上腺素能受体，使 Ca^{2+} 激活的大电导 K^+ 通道开放，引起 K^+ 外流增加，肌膜发生超极化，导致平滑肌不易兴奋；若与 β 肾上腺素能受体结合，则使细胞内 cAMP 合成增加，促进肌质网上的 Ca^{2+} 泵激活，从而降低细胞内 Ca^{2+} 的含量，导致平滑肌舒张。组胺对平滑肌活动有兴奋和抑制双重效应，如果组胺与 H_1 受体结合，可使肠道平滑肌发生去极化，动作电位增多，平滑肌收缩加强。若与 H_2 受体结合，则能使细胞内 cAMP 含量增多，导致平滑肌舒张。

二、消化系统的外分泌功能

整个消化道内存在许多能够分泌消化液的消化腺，包括唾液腺、胃腺、胰腺、肝脏、小肠腺和大肠腺，人体消化腺分泌的消化液总量可达 6~8L/d，其中绝大部分被胃肠道重吸收回血液（图6-2）。消化液的主要成分是水、无机盐和多种有机物，而最重要的是有机物中的多种消化酶，它们能对不同的食物进行相应的化学性消化。消化液的分泌是一种主动耗能的过程，包括腺细胞从血液中摄取原料，在细胞内合成分泌物，在适当的刺激（如进食）时发生分泌。腺细胞膜上存在多种受体，当不同的神经递质和体液因子（如激素等）与之结合时，可通过不同的受体后信号转导机制影响其分泌活动。

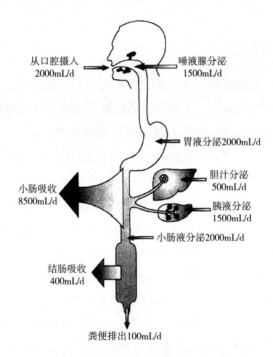

从口腔摄入 2000mL/d
唾液腺分泌 1500mL/d
胃液分泌2000mL/d
胆汁分泌 500mL/d
小肠吸收 8500mL/d
胰液分泌 1500mL/d
小肠液分泌2000mL/d
结肠吸收 400mL/d
粪便排出100mL/d

图 6-2　消化道每日分泌和吸收的液体量

消化腺分泌的消化液在食物的消化过程中发挥重要的生理功能。①稀释食物，使食物的渗透压与血浆渗透压接近，以利于营养成分的吸收。②为消化酶的活动提供适宜的 pH 环境，能使消化酶最大限度的发挥作用。③分解不同性质的食物，如蛋白质、脂肪和糖类等复杂的食物成分，便于吸收。④分泌黏液、抗体和液体等，对保护消化道黏膜免受理化因素的损伤和抵抗病原微生物的侵害具有重要意义。

消化腺的分泌受神经和体液因素的调节。

1. 肠壁神经的调节

接触性机械刺激、化学刺激和消化道管壁扩张，都能通过肠壁神经反射使消化道上皮浅表和深部的腺体分泌消化液。

2. 自主神经调节

副交感神经兴奋能增加消化道腺体（包括唾液腺、食管腺、胃腺、胰腺、肠腺等）的分泌；而交感神经兴奋对腺体的分泌有双重效果，当单独刺激交感神经时能轻度增加腺体分泌，但如果在副交感神经或体液因素已经引起腺体大量分泌的情况下再刺激交感神经，则可通过引起腺体血管收缩而使腺体分泌减少。此外唾液腺在交感神经兴奋时分泌黏稠的唾液。

3. 体液因素的调节

在消化道管腔内存在食物时，胃肠黏膜释放多种胃肠激素，胃肠激素被吸收入血后，再作用于相应的消化腺，刺激腺体分泌。

三、消化系统的神经支配

在整体水平，胃肠活动受植物性神经系统和肠道神经系统的双重支配。两个系统相互协调统一，完成对胃肠道功能的调节。支配胃肠道的自主神经包括交感神经和副交感神经。

1. 交感神经对胃肠道的运动和腺体分泌通常起抑制作用

交感神经从脊髓胸 5~腰 2 节段的侧角发出，在腹腔神经节、肠系膜神经节或腹下神经节换元后发出节后纤维，主要终止于内在神经丛的胆碱能神经元，一般是抑制其兴奋性。少数交感神经节后纤维也可直接支配胃肠道的平滑肌、血管平滑肌及胃肠道的腺细胞。交感神经节后纤维末梢释放去甲肾上腺素，对胃肠运动和腺体分泌通常起抑制性调节作用，而对消化道的括约肌则起兴奋作用；对血管平滑肌则引起收缩，使血流量减少。

2. 副交感神经对胃肠道的运动和消化腺分泌通常起兴奋作用

副交感神经主要来自迷走神经和盆神经，其节前纤维到达胃肠道后直接终止于胃肠道的壁内神经元，与壁内神经元形成突触，然后发出节后纤维支配胃肠道的腺细胞、上皮细胞和平滑肌细胞。副交感神经的大部分节后纤维释放的递质是乙酰胆碱，通过激活 M 型胆碱能受体，促进胃肠道运动和腺体分泌，但对消化道的括约肌则起抑制作用。也有少数副交感神经的节后纤维释放某些肽类物质，如血管活性肠肽、P 物质、脑啡肽和生长抑素等，因而有肽能神经之称，在胃的容受性舒张、机械刺激引起的小肠充血等过程中起调节作用。

3. 消化道的内在神经系统构成消化道的相对独立而完整的神经网络系统

肠道神经系统（enteric nervous system，ENS）又称内在神经系统（intrinsicnervous system），包括黏膜下神经丛（submucosal plexus）和肌间神经丛（myenteric plexus）两部分。前者位于黏膜下层，主要调节腺细胞和上皮细胞的功能；后者则存在于环行肌与纵行肌之间，主要支配平滑肌的活动。两种神经丛之间也存在着复杂的纤维联系（图 6-3）。壁内神经丛内存在感觉神经元、运动神经元和大量的中间神经元，构成一个完整的、相对独立的整合系统，可完成局部反射。在没有外来神经冲动影响的情况下，内在神经系统可独立地调节胃肠的运动、分泌、血流量及水、电解质的转运；而在完整的机体内，内在神经系统又受外来神经的调控。内在神经系统具有复杂多样的化学递质和调质，中枢神经系统中几乎所有的递质和调质都存在于肠神经系统，表明胃肠道活动与中枢神经系统之间存在着密切的关系。

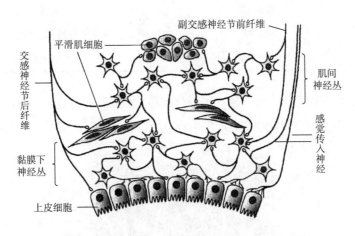

图6-3　消化道内在神经与自主神经的关系示意图

四、消化系统的内分泌功能

消化道有大量能分泌各种胃肠激素的内分泌细胞，这些细胞都具有摄取胺的前体、进行脱羧而产生肽类或活性胺的能力。通常将这类细胞统称为胺前体摄取和脱羧细胞（amine precursor uptake and decarboxylation cell，APUDC）。现已知道，具有这种能力的细胞约40多种，神经系统、甲状腺、肾上腺髓质、腺垂体等组织中也含有APUD细胞。胃肠道黏膜中内分泌细胞的总数远远超过体内其他内分泌细胞的总和，因此消化道被认为是体内最大，也是最复杂的内分泌器官。由于这些内分泌细胞合成和释放的多种激素主要在胃肠道内发挥作用，因此把这些激素合称为胃肠激素（gastrointestinal hormone）。胃肠道内分泌细胞的名称、分布和分泌的物质列于表6-1。

表6-1　胃肠道内主要内分泌细胞的种类、分布和分泌物

细胞名称	分泌物质	细胞所在部位
A 细胞	胰高血糖素	胰岛
B 细胞	胰岛素	胰岛

续表

细胞名称	分泌物质	细胞所在部位
D 细胞	生长抑素	胰岛、胃、小肠、结肠
G 细胞	促胃液素	胃窦、十二指肠
I 细胞	缩胆囊素	小肠上部
K 细胞	抑胃肽	小肠上部
Mo 细胞	胃动素	小肠
PP 细胞	胰多肽	胰岛、胰腺外分泌部、胃、小肠、大肠
S 细胞	促胰液素	小肠上部

胃肠激素的分泌有内分泌、旁分泌、神经分泌和自分泌等多种方式。胃肠激素从胃肠内分泌细胞释放后，作用于相应的靶细胞而产生生理效应，作用的方式包括以下几种（图6-4）。

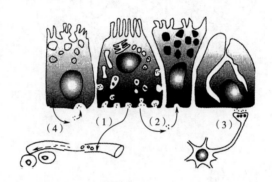

图6-4　胃肠激素分泌方式示意图

（1）内分泌　　（2）旁分泌　　（3）神经分泌　　（4）自分泌

1. 内分泌

多数胃肠激素从内分泌细胞释放后，进入血液循环并转运至靶细胞发挥作用，即经典的内分泌（endocrine）方式，如促胃液素、缩胆囊素、抑胃肽等都是通过血液循环到达靶细胞而发挥作用。

2. 旁分泌

一些胃肠激素释放后，在局部组织液中扩散至邻近的靶细胞起作用，这种作用方式称为旁分泌（paracrine），如胃窦部和胰岛内 D 细胞释放的生长抑素，就是以旁分泌形式对邻近的促胃液素细胞或胰岛 B 细胞产生抑制性调节作用的。

3. 神经分泌

有些胃肠激素同时又是胃肠道肽能神经的递质，由神经末梢释放后发挥作用，故称为神经分泌（neurocrine），如血管活性肠肽和铃蟾素等可作为神经分泌激素发挥作用。

4. 自分泌

胃肠激素从内分泌细胞分泌后，直接作用于该细胞自身或邻近与自身同类的细胞，称为自分泌（autocrine）。目前已知，有些细胞可能只分泌一种激素，而另一些细胞可以分泌两种以上的激素，特别是当细胞处于不同的功能状态和不同的成熟阶段时，其分泌的激素可以不同。

胃肠激素的作用非常广泛，除了能调节消化器官的活动外，对体内其他器官的功能也能产生明显的影响。胃肠激素可以调节消化道上皮和腺体的分泌以及消化道的运动。不同的胃肠激素对不同的消化腺、平滑肌和括约肌产生不同的调节作用，一种激素可以调节多个消化器官的活动；同样，一个消化器官的活动又往往接受多种胃肠激素的调节。表 6-2 列出了五种主要的胃肠激素的作用及引起这些激素释放的刺激物。

表6-2 五种胃肠激素的主要生理作用及释放的刺激物

激素名称	主要生理作用	引起释放的刺激物
促胃液素	促进胃酸和胃蛋白酶分泌，使胃窦和幽门括约肌收缩，促进胃排空，促进胃肠运动和胃肠上皮生长	蛋白质消化产物、迷走神经递质、扩张胃
缩胆囊素	刺激胰液分泌和胆囊收缩，增强小肠和结肠运动，抑制胃排空，增强幽门括约肌收缩，松弛 Oddi 括约肌[①]，促进胰腺外分泌部的生长	蛋白质消化产物、脂肪酸
促胰液素	刺激胰液及胆汁中的 HCO_3^- 分泌，抑制胃酸分泌和胃肠运动，收缩幽门括约肌，抑制胃排空，促进胰外分泌部生长	盐酸、脂肪酸
抑胃肽	刺激胰岛素分泌，抑制胃酸和胃蛋白酶分泌，抑制胃排空	葡萄糖、脂肪酸和氨基酸
胃动素	在消化间期刺激胃和小肠的运动	迷走神经、盐酸和脂肪

①胆总管和胰管末端及壶腹部周围各有环形括约肌包绕，统称为 Oddi 括约肌。

肠激素可以调节其他激素的合成与释放。胃肠激素如促胃液素、促胰液素、缩胆囊素在药理剂量时有促进胰岛素分泌的作用，而抑胃肽在生理条件下即可刺激胰岛素分泌。在进食时，食物对消化道的刺激可引起抑胃肽分泌，后者再刺激胰岛素分泌，这样就可以使糖在血中的浓度尚未明显升高时就能被组织和细胞利用，并且对于防止餐后血糖过高而从尿中丢失糖具有重要的意义。这也是体内前馈（feed-forward）调节的一个例子。另外，胰高血糖素可通过升高血糖间接刺激胰岛素分泌，也可直接作用于 B 细胞使其分泌增多。

胃肠激素的营养作用表现在促进消化道组织的代谢和生长。一些胃肠激素能促进消化道组织代谢，并有促其生长的作用，称为营养作用（trophic action）。这种作用可能与刺激胃肠道黏膜的 DNA、RNA 和蛋白质合成有关。给动物长期注射五肽促胃液素（一种人工合成的促胃液素活性片段），可引起胃壁细胞增生。临床也观察到，切除胃窦的患者血清促胃液素水平下降，同时伴有胃黏膜萎缩；反之，患有促胃液素瘤的患者血清中促胃液素的水平很高，并伴有胃黏膜增生肥厚。小肠黏膜I细胞释放的缩胆囊素也有促进胰腺外分泌组织生长的作用。

　　胃肠激素还可影响机体的免疫功能。近年发现，肠黏膜固有层的淋巴组织中有肽类神经纤维，不少胃肠激素对免疫细胞增生、炎症介质与细胞因子的产生或释放、免疫球蛋白的生成、白细胞的趋化和吞噬作用、溶酶体释放以及免疫细胞氧化代谢等都能发生广泛影响。同时，许多免疫细胞也能分泌胃肠激素，如巨噬细胞可分泌 P 物质、生长抑素、铃蟾素、β-内啡肽，淋巴细胞可分泌 α-内啡肽等。其中有些神经肽，如 P 物质、降钙素基因相关肽等，还可以作为内脏神经系统和免疫系统发生相互联系的重要环节。

　　肠神经免疫通信（enteric neuroimmune communication，ENIC）指的是肠黏膜免疫系统和肠神经系统之间存在的直接信息联系，是神经免疫调节模式中的一种。神经细胞和免疫细胞之间可以通过旁分泌的形式发生相互联系。由于肠神经系统（ENS）是一个独立、完整的系统，像一个"微型脑"，故可被称为"肠脑"（brain-in-the-gut）。除了 ENS 以外，消化道还是体内最大的淋巴器官，具有独特的肥大细胞（mast cell）。消化道是机体与外界接触最多的部位之一，肠黏膜上皮的物理和化学屏障不足以完全抵御大量抗原的刺激，因而对肠黏膜免疫系统构成慢性刺激，而肠黏膜免疫系统（mucosal immune system，MIS）作为第一道防线，可时刻抵御饮食中抗原、细菌、病毒和毒素的侵袭。

　　中枢神经系统、肠神经系统、肠黏膜免疫系统以及消化效应器系统之间的关系，如图 6-5 所示。

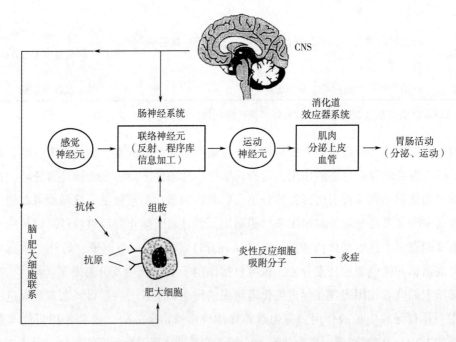

图 6-5　肠神经系统、肠神经免疫通信与中枢神经系统的联系

CNS—中枢神经系统

近年来发现，一些被认为是胃肠激素的肽也存在于中枢神经系统，而原来认为只存在于中枢神经系统的神经肽也在消化道中被发现。这些既存在于消化系统，又存在于中枢神经系统的肽类物质，通常被称为脑-肠肽（brain-gut peptide）。目前已知的脑-肠肽，有促胃液素、缩胆囊素、胃动素、生长抑素、神经降压素等20多种。现已对双重分布的某些脑-肠肽的功能进行了研究，例如，对存在于脑内的促甲状腺释放激素促进胃酸分泌的中枢机制已有所了解，但它在胃肠道内存在的生理意义还不清楚。

5. 消化道血流的一般特点

消化道内贮存的血量很大。进入消化系统的血量约占心输出量的1/3，这不仅可适应胃肠道诸多复杂功能的血供需要，还可使胃肠道的血管系统起贮血库作用。在急性大量失血及其他严重应激情况下，这部分贮藏的血液可被释放进入循环，以保证心、脑等重要器官的供血。供给胃肠道的血液主要来自腹主动脉发出的三大分支，即腹腔动脉、肠系膜上动脉和肠系膜下动脉。消化系统的血液供应是内脏循环的一部分，包括消化道自身的血流和流经脾、胰腺和肝脏的血流。胃、脾和胰腺的血液通过门静脉入肝，经肝窦汇入肝静脉，再经腔静脉进入右心房。肝脏的网状内皮细胞能够清除从肠道进入血液的细菌和一些特殊物质，避免其进入全身循环产生不利后果。

消化道的局部运动状况及各种局部代谢产物是调节血流的主要因素。机体在大量吸收营养物质时，绒毛和黏膜下紧密连接处的血流是平时的 8 倍。消化道局部活动引起血流增加的可能机制包括：①消化过程中肠道释放多种舒血管活性物质，通常为肽类激素，如促胃液素、促胰液素、胰高血糖素等。②胃肠腺体释放的激肽和缓激肽也是非常强的血管舒张剂。③肠壁组织中的氧分压降低时可使局部血流量增加，同时腺苷的生成增加。

第二节　口腔内的消化

食物的消化从口腔开始。在口腔内，食物通过咀嚼和唾液的消化与混合形成食团，经吞咽到达胃。胃是消化道中一个袋状的膨大部分，能暂时贮存食物，并对食物进行初步消化，继而排入小肠。

一、唾液的性质、成分及作用

人的口腔内有三对大的唾液腺，即腮腺、颌下腺和舌下腺，另外还有许多分散的小唾液腺。唾液（saliva）是由这些唾液腺分泌的混合液，pH 为 6.0~7.0。唾液中水分占99%，有机物主要为黏蛋白，此外还有球蛋白、氨基酸、尿素、尿酸、唾液淀粉酶（salivary amylase）和溶菌酶等，无机物有 Na^+、K^+、Ca^{2+}、HCO_3^-、Cl^- 等。通常每天唾液的分泌量为 800~1500mL。唾液为无色、无味的低渗液体，渗透压最低可达 50mOsm/（$kg \cdot H_2O$），这是唾液腺导管上皮细胞对 Na^+ 和 Cl^- 的重吸收造成的。当分泌速率增加，重吸收减弱时，唾液的渗透压将升高，最高可接近血浆渗透压，达 300mOsm/（$kg \cdot H_2O$）。唾液中的离子浓度也随分泌速率的变化而变化。分泌速率增加时，唾液中 Na^+ 和 Cl^- 的浓度升高，K^+ 浓度降低；而分泌速率降低时则出现相反的现象。唾液中 K^+ 的浓度总是高于血浆。

唾液具有湿润、清洁、保护、消化、排泄等作用。唾液的生理功能为：①湿润口腔，便于吞咽和说话。②清洁和保护口腔，冲洗和清除食物残渣。③唾液具有一定的消化功能，唾液中的唾液淀粉酶可使淀粉分解为麦芽糖。④冲淡和中和有害物质，可使进入体内的某些异物随唾液排出。⑤溶解食物，有利于产生味觉。⑥唾液中的溶菌酶具有杀菌作用。

唾液分泌受神经和体液因素调节。在安静情况下，唾液腺分泌速度为 0.5mL/min 左右，称为基础分泌（basic secretion），其主要功能是湿润口腔。进食时唾液的分泌速度明显增多，主要是神经调节的结果。神经系统对唾液分泌的调节包括条件反射和非条件反射。进食时，食物对舌、口腔和咽腔黏膜的机械性、化学性和温热性刺激引起的唾液分泌为非条件反射。进食过程中，食物的性状、颜色、气味、进食环境、进食信号，以及与食物和进食有关的第二信号（言语）等，均可引起明显的唾液分泌，为条件反射。

唾液分泌的非条件反射性调节可分为两期：口腔期及食管、胃、小肠期。食物进入口腔，刺激舌、口腔和咽部黏膜的机械性、化学性和温热性感受器，使其兴奋，通过第Ⅴ、Ⅶ、Ⅸ、Ⅹ对脑神经传入到延髓的上涎核和下涎核（唾液分泌的基本中枢），然后通过第Ⅶ、Ⅸ对脑神经的副交感和交感神经纤维到达唾液腺。副交感神经兴奋释放乙酰胆碱（ACh）作用于腺细胞膜上的 M 型胆碱能受体，引起细胞内三磷酸肌醇（IP_3）释放，触发细胞内钙库释放 Ca^{2+}，使腺细胞的分泌功能加强、腺体的肌性上皮细胞收缩、腺体血管舒张、腺体血流量增加、细胞代谢增强，最终使唾液分泌增多（图 6-6）。副交感神经兴奋引起的唾液分泌，主要为量多而固体成分少的稀薄性唾液分泌。阿托品（atropine）可阻断上述作用，从而抑制唾液分泌。唾液腺还受交感神经的支配。交感神经释放的递质为去甲肾上腺素，后者作用于腺细胞膜上的 β 肾上腺素受体，引起细胞内 cAMP 水平增高，使唾液腺分泌黏稠的唾液；食物刺激食管、胃和十二指肠上部的感受器，反射性引起唾液分泌，通常在吞咽刺激性的食物或发生恶心时唾液分泌增多，其主要生理意义在于稀释或中和刺激性物质。刺激交感神经引起的唾液分泌量远远弱于刺激副交感神经引起的唾液分泌量。

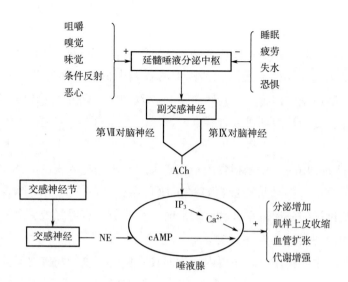

图 6-6 唾液分泌的神经调节

二、咀嚼

咀嚼（mastication）是随意运动，是由咀嚼肌依次收缩所组成的复杂的反射性运动，是将摄入口腔中的食物转变为食团的过程。当食物触及齿龈、硬腭前部和舌表面时，口腔内感受器和咀嚼肌的本体感受器受到刺激，产生传入冲动，反射地引起节律性的咀嚼活动。

咀嚼的主要作用是对食物进行机械性加工，通过上、下牙以相当大的压力相互接触，将食物切割或磨碎。切碎的食物与唾液混合形成食团（bolus），可便于吞咽。咀嚼还可以使唾液淀粉酶与食物充分接触、混合，产生化学性消化作用。此外，咀嚼还能加强食物对口腔内各种感受器的刺激，反射性地引起胃、胰、肝和胆囊的活动加强，为后续消化和吸收做好准备。

三、吞咽

吞咽（deglutition swallowing）是指食团由舌背经咽和食管进入胃的过程。吞咽动作由一系列高度协调的反射活动组成。根据食团在吞咽时经过的解剖部位，可将吞咽动作分为口腔期、咽期和食管期。

1. 口腔期

口腔期（oralphase）是指食团从口腔进入咽的时期。主要通过舌的运动把食团由舌背推入咽部，是一种随意运动，受大脑皮层控制。

2. 咽期

咽期（pharyngeal phase）是指食团从咽进入食管上端的时期，食团刺激咽部的触觉感受器，冲动传到位于延髓和脑桥下端网状结构中的吞咽中枢，立刻发动一系列快速的反射动作，即软腭上举，咽后壁向前突出，封闭鼻、口、喉通路，防止食物进入气管或逆流鼻腔，食管上括约肌舒张，食团从咽部进入食管。

3. 食管期

食管期（esophageal phase）是指食团由食管上端经贲门进入胃的时期。是通过食管的蠕动（peristalsis）实现的。蠕动是空腔器官平滑肌普遍存在的一种运动形式，由平滑肌顺序舒缩形成一种向前推进的波形运动。食管蠕动时，食团前面有舒张波，食团后面跟随有收缩波，从而挤压食团，使食团向食管下端移动。

食管下括约肌的主要作用是阻止胃内容物向食管反流。食管与胃之间虽然在解剖上不存在括约肌，但此处有一段长约 3~5cm 的高压区，其内压力比胃内压约高 5~10mmHg。这一高压区在正常情况下能阻止胃内容物逆流进入食管，具有类似生理性括约肌的作用，故通常将其称为食管下括约肌（lower esophageal sphincter，LES）。当食物进入食管后，刺激食管壁上的机械感受器，可反射性地引起食管下括约肌舒张，允许食物进入胃内。食团进入胃后，食管下括约肌收缩，恢复其静息时的张力，可防止胃内容物反流入食管。

食管下括约肌受迷走神经抑制性和兴奋性纤维的双重支配。食物刺激食管壁可反射性地引起迷走神经的抑制性纤维末梢释放血管活性肠肽（VIP）和 NO，引起食管下括约肌舒张。当食团通过食管进入胃后，迷走神经的兴奋性纤维兴奋，末梢释放 ACh，使食管下括约肌收缩。体液因素也能影响食管下括约肌的活动，如食物进入胃后，可引起促胃液素和胃动素等的释放，使食管下括约肌收缩；而促胰液素、缩胆囊素和前列腺素 A_2 等则使其舒张。此外，妊娠以及过量饮酒、吸烟等可使食管下括约肌的张力降低。

第三节　胃内的消化

胃是消化道中最膨大的部分。成人胃的容量为 1~2L，具有贮存和初步消化食物的功能。食物由食管进入胃内后，经过胃的机械性和化学性消化，食团逐渐被胃液水解和胃的运动研磨，形成食糜（chyme）。胃的运动使食糜逐次、少量地通过幽门，进入十二指肠，此过程叫做胃排空（gastric emptying）。

一、胃液的分泌

胃黏膜存在三种外分泌腺：

①贲门腺：位于胃与食管相连接处的宽约 1~4cm 的环状区，是黏液腺。

②泌酸腺：位于胃底的大部及胃体全部，为混合腺。泌酸腺分泌盐酸、胃蛋白酶原和内因子，典型的泌酸腺由三种细胞组成：黏液颈细胞（neck mucous cell），主要分泌黏液（mucus）和少量胃蛋白酶原（pepsinogen）；主细胞（chief cell, or peptic cell），分泌大量胃蛋白酶原；壁细胞（parietal cell），也称泌酸细胞（oxyntic cell），分泌盐酸（HCl）和内因子。

③幽门腺：分布于幽门部，为分泌碱性黏液的腺体。除上述三种胃腺外，还有分布于胃黏膜所有区域的上皮细胞，它们分泌黏稠的黏液，是构成胃表面黏液层的主要成分（图6-7）。

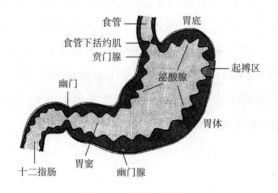

图 6-7　胃的解剖分区

胃黏膜内至少有 6 种内分泌细胞，如 G 细胞分泌胃泌素（gastrin）、D 细胞分泌生长抑素（somatostatin）、嗜铬样细胞（enterochromaffin like，ECL）分泌组胺（histamine）。

1. 胃液的性质、成分和作用

胃液是无色的酸性液体，pH 为 0.9~1.5。正常成人每日分泌胃液的量约为 1.5~2.5L。胃液的主要成分是盐酸、胃蛋白酶原、黏液、内因子和碳酸氢盐。当分泌率增加时，H^+ 浓度升高，Na^+ 浓度下降，Cl^- 和 K^+ 浓度不变。

（1）胃酸　胃液中的盐酸也称胃酸。基础的胃酸分泌是指胃排空后 6h，没有任何食物刺激情况下的胃酸分泌。基础胃酸分泌在不同人或同一人在不同的时间是不同的，平均为 0~5mmol/h，而且表现出昼夜节律性，即早晨 5~11 时分泌率最低，下午 6 时至次晨 1 时分泌率最高。正常人的基础胃酸分泌量约为最大分泌量的 10%。影响基础胃酸分泌的因素可能与迷走神经的紧张性和少量促胃液素的自发释放有关。在食物或药物刺激下，胃酸的分泌量大大增加。正常人的最大胃酸分泌量可达 20~25mmol/h。通常 HCl 的分泌量与壁细胞的数目和功能状态直接相关。

胃液中 H^+ 的浓度为 150~170mmol/L，比血浆浓度高 300 万倍。胃液中的 Cl^- 浓度为 170mmol/L，而血浆的 Cl^- 浓度为 108mmol/L，前者约为后者的 1.7 倍。因此，壁细胞分泌

H^+是逆着巨大的浓度梯度进行的主动转运。现已证明，H^+的分泌是依靠壁细胞顶端膜上的质子泵（proton pump）实现的。质子泵是一种镶于壁细胞顶端膜内陷形成的分泌小管膜上的转运蛋白，具有转运 H^+、K^+ 和催化 ATP 水解的功能，故也称 H^+-K^+-ATP 酶（H^+-K^+AT-Pase）。质子泵可被其选择性抑制剂奥美拉唑所阻断，临床已证明该药能明显抑制胃酸的分泌。

壁细胞分泌盐酸的基本过程如图 6-8 所示。细胞分泌的 H^+ 是由细胞内水解离生成的。在分泌小管膜上的质子泵的作用下，H^+ 从细胞质主动转运到分泌小管中，然后进入胃腔。质子泵每水解 1 分子 ATP 所释放的能量，能驱使一个 H^+ 从胞质进入分泌小管，同时驱动一个 K^+ 从分泌小管进入壁细胞内。H^+ 与 K^+ 的交换是 1 对 1 的电中性交换。在顶端膜主动分泌 H^+ 和换回 K^+ 时，顶端膜上的 K^+ 通道和 Cl^- 通道也同时开放。进入细胞内的 K^+ 又经 K^+ 通道进入分泌小管腔，而细胞内的 Cl^- 通过 Cl^- 通道进入分泌小管腔内，并与 H^+ 形成 HCl。当需要时，HCl 由壁细胞分泌入胃腔。壁细胞内余下的 OH^- 在碳酸酐酶（carbonic anhydrase，CA）的催化下与 CO_2 结合，形成 HCO_3^-，HCO_3^- 通过壁细胞基底侧膜上的 Cl^-—HCO_3^- 逆向交换机制被转运出细胞，而 Cl^- 则被转运入细胞内，再经顶端膜上的 Cl^- 通道进入分泌小管腔。此外，壁细胞基底侧膜上的 Na^+-K^+-ATP 酶将细胞内的 Na^+ 泵出细胞，同时将 K^+ 泵入细胞补充由顶膜丢失的部分 K^+。

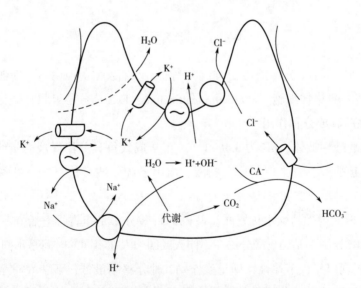

图 6-8　壁细胞分泌盐酸的基本过程模式图

胃酸具有多种生理作用：①激活胃蛋白酶原，并为胃蛋白酶提供适宜的酸性环境。②使食物中的蛋白质变性，从而有利于蛋白质的水解。③杀灭随食物进入胃内的细菌。④盐酸随食糜进入小肠后，可促进促胰液素和缩胆囊素的分泌，进而引起胰液、胆汁和小肠液分泌。⑤盐酸造成的酸性环境还有利于小肠对铁和钙的吸收。

（2）胃蛋白酶原　胃蛋白酶原主要由胃泌酸腺的主细胞合成和分泌。黏液颈细胞、贲门腺和幽门腺的黏液细胞以及十二指肠近端的腺体也能分泌胃蛋白酶原。胃蛋白酶原以无活性的酶原形式储存在细胞内。进食、迷走神经兴奋等刺激可引起其释放增多。胃蛋白酶原进入胃腔后，在 HCl 作用下，水解掉一个小分子的肽后，转变成有活性的胃蛋白酶（pepsin）。激活的胃蛋白酶对胃蛋白酶原也有激活作用（自身激活）。胃蛋白酶可水解食物中的蛋白质，使其分解成 和胨、少量多肽以及氨基酸。胃蛋白酶只有在酸性环境中才能发挥作用，其最适 pH 为 1.8~3.5，当 pH 超过 5.0 时，胃蛋白酶将完全失活。

（3）内因子　壁细胞分泌的糖蛋白称为内因子（intrinsic factor）。内因子有两个活性部位，一个活性部位与进入胃内的维生素 B_{12} 结合，形成内因子-维生素 B_{12} 复合物，可保护维生素 B_{12} 免遭肠内水解酶破坏。当内因子与维生素 B_{12} 的复合物运行至远端回肠后，内因子的另一活性部位便与回肠黏膜细胞膜上的受体结合，促进维生素 B_{12} 的吸收。引起胃酸分泌的各种刺激，如迷走神经兴奋、组胺等，均可使内因子分泌增多。

（4）黏液和碳酸氢盐　胃液中含有大量的黏液，它们是由胃黏膜表面的上皮细胞、泌酸腺、贲门腺和幽门腺的黏液细胞共同分泌的，其主要成分为糖蛋白。由于黏液具有较高的黏滞性和形成凝胶的特性，分泌后即覆盖在胃黏膜表面，在胃黏膜表面形成一层厚约 $500\mu m$ 的保护层。这个保护层可在黏膜表面起润滑作用，减少粗糙食物对胃黏膜的机械损伤。胃黏膜内的非泌酸细胞能分泌 HCO_3^-；另外，组织液中少量的 HCO_3^- 也能渗入胃腔内。进入胃内的 HCO_3^- 并非直接进入胃液中，而是与胃黏膜表面的黏液联合形成一个保护胃黏膜不受损伤的屏障，称为黏液-碳酸氢盐屏障（mucus-bicarbonate barrier）（图 6-9），能有效地保护胃黏膜不受胃内盐酸和胃蛋白酶的损伤。因为黏液的黏稠度为水的 30~260 倍，显著减慢离子在黏液层的扩散速度。当胃腔内的 H^+ 通过黏液层向上皮细胞方向扩散时，其移动速度明显减慢，并不断与从黏液层下面向上扩散的 HCO_3^- 中和。致使黏液层中形成一个 pH 梯度，黏液层靠近胃腔侧呈酸性，pH 为 2.0 左右，而靠近上皮细胞侧则呈中性，pH 为 7.0 左右。因此，胃黏膜表面的黏液层可有效地防止胃内的 H^+ 对胃黏膜的直接侵蚀作用以及胃蛋白酶对胃黏膜的消化作用。

2. 消化期胃液的分泌

进食可刺激胃液大量分泌，称为消化期的胃液分泌。根据消化道感受食物刺激的部位，将消化期的胃液分泌分为头期、胃期和肠期三个时相。

（1）头期胃液分泌　头期胃液分泌主要是由头面部感受器感受食物刺激引起的神经反射。进食时，食物的颜色、形状、气味、声音以及咀嚼、吞咽动作，可刺激眼、耳、鼻、口腔、咽等处的感受器，通过传入冲动反射性地引起胃液分泌，称为头期胃液分泌。用假饲的方法可以证明头期胃液分泌的存在。如图 6-10 所示，给狗事先造成一个食管瘘和一个胃瘘，当狗进食时，摄取的食物都从食管瘘流出体外，并未进入胃内，但这时却有胃液的分泌，胃液从胃瘘流出。

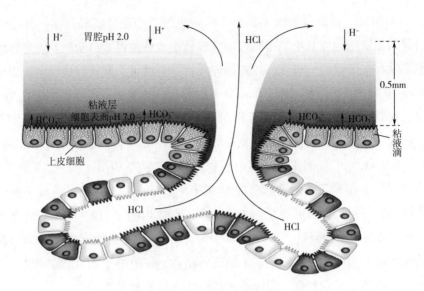

图6-9 胃黏液-碳酸氢盐屏障模式图

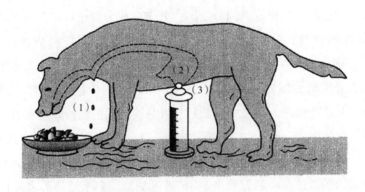

图6-10 假饲的实验方法

(1) 食物从食管切口流出 (2) 胃 (3) 从胃瘘收集胃液

　　引起头期胃液分泌的神经机制包括条件反射和非条件反射。条件反射是指食物的颜色、形状、气味、声音等对视、听、嗅觉器官的刺激引起的反射;非条件反射是食物刺激口、咽等处的机械和化学感受器,这些感受器的信号经传入神经传到位于延髓、下丘脑、边缘叶和大脑皮层的反射中枢。迷走神经是这些反射共同的传出神经,其末梢主要支配胃腺和胃窦部的 G 细胞,既可直接促进胃液分泌,也可通过促胃液素间接促进胃液分泌(图6-11)。

　　支配胃黏膜壁细胞的迷走神经节后纤维末梢释放 ACh,阿托品可阻断迷走神经兴奋引起的壁细胞分泌,但不能阻断迷走神经兴奋引起的促胃液素分泌。研究发现,支配 G 细胞引起促胃液素释放的迷走神经节后纤维末梢释放铃蟾素(bombesin),又称促胃液素释放肽(gastric-releasing peptide, GRP)。在头期胃液分泌中,迷走神经直接通过释放 ACh 的机制更为重要。

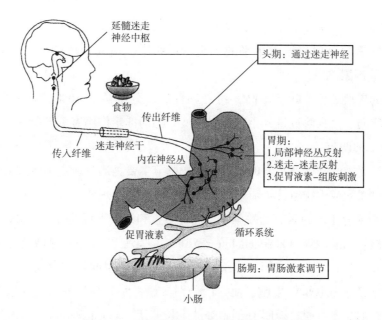

图 6-11　消化期胃液分泌的时相及其调节

头期胃液分泌的特点是持续时间长，分泌量多，约占进食后总分泌量的 30%，酸度及胃蛋白酶原的含量均很高。

（2）胃期胃液分泌　胃期胃液分泌是由进入胃腔的食物刺激胃壁机械和化学感受器引起的胃液分泌。食物进入胃后直接刺激胃壁上的机械感受器和化学感受器，进一步促进胃液大量分泌。其主要途径是：食物直接扩张刺激胃底、胃体部感受器，产生的兴奋性冲动，通过迷走-迷走神经长反射和壁内神经丛的短反射，直接或通过促胃液素间接引起胃腺分泌（图 6-11）；食物扩张刺激幽门部的感受器，通过壁内神经丛作用于 G 细胞，引起促胃液素释放；食物的化学成分，主要是蛋白质的消化产物肽和氨基酸，可直接作用于 G 细胞，引起促胃液素分泌。不同氨基酸对胃酸分泌的刺激作用不同。在人类，苯丙氨酸和色氨酸的作用最强，而糖和脂肪本身并不直接刺激促胃液素的分泌。其他化学物质，如咖啡、可口可乐、茶、牛乳、乙醇、钙离子等也能引起胃液大量分泌。

胃期分泌的胃液量约占进食后总分泌量的 60%，酸度和胃蛋白酶的含量也很高。

（3）肠期胃液分泌　肠期胃液分泌主要是通过体液因素引起的胃液分泌。实验研究表明，将食糜、肉的提取液、蛋白胨液等通过瘘管直接注入十二指肠内，也可引起胃液分泌轻度增加，说明当食物离开胃后，还具有继续刺激胃液分泌的作用。机械扩张游离的空肠袢也能增加胃液的分泌，切断支配胃的神经后，此种分泌仍然存在，说明肠期的胃液分泌主要是通过体液调节机制实现的，神经调节可能并不重要。当食物进入小肠后，通过机械性和化学性刺激作用于小肠黏膜，可使其分泌一种或几种胃肠激素，通过血液循环再作用于胃。在食糜的作用下，十二指肠黏膜除了能释放促胃液素外，还能释放一种称为肠泌酸素（entero-oxyntin）的激素，也能刺激胃酸分泌。在胃窦被切除的患者中发现，进食后仍有血浆促胃液素水平的升高，说明十二指肠释放的促胃液素是肠期引起胃液分泌的体液因素之一。

肠期分泌的胃液量少，酸度不高，约占进食后总分泌量的10%，消化能力也不很强。这可能与酸、脂肪、高张溶液进入小肠后对胃液分泌的抑制作用有关。

3. 胃液分泌的调节

胃液的分泌受神经和体液因素的调节，神经调节主要是通过迷走神经的活动实现，体液调节主要是通过激素或生物活性物质如促胃液素、组胺等实现的。

（1）促进胃液分泌的因素　乙酰胆碱、促胃液素和组胺等可促进胃液分泌。

①乙酰胆碱：乙酰胆碱（acetylcholine，ACh）是支配胃的迷走神经及部分肠壁内神经末梢释放的递质。ACh可直接作用于壁细胞上的M受体，引起胃酸分泌，还可刺激胃泌酸区黏膜内的肠嗜铬样细胞和G细胞，使它们分别释放组胺和促胃液素，间接引起壁细胞分泌胃酸。另外，ACh还可通过抑制D细胞释放生长抑素（somatostatin），从而加强其对G细胞的直接刺激作用（图6-12）。

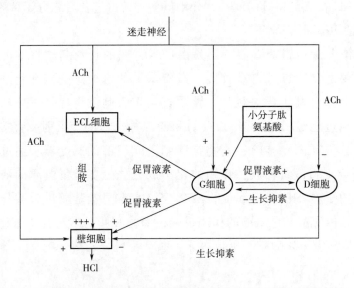

图6-12　迷走神经及乙酰胆碱刺激胃酸分泌途径示意图

②组胺：组胺（histamine）对胃酸的分泌具有极强的刺激作用。组胺由胃泌酸区黏膜中的ECL细胞分泌，通过局部扩散到达邻近的壁细胞，与壁细胞上的H_2型受体结合，引起胃酸分泌。ECL细胞上存在促胃液素受体、胆碱能受体和β肾上腺素能受体，促胃液素、ACh和肾上腺素可分别作用于各自的受体，引起ECL细胞释放组胺而调节胃液的分泌。其中，促胃液素和ACh对ECL细胞的刺激作用通过Ca^{2+}进行调节，肾上腺素的作用则是通过提高细胞内cAMP的浓度来调节分泌。另外，ECL细胞上还有生长抑素受体和H_3受体，生长抑

素和组胺类似物可通过相应受体抑制组胺的释放（图 6-13）。甲氰咪呱及其类似物可阻断组胺与 H_2 受体结合而抑制胃酸分泌，有助于十二指肠溃疡的愈合。

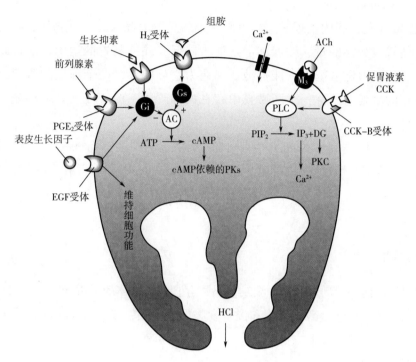

图 6-13　乙酰胆碱、组胺、促胃液素等刺激胃酸分泌的细胞机制示意图

③促胃液素：促胃液素（gastrin）是由胃窦及十二指肠和空肠上段黏膜中 G 细胞分泌的一种胃肠激素，其作用广泛，主要刺激胃酸和胃蛋白酶原分泌，也能刺激 ECL 细胞分泌组胺，间接促进壁细胞分泌胃酸。

引起壁细胞分泌胃酸的大多数刺激物均能促进主细胞分泌胃蛋白酶原及黏液细胞分泌黏液。ACh 是主细胞分泌胃蛋白酶原的强刺激物；促胃液素也可直接作用于主细胞；H^+ 可通过壁内神经丛反射性促进胃蛋白酶原释放；十二指肠黏膜中的内分泌细胞分泌的促胰液素和缩胆囊素也能刺激胃蛋白酶原分泌。

（2）抑制胃液分泌的因素　盐酸、蛋白、脂肪和高张溶液能抑制胃液分泌。

①盐酸：HCl 是胃腺的分泌物。当 HCl 分泌过多时，可以负反馈方式抑制胃酸分泌。一般来讲，胃窦内 pH 降到 1.2~1.5 时，胃酸分泌就会被抑制，其原因是 HCl 直接抑制胃窦黏膜内的 G 细胞，使促胃液素释放减少。此外，HCl 还能直接刺激胃黏膜中的 D 细胞分泌生长抑素，间接地抑制促胃液素和胃酸分泌。十二指肠内的 pH 降到 2.5 以下时，也能抑制胃酸的分泌，其作用机制可能是两个方面：第一个方面是胃酸刺激小肠黏膜释放促胰液素，促胰液素对促胃液素引起的胃酸分泌有明显的抑制作用；第二个方面是盐酸刺激十二指肠球部释放一种抑制胃酸分泌的肽类激素——球抑胃素（bulbogastrone）。

②脂肪：脂肪及其消化产物进入小肠后，可刺激小肠黏膜分泌促胰液素、缩胆囊素、肠抑胃肽、血管活性肠肽和胰高血糖素，这些具有抑制胃分泌和胃运动作用的激素，统称为肠抑胃素（enterogastrone）。

20 世纪 30 年代，我国生理学家林可胜从小肠黏膜中提取到一种物质，将此物质注入血液中后可使胃液分泌的量、酸度和消化能力降低，并抑制胃的运动。他将此物质命名为肠抑胃素。但肠抑胃素至今未能提纯。现认为它可能不是一个独立的激素，而是几种具有此种作用的激素的总称，小肠黏膜中存在的抑胃肽、促胰液素等多种激素都具有肠抑胃素的特性。

③高张溶液：十二指肠内的高张溶液可通过两条途径抑制胃液分泌：第一条途径是兴奋小肠内渗透压感受器，通过肠-胃反射（entero-gastric reflex）抑制胃液分泌；第二条途径是通过刺激小肠黏膜释放一种或几种胃肠激素而抑制胃酸分泌。

二、胃的运动

胃底和胃体的前部运动较弱，主要功能是贮存食物；胃体的远端和窦（antrum）侧具有较明显的运动，主要机能是磨碎食物和混合食物形成食糜，以及（duodenum）对食物进行机械性消化，并将食糜排入十二指肠。

1. 胃的运动形式

（1）容受性舒张 容受性舒张是胃容纳食物的主要运动形式。在咀嚼和吞咽时，食物对咽、食管等处感受器的刺激可引起胃头区肌肉的舒张，使胃腔的容量由空腹时的 50mL 左右增加到进食后的 1.0~1.5L，并在容纳食物的同时保持胃内压相对稳定。胃壁肌肉的这种活动称为容受性舒张（receptive relaxation）。容受性舒张也可以防止胃内压力突然升高导致胃内容物迅速排入十二指肠，或因食管下括约肌张力不全而引起的胃内容物反流入食管。胃的容受性舒张是通过迷走-迷走反射（vago-vagalreflex）（即传入和传出神经都是迷走神经）实现的，切断人或动物双侧迷走神经后，容受性舒张不再出现。在该反射过程中，迷走神经传出纤维末梢释放的递质不是乙酰胆碱，可能是某种肽类物质（如血管活性肠肽）或者一氧化氮。

（2）紧张性收缩 紧张性收缩有助于保持胃内一定的基础压力。紧张性收缩（tonic contraction）是消化道平滑肌共有的运动形式，它可以使胃腔内保持一定的压力，有助于胃液渗入食物内部，促进化学性消化，同时还可使胃保持一定的形状和位置。

（3）蠕动 蠕动是胃向十二指肠排放食糜的动力。胃的蠕动（peristalsis）开始于食物摄入胃腔后约 5min，是一种起始于胃中部的胃大弯，向幽门方向推进的收缩波（图 6-14），约 15~20s 出现一次。每个蠕动波到达幽门需要约 1min，因此，当前一个蠕动波还在进行中时，后一个蠕动波已经开始，常形容为"一波未平，一波又起"。蠕动波起始时较弱，在传播途中逐渐加强，速度也逐渐加快。蠕动波一直传播到幽门，并将 1~2mL 食糜送入十二指肠。胃蠕动的这种作用也被称为幽门泵。有时蠕动波传播速度很快，可超越胃内食物的推进速度，当它到达胃窦时，由于胃窦肌肉的强力收缩，可将部分食糜反向推回到近侧胃窦或胃体。食糜的这种后退有利于块状食物在胃内进一步被磨碎。也有些蠕动波在传播途中即行消失。

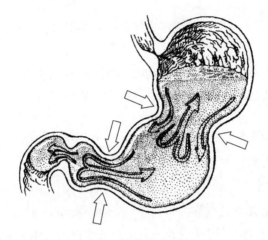

图 6-14 胃蠕动示意图

小部分液体食糜被推挤过幽门进入十二指肠，大部分食糜则被强力推回到胃体进一步磨碎及混匀。

胃蠕动的频率受到胃平滑肌细胞慢波控制，一般为 3 次/min。胃的慢波起源于胃大弯上部，沿纵行肌向幽门方向传播。胃肌的收缩通常发生在慢波出现后的 6~9s，动作电位出现后的 1~2s。胃的慢波可分为三个时相（图 6-15），其形状类似于心肌细胞的动作电位，但其持续时间约为心肌细胞动作电位的 10 倍。慢波的第一时相为上升相（去极相），是由电压门控 Ca^{2+} 通道和电压门控 K^+ 通道激活产生的；第二时相为平台相，是由内向的钙电流和外向的钾电流达到平衡时产生的；第三时相为下降相（复极相），在此时期，电压门控 Ca^{2+} 通道失活，Ca^{2+} 介导的 K^+ 通道开放，由此产生复极化。在慢波期间，当去极化超过收缩阈值时，胃平滑肌就会出现收缩。去极化的范围越大以及肌细胞去极化（在阈值以上）的持续时间越长，则胃平滑肌收缩就越强。

胃蠕动的主要生理意义在于：磨碎进入胃内的食团，并使其与胃液充分混合，以形成糊状的食糜，并将食糜逐步地推入十二指肠。

2. 胃的运动受神经和体液因素调节

胃的运动既受神经调节，也受体液因素的调节。如前所述，迷走神经兴奋可引起胃容受性舒张，但支配胃的这种迷走神经，其末梢释放的神经递质不是 ACh，而是 VIP 或 NO。一般情况下，当迷走神经兴奋时，可使胃的慢波和动作电位的频率增加，从而使胃的收缩频率和强度增加。交感神经兴奋时，胃的收缩频率和收缩强度则下降。许多胃肠激素也影响胃的

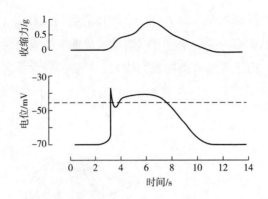

图 6-15 狗胃平滑肌收缩和细胞内记录的慢波之间的关系

注意胃平滑肌慢波的三相形态，当慢波的去极化超过收缩阈值后，肌肉便开始收缩。

运动，如促胃液素和胃动素均可促使胃电节律加快，胃窦收缩增强，从而促进胃排空；生长抑素、胰高血糖素、抑胃肽和促胰液素等能抑制胃的运动。

3. 胃的排空及其控制

食物由胃排入十二指肠的过程称为胃排空（gastric emptying）。一般在食物入胃后 5min 即有部分食糜被排入十二指肠。胃排空的动力来自近端胃的收缩和远端胃的蠕动。蠕动波到达幽门时，幽门括约肌舒张，大约有 1~2mL 食糜被排进十二指肠。影响胃排空的因素很多，大致有下面几种。

（1）食糜的理化性状和化学组成影响胃排空的速度　稀的、流体状的食物比稠的或固体食物排空快，颗粒小的食物比大块的食物排空快，等渗溶液比非等渗溶液排空快。三种主要营养物中，排空最快的是糖类，蛋白质次之，脂肪的排空最慢。通常混合食物排空的时间为 6h。

（2）胃和十二指肠间的压力差是胃排空的动力　胃运动是产生和提高胃内压的原因。胃内容物的量和有些体液因素如促胃液素等，都可以加强胃的运动。胃内容物体积的增加可使胃壁扩张，刺激胃壁内的机械感受器，引起壁内神经反射及迷走-迷走反射，使胃的运动加强，胃内压升高，因此胃与十二指肠间的压力差增大，从而加速胃的排空。胃排空的速率与胃内容物量的平方根成正比。食物的扩张刺激和化学成分还可引起促胃液素的释放，促胃液素刺激胃运动加快胃的排空。另一方面，幽门和十二指肠的收缩则是胃排空的阻力。

（3）十二指肠内的酸、脂肪和高渗状态能抑制胃排空　十二指肠壁上存在着多种感受器，可感知酸、脂肪、高渗溶液及机械扩张等的刺激，反射性地抑制胃的运动（图 6-16），使胃排空减慢。这个过程称为肠-胃反射（entero-gastric reflex），其传出冲动可经迷走神经、壁内神经甚至还可能经交感神经等几条途径到达胃，通过增加幽门括约肌的紧张度，抑制胃的排空。十二指肠内引起肠-胃反射的因素包括十二指肠的扩张程度、对黏膜的机械刺激、食糜的酸度、渗透压、蛋白质和脂肪的分解产物等。肠-胃反射对酸的刺激特别敏感，当 pH

降到 3.5~4.0 时，即可引起肠-胃反射，从而可延缓酸性食糜进入十二指肠，保护十二指肠黏膜免受酸的侵蚀，同时可保证进入十二指肠和小肠上部的蛋白质得以充分消化。

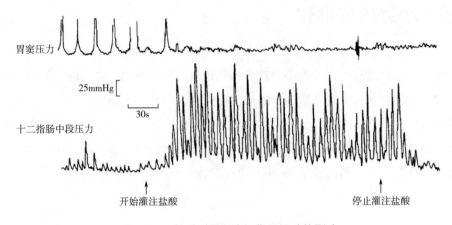

图 6-16　盐酸对胃和十二指肠运动的影响

以 6mL/min 的速度向狗十二指肠内灌注 100mmol/L 盐酸导致胃的运动抑制，十二指肠的运动加强。

总之，进餐后，胃内食物的理化刺激可通过相关的神经、体液途径促进胃内容物的消化和排空；而排入十二指肠的食糜则可刺激肠壁的相关感受器，反射性地抑制胃的运动和胃排空。通过促进和抑制胃运动的这两种力量的相互作用，可使胃内食糜以适合小肠消化和吸收的速度逐次少量排出，最终胃内容物被全部排空。

4. 呕吐

呕吐（vomiting）是机体经过一系列复杂的反射活动将胃及肠内容物从口腔强力排出体外的过程。各种机械的和化学的刺激作用于舌根、咽部、胃、大小肠、胆总管、泌尿生殖器官等处的感受器，都可以引起呕吐。内耳前庭位置觉和视觉的改变以及颅内压升高也可以引起呕吐。引起呕吐的感觉冲动由迷走神经和交感神经传入，到达延髓外侧网状结构背外侧缘的呕吐中枢（vomiting center），传出冲动则沿迷走神经、交感神经、膈神经和脊神经等传至胃、小肠、膈肌和腹壁肌肉，使胃和食管下端舒张，膈肌和腹肌猛烈收缩，从而挤压胃内容物，使其通过食管和口腔被排出体外。呕吐时，十二指肠和空肠上段的运动也加强，蠕动加快，甚至痉挛，胃和十二指肠之间的压力差发生倒转，十二指肠内容物逆流入胃，故呕吐物中可混有胆汁和小肠液。由于呕吐中枢在解剖定位和功能上与呼吸中枢、心血管中枢之间有密切的联系，故呕吐时常会伴有呼吸和心血管方面的反应。

在延髓呕吐中枢的附近，还存在一个特殊的化学感受区，因此有些中枢性催吐药，如阿扑吗啡等，可刺激该化学感受区，通过它再兴奋呕吐中枢，引起呕吐。

呕吐是一种具有保护意义的防御性反射，可把胃内的有害物质排出。但长期剧烈的呕吐则会影响进食和正常消化活动，并丢失大量消化液，造成体内水、电解质和酸碱平衡的紊乱。

第四节　小肠内的消化

食糜进入十二指肠后，即开始小肠内的消化过程。在小肠内，食物既受到胰液、胆汁和小肠液的化学性消化，又受到小肠运动的机械性消化，因此，小肠内的消化是整个消化过程中最重要的阶段。通常，食物经过小肠后，基本被完全消化，各种营养成分也在小肠内被吸收进入血液或淋巴液，余下的食物残渣则进入大肠。不同食物在小肠内停留的时间有所不同，一般混合性食物在小肠内停留 3~8h。由于食物在小肠内已被完全消化。

一、胰液的分泌

胰腺（pancreas）是整个消化道内最重要的分泌腺，兼有内分泌和外分泌双重功能。内分泌部又称为胰岛，能分泌多种激素，参与机体的代谢活动；外分泌部由腺泡和导管组成，可分泌消化酶和碱性液体，它们组成了消化道内最重要、消化功能最强的消化液的主体部分。

1. 胰腺的成分和作用

胰液（pancreatic juice）是主要由多种消化酶及碳酸氢盐和水组成的无色无臭的液体，pH 7.8~8.4，渗透压与血浆相等，成年人每日分泌量为 1~2L。

（1）胰液中的碳酸氢盐可以中和进入小肠内的胃酸　胰液中含量最多的无机物是碳酸氢盐，主要由胰腺导管上皮细胞分泌。当胰腺分泌大量胰液时，HCO_3^- 的浓度可达 145mmol/L，是血浆中 HCO_3^- 浓度的 5 倍，这也是胰液呈碱性的主要原因（图 6-17）。胰液中 HCO_3^- 的主要作用是中和进入十二指肠的胃酸，使肠黏膜免受强酸的侵蚀，同时也能保持小肠内的碱性环境，为小肠内的多种消化酶发挥作用提供最适宜的 pH 环境。

胰液内也含有大量的 Cl^-，其浓度与 HCO_3^- 浓度呈反向变化关系，这是因为膜流经胰腺导管时，胰液中的 HCO_3^- 和上皮细胞内的 Cl^- 发生交换，即管腔内的 HCO_3^- 进入上皮细胞，细胞内的 Cl^- 则进入管腔。当胰液分泌增多时，HCO_3^- 和 Cl^- 的交换减少，胰液中的 HCO_3^- 含量较高，而 Cl^- 的含量较低。

（2）胰液中的多种消化酶可分别消化蛋白质、淀粉和脂肪　胰腺分泌的消化酶种类很多，既有消化蛋白质的酶，又有消化淀粉和脂肪的酶，还有消化核酸的 RNA 酶和 DNA 酶。

①蛋白质水解酶：胰液中含有多种消化蛋白质的酶，分别是胰蛋白酶原（trypsinogen）、糜蛋白酶原（chymotrypsinogen）和羧基肽酶原（procarboxypeptidase），另外还有少量的弹性

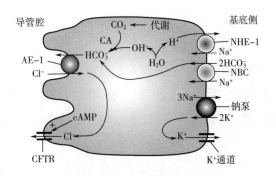

图 6-17 胰腺导管上皮细胞上的离子转运通路

AE-1—阴离子交换体 CA—碳酸酐酶 NHE-1—Na⁺/H⁺交换体-1

NBC—Na⁺/HCO₃⁻共转运体 CFTR—囊性纤维化跨膜调节因子（一种 Cl⁻通道）

蛋白酶原（proelastase）。其中含量最多的是胰蛋白酶原。这些酶在刚分泌时都是以无活性的酶原形式存在，进入小肠后，在不同物质的作用下被激活。其中胰蛋白酶原由小肠黏膜分泌的肠激酶（enterokinase）激活，活化后的胰蛋白酶（trypsin）既可激活胰蛋白酶原（正反馈），也可激活糜蛋白酶原和羧基肽酶原，使它们分别转化为有活性的糜蛋白酶（chymotrypsin）和羧基肽酶（carboxypeptidase）。胰蛋白酶和糜蛋白酶的作用相似，都能将蛋白质水解为䏡和胨，当它们协同作用于蛋白质时，则可使蛋白质进一步分解成小分子多肽和氨基酸，多肽被羧基肽酶进一步分解成氨基酸。另外，糜蛋白酶还有较强的凝乳作用。

②淀粉水解酶：胰液中消化淀粉的酶是胰淀粉酶（pancreatic amylase），它在分泌时就有活性，无需激活就可发挥作用，可将食物中的淀粉、糖原和大部分其他碳水化合物（除纤维素外）水解成二糖和少部分三糖。

③脂肪水解酶：胰脂肪酶（pancreatic lipase）是胰液中消化脂肪的主要酶，其最适 pH 为 7.5~8.5，在有胆盐和辅脂酶（colipase）存在的条件下，可将中性脂肪水解成甘油、甘油一酯及脂肪酸。辅脂酶是脂肪酶的辅助因子，对胆盐微胶粒有较强的亲和性，使脂肪酶-辅脂酶-胆盐形成三元络合物，有助于胰脂肪酶锚定在脂滴表面，发挥分解脂肪的作用，并防止胆盐将胰脂肪酶从脂肪表面清除出去。此外，胰液中还有一定量的胆固醇酯水解酶和磷脂酶 A₂，分别能水解胆固醇和磷脂。

除上述消化酶外，胰液中还含有 RNA 酶和 DNA 酶，它们也是以酶原的形式分泌，分泌后被胰蛋白酶激活，活化后能将相应的核酸水解成单核苷酸。

胰液是所有消化液中消化作用最强的一种。当胰腺分泌发生障碍时，即使其他消化腺的分泌都正常，食物中的脂肪和蛋白质仍不能完全消化，从而影响吸收；但糖类的消化和吸收一般不受影响。

2. 胰液分泌的调节

在非消化期，胰液的分泌量很少，仅占最大分泌量的 10%~20%，但每 60~120min 会出现一次短暂的周期性分泌，分泌量可接近餐后的最大分泌量，同时伴有胃酸及胆汁的分泌增加。非消化期胰液分泌的这种周期性变化与胃肠的消化间期运动波同步，对清除两次进食之间残留在肠腔内的食物残渣、脱落的上皮细胞及细菌有一定的意义。

食物是刺激胰腺分泌的自然因素。进食后，胰液开始分泌或分泌增加，与胃液分泌的调节相同，胰液的分泌也受神经、体液调节（图6-18），分为头期胰液分泌、胃期胰液分泌和肠期胰液分泌。

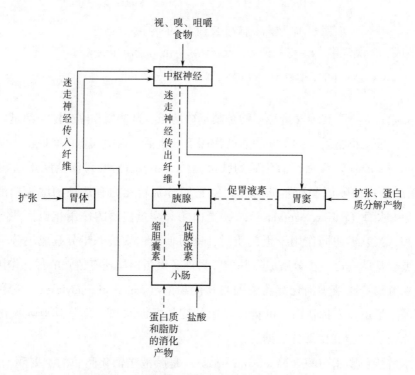

图6-18 胰液分泌的神经体液调节示意图

实线表示引起水样分泌；虚线表示引起酶的分泌。

（1）头期胰液分泌 头期胰液分泌主要是神经调节 食物的色、香、味对感觉器官的刺激或者给动物假饲，均可引起含酶多但液体量少的胰液分泌。这是由于条件反射或食物直接刺激口咽部等感受器所引起的，其传出神经是迷走神经，递质为ACh。ACh主要作用于胰腺的腺泡细胞，而对导管细胞的作用较弱，故迷走神经兴奋引起胰液分泌的特点是水和碳酸氢盐含量较少，而酶的含量很丰富。此外，迷走神经还可通过促进胃窦和小肠黏膜释放促胃液素，间接引起胰液分泌，但这一作用较弱。头期胰液的分泌量占消化期胰液分泌量的20%左右。

（2）胃期胰液分泌 胃期胰液分泌既有神经调节又有体液调节 食物进入胃后，对胃产生机械及化学刺激，通过迷走-迷走反射引起含酶多但液体量少的胰液分泌。食物扩张胃及蛋白质的消化产物也可刺激胃窦黏膜释放促胃液素，间接引起胰液分泌。进食后碳酸氢盐的分泌还取决于随食糜进入十二指肠的胃酸的量，因此胃内食糜成分的不同可使胰腺的分泌发生改变。此期的胰液分泌仅占消化期胰液分泌量的 5%~10%。

（3）肠期胰液分泌 肠期胰液分泌以体液调节为主，神经调节为辅。肠期的胰液分泌是消化期胰腺分泌的最重要的时期，此期胰液分泌量最多，占消化期胰液分泌量的 70%，碳酸氢盐和胰酶含量也高。进入十二指肠的各种食糜成分，特别是蛋白质、脂肪的水解产物对胰液分泌具有很强的刺激作用，参与这一时相调节胰液分泌的因素主要是促胰液素和缩胆囊素。此外，在这一时相，食物的消化产物刺激小肠黏膜，通过迷走-迷走反射（vago-vagal reflex）（肠-胰反射）促进胰液分泌。

①促胰液素：促胰液素（secretin）是由小肠上段黏膜内的 S 细胞分泌的由 27 个氨基酸残基组成的直链多肽，在分子完整时作用最强。盐酸是引起促胰液素释放的最强的刺激物；其他可刺激促胰液素释放的物质是蛋白质分解产物和脂肪酸。糖类对促胰液素的分泌几乎没有作用。促胰液素主要作用于胰腺小导管的上皮细胞，促进水分和碳酸氢盐的分泌，表现为胰液量大增，而胰酶的含量并不高。碳酸氢盐可迅速中和肠内的酸性食糜，为胰腺分泌的消化酶提供适宜的碱性环境，以利于胰酶发挥作用。促胰液素还可使进入十二指肠的胃蛋白酶失活，使肠黏膜免受强酸和胃蛋白酶的侵蚀。此外，促胰液素还可促进胆汁分泌，抑制胃酸分泌和促胃液素的释放。

②缩胆囊素：缩胆囊素（cholecystokinin，CCK）是小肠黏膜中 I 细胞分泌的一种多肽类激素，由 33 个氨基酸残基组成，主要作用是促进胆囊平滑肌强烈收缩，增加胆汁的排出，同时还能促进胰腺腺泡分泌多种消化酶。CCK 对胰腺腺泡还具有营养作用，能促进胰腺组织蛋白质和核糖核酸的合成。CCK 可作用于迷走神经传入纤维，通过迷走-迷走反射刺激胰酶分泌。切断迷走神经后，CCK 引起的胰酶分泌反应明显减弱。体内能促进 CCK 释放的因素较多，按强弱顺序依次为蛋白质分解产物、脂肪酸、胃酸和脂肪，糖类一般没有作用。

促胰液素和缩胆囊素的促胰腺分泌作用是通过不同的细胞内信号转导机制实现的。促胰液素以 cAMP 为第二信使；缩胆囊素则通过激活磷脂酰肌醇系统，在 Ca^{2+} 介导下发挥作用。此外，促胰液素与 CCK 之间还具有协同作用，即一种激素可加强另一种激素的作用（图 6-19）。

（4）胰液分泌反馈性调节 实验证明，向动物十二指肠内注入胰蛋白酶，可抑制 CCK 和胰酶的分泌；若向十二指肠内灌注胰蛋白酶的抑制剂，则可刺激 CCK 的释放和胰酶的分泌。这个结果提示肠腔内的胰蛋白酶对胰酶的分泌具有负反馈（negative feedback）调节作用。进一步的实验研究表明，蛋白水解产物及脂肪酸可刺激小肠黏膜 I 细胞释放 CCK 释放肽（CCK-releasing peptide，CCK-RP），CCK-RP 可引起 CCK 的释放，促进胰酶的分泌；另外，CCK-RP 也能促进胰蛋白酶的分泌，分泌的胰蛋白酶又可使 CCK-RP 失活，即以负反馈形式抑制 CCK 和胰蛋白酶的进一步分泌（图 6-20）。这种负反馈调节的生理意义在于防止胰蛋白酶的过度分泌。

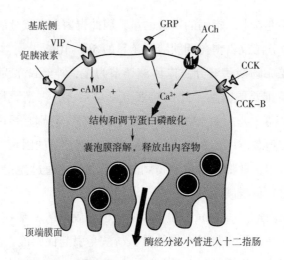

图6-19 胰腺腺泡细胞的受体和促胰液素的调节示意图

粗箭头表示钙依赖的信号通路在酶分泌中发挥最重要的作用。

VIP—血管活性肠肽　GRP—促胃液素释放肽　CCK—缩胆囊素　ACh—乙酰胆碱

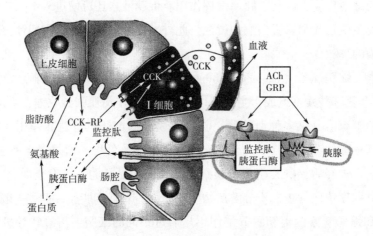

图6-20 控制缩胆囊素（CCK）从十二指肠上皮细胞释放的机制

实箭头表示刺激效应，虚箭头表示抑制效应

CCK-RP—CCK 释放肽　GRP—促胃液素释放肽　ACh—乙酰胆碱　监控肽——一种由胰腺腺泡分泌的控制 CCK 分泌的多肽

二、胆汁的分泌与排出

胆汁（bile）由肝细胞不断生成，成人每天分泌 800~1000mL。生成的胆汁由肝管流出，经胆总管进入十二指肠或由肝管进入胆囊贮存。在非消化期，生成的胆汁大部分流入胆囊贮存。

1. 胆汁的性质和成分

由于胆囊可通过吸收胆汁中的水和无机盐，使胆汁浓缩 4~10 倍，因而贮存在胆囊中的胆汁只有 40~70mL。在消化期。胆汁是一种味苦的有色液汁，刚分泌的胆汁呈金黄色或橘棕色，pH 约 7.4。在胆囊贮存过程中，由于水分被吸收而胆汁颜色变深，并因碳酸氢盐被胆囊吸收而呈弱酸性（pH6.8）。胆汁中除水分和钠、钾、钙、碳酸氢盐等无机成分外，有机成分包括胆汁酸、胆色素、胆固醇、卵磷脂和黏蛋白，还含有少量重金属离子，但不含消化酶。胆汁酸与甘氨酸或牛磺酸结合形成的钠盐或钾盐，称为胆盐（bile salt），是胆汁参与消化和吸收的主要成分。胆色素是血红蛋白的分解产物，包括胆红素及其氧化物胆绿素。胆色素的种类和浓度决定了胆汁的颜色。肝脏能合成胆固醇，其中约一半转化为胆汁酸，其余一半则随胆汁排入小肠。胆盐中胆固醇的含量过高时，可形成胆固醇结晶。

2. 胆汁的作用

胆汁对脂肪的消化和吸收具有重要的意义

（1）胆汁中的胆盐和胆固醇和卵磷脂等都可作为乳化剂（emulsifier），降低脂肪的表面张力，使脂肪裂解成直径 3~10μm 的脂肪微滴，分散在肠腔中，因而可增加与胰脂肪酶接触的面积，使胰脂肪酶分解脂肪的作用加速，该作用成为乳化作用。

（2）胆盐属于双嗜性分子，当其在水溶液中达到一定浓度时，便可聚合形成疏水面朝向内部、亲水面朝向外表的微胶粒（micelle）。肠腔中脂肪的分解产物如脂肪酸和甘油一酯及胆固醇等均可渗入到微胶粒中，形成水溶性复合物。这样，胆盐作为运载工具，将不溶于水的脂肪分解产物运送到小肠黏膜表面，从而大大有利于脂肪的吸收。

（3）胆盐能帮助脂肪的消化和吸收，因而也促进了脂溶性维生素（维生素 A、维生素 D、维生素 E、维生素 K）的吸收。

3. 胆汁分泌和排出的调节

食物是引起胆汁分泌和排放的自然刺激物，蛋白食物对胆汁分泌的刺激作用最强，其次是脂肪和混合食物，糖类食物的作用最小。胆汁的分泌和排出受神经和体液因素的调节。

（1）神经对胆汁的分泌和胆囊收缩的调节　进食动作或食物对胃和小肠的刺激，都可通过神经反射引起胆汁分泌轻度增加，胆囊收缩也轻微加强。在此过程中，迷走神经是其传出路径，切断迷走神经或用阿托品阻断后，上述反应消失；同时，迷走神经还可促进促胃液素释放，间接引起肝胆汁分泌和胆囊收缩。胆囊平滑肌也接受交感神经支配，胆囊平滑肌上有 α 和 β 肾上腺素能受体。α 受体激动时引起胆囊平滑肌收缩，β 受体激动时平滑肌舒张。通常胆囊平滑肌的 β 受体占优势，有利于胆囊平滑肌舒张，储存胆汁。

（2）体液因素对胆汁的分泌和胆囊收缩的调节　促胃液素、缩胆囊素、促胰液素和胆盐参与胆汁的分泌和排出的调节。

①胃泌素通过血液循环作用于肝细胞和胆囊可引起胆汁的合成和分泌，也可通过刺激胃酸的分泌间接促进促胰液素的分泌，从而促进胆汁的分泌。

②缩胆囊素：胆管、胆囊和 Oddi 括约肌上均有 CCK 受体分布，肠道内蛋白质和脂肪的

分解产物能有效地刺激小肠黏膜中的 I 细胞分泌 CCK，CCK 通过血液循环到达胆囊，引起胆囊平滑肌收缩而 Oddi 括约肌舒张，从而促使胆囊内胆汁大量排入十二指肠。

③促胰液素：促胃液素的化学结构与 CCK 相似，因而也有与 CCK 类似的作用。促胃液素作用于肝细胞和胆囊，促进肝胆汁分泌和胆囊收缩，但作用相对较弱。同时也能作用于胆管系统，刺激胆管分泌胆汁，但主要是增加胆汁中水和 HCO_3^- 的含量，胆盐的分泌并无明显增加。

④胆盐：如前所述，胆盐本身对肝细胞分泌胆汁有很强的刺激作用，排放到肠道内的胆盐，90% 在回肠末端被重吸收，经血液循环到达肝脏，以刺激肝分泌胆汁。此过程称为胆盐的肠-肝循环（enterohepatic circulation of bile salt）（图 6-21）。

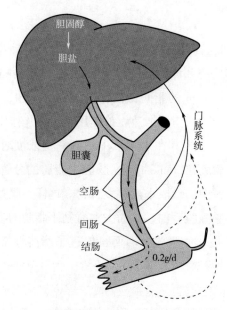

图 6-21　胆盐的肠-肝环示意图

实线表示来自肝脏的胆盐，虚线表示由细菌作用产生的胆盐

三、小肠液的分泌

小肠中有两种腺体，一种是位于十二指肠黏膜下的十二指肠腺（Brunner gland，勃氏腺），它分泌的液体呈碱性，pH 在 8.2~9.3，内含大量黏蛋白，黏稠度较高，主要作用是中和进入十二指肠的胃酸，保护十二指肠黏膜不被胃酸侵蚀，并在黏膜表面形成一道抵抗机械损伤的屏障。另一种是分布于整个小肠黏膜层内的小肠腺（Lieberkuhn's glands，李氏腺），主要分泌小肠液。成人每日分泌量为 1~3L，但其变动较大。

1. 小肠液的性质、成分及作用

小肠液呈弱碱性，pH 约 7.6，渗透压与血浆相近。在不同的情况下，小肠液的成分变化很大，有时是稀薄的液体，有时则由于含有大量黏蛋白而黏稠。小肠液的成分较复杂，除含大量水分外，还含有多种电解质、黏蛋白、IgA 和脱落的肠上皮细胞。一般认为，由小肠腺分泌的消化酶只有肠激酶，它能激活胰蛋白酶原。但在小肠液中常可检测到一些寡肽酶、二肽酶、二糖酶等，这些酶并非由肠腺分泌，而是由脱落的肠黏膜上皮细胞释放的，它们在小肠消化中不起作用。只有当营养物质被吸收入上皮细胞时，这些存在于上皮细胞纹状缘内的消化酶才发挥作用，可将寡肽分解为氨基酸，将蔗糖、麦芽糖和乳糖分解为单糖，完成对这些营养物质的最后消化，并阻止未被消化的物质进入血液。小肠液的量很大，可稀释肠内消化产物，降低肠内容物的渗透压，有利于消化产物的吸收。

2. 小肠液分泌的调节

神经系统和体液因素都参与小肠液分泌的调节，但在诸因素中，壁内神经丛的局部神经反射起重要作用。食糜对肠黏膜的局部机械刺激和化学刺激都可以通过壁内神经丛的局部反射引起小肠液分泌，其中以机械扩张刺激最为有效。小肠内食糜的量越大，小肠液的分泌也就越多。自主神经对小肠液分泌的作用并不明显。另外，促胃液素、促胰液素和血管活性肠肽等胃肠激素也有刺激小肠液分泌的作用。

四、小肠的运动

小肠肠壁的内层是较厚的环行肌，外层是较薄的纵行肌，二者均参与小肠的运动，但相互关系比较复杂，特别是相邻部位肌肉的收缩在时间和空间上的组合构成了小肠运动的多种形式。食糜在小肠内一方面受到各种消化液的化学消化，同时也受小肠运动的机械消化。

1. 小肠运动的形式

（1）紧张性收缩 紧张性收缩（tonic contraction）是消化道平滑肌共有的运动形式，也是其他运动形式能有效进行的基础。小肠的紧张性收缩在空腹时即存在，进餐后显著增强，其生理意义是使小肠平滑肌保持一定的紧张度，从而使肠道能保持一定的形状，并使小肠腔内保持一定的基础压力，有利于消化液向食糜中渗透，促进肠内容物混合，并使食糜与肠黏膜密切接触，有利于吸收的进行。

（2）分节运动 分节运动（segmentation contraction）是一种以肠壁环行肌为主的节律性舒缩活动。在食糜所在的一段肠管上，每隔一定距离的环行肌同时收缩，把食糜分成许多节段；继而，原来收缩的环行肌舒张，而原来舒张的环行肌收缩，将原来的食糜节段一分为二，而相邻的两半段食糜又合并成为一个新的节段。如此反复交替进行，使食糜不断分开又不断混合（图 6-22）。分节运动在空腹时几乎不出现，进食后逐渐加强，使食糜与消化液充分混合，便于化学性消化的进行。分节运动也可以使肠内容物与肠黏膜间的接触面积增大，并通过挤压肠壁而有助于血液和淋巴液回流，这些都为营养物质的吸收创造了良好条件。

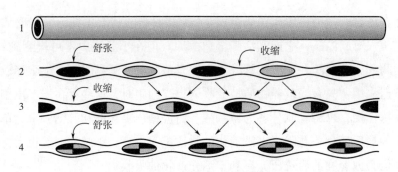

图 6-22 小肠分节运动示意图

1—肠管表面观 2，3，4—肠管纵切面观，表示不同阶段的食糜节段分割与合拢的情况

分节运动是由小肠平滑肌细胞的慢波控制的，小肠各段的慢波频率不同，小肠上端的频率较高，随着向远端延伸，慢波的频率逐渐降低。在整体情况下，小肠上端慢波频率较高的肠段可控制下端频率较低的肠段的活动，在小肠的全长上形成数个慢波频率平台。人十二指肠慢波的频率约为 11 次/min，回肠远端为 8 次/min。这种活动梯度有助于食糜向小肠远端推进。

（3）蠕动 蠕动（peristalsis）是一种由环行肌和纵行肌协调的连续性收缩，可发生于小肠的任何部位，并向肠的远端传播，速度为 0.5~2.0cm/s，通常在传播 3~5cm 后自行消失。每个蠕动波可将食糜向前推进约数厘米的距离。蠕动的功能不仅在于使食糜向回盲瓣方向推进，而且使食糜沿小肠黏膜延伸，使经过分节运动作用后的食糜向前推进一段，然后再开始新的分节运动。

进食时，吞咽动作或食糜刺激十二指肠能使小肠出现一种行进速度很快、传播距离较远的蠕动（约 2~25cm/s），称为蠕动冲（peristaltic rush）。它可在几分钟内将食糜从小肠的始端一直推送到末端，有时还可推送入大肠。在回肠末端也可出现逆蠕动，这是种和正常蠕动方向相反的运动，其作用是防止食糜过早地通过回盲瓣进入大肠，使食物在小肠内能得到充分的消化和吸收。

（4）移行性复合运动 在非消化期或禁食期，胃肠平滑肌的电活动和收缩活动呈现周期性变化，即移行性复合运动（migrating motor complex，MMC）。MMC 起源于胃或小肠的上端，并沿肠管向远端移行，移行过程中传播速度逐渐减慢，到回盲部时，另一个 MMC 又在十二指肠发生。MMC 的每个周期约持续 90~120min。其生理意义是：①防止结肠内的细菌在消化间期逆行迁入回肠。②将小肠内的残留物（如食物残渣、脱落的细胞碎片）清除到结肠内。③使小肠平滑肌在非消化期或禁食期间仍能保持良好的功能状态。

2. 回盲括约肌

在回肠末端与盲肠交界处的环行肌显著加厚，称为回盲括约肌（ileocecal sphincter），其长度约4cm。静息状态下回肠末端内压比结肠内高 15~20mmHg。当盲肠黏膜受到机械或化学刺激时，可通过神经反射使回盲括约肌的收缩进一步加强。进食时，食物对胃的扩张可引起胃-回肠反射（gastro-ilium reflex），促进回肠蠕动。当蠕动波到达回肠末端时，回盲括约肌舒张，可使约4mL长的回肠内容物被推入结肠。正常情况下，每天有450~500mL食糜进入大肠。盲肠的充盈刺激可通过肠段局部的壁内神经丛反射，引起回盲括约肌收缩和回肠运动减弱，延缓回肠内容物通过。可见，回盲括约肌的作用是防止回肠内容物过快、过早地进入结肠，使小肠内容物可被充分消化和吸收。此外，回盲括约肌还具有瓣膜样作用，可阻止大肠内容物返流入回肠。

3. 小肠运动的调节

小肠运动是由食糜的机械扩张刺激引起的，是壁内神经丛反射的结果。在整体内，小肠的运动受神经和体液因素的调节。

（1）壁内神经丛的作用　当机械和化学刺激作用于肠壁感受器时，通过局部反射可引起小肠蠕动。切断支配小肠的外来神经，蠕动仍可进行，说明肠管的壁内神经对小肠运动起主要的调节作用。应用免疫细胞化学技术证实，小肠平滑肌的肌间神经丛中主要有两类神经元，一类神经元含血管活性肠肽、腺苷酸环化酶激活肽、一氧化氮合酶等，它们可以是中间神经元或抑制性运动神经元；另一类神经元含乙酰胆碱、速激肽（如P物质）等，它们可以是中间神经元或兴奋性运动神经元。这些神经元末梢释放神经递质，调节小肠平滑肌的活动。

（2）自主神经的作用　一般来说，副交感神经兴奋时可促进小肠运动，而交感神经兴奋则产生抑制作用。但上述效果又依赖于小肠平滑肌所处的状态。如果小肠平滑肌的紧张性很高，则无论副交感神经还是交感神经均是抑制作用；相反，当小肠平滑肌的紧张性很低时，则副交感神经和交感神经都可增强其活动。

（3）体液因素　小肠的壁内神经丛和平滑肌对化学物质具有广泛的敏感性，多种体液因素可直接作用于平滑肌细胞上相应的受体或通过壁内神经丛介导，调节小肠平滑肌的运动。促胃液素、缩胆囊素、胰岛素、5-羟色胺等可增强小肠蠕动，而促胰液素和胰高血糖素等可抑制小肠蠕动。

第五节　大肠的消化

由于食物在小肠内已被完全消化。因此在大肠内基本上不再有化学性消化，主要是物理性消化。大肠液主要是对内容物起润滑作用。大肠的运动将肠内容物继续推向消化道的远端，最后通过排便反射将粪便排出体外。

人类大肠的主要作用是：①吸收肠内容物中的水分和无机盐，参与机体对水、电解质平衡的调节。②吸收由结肠内微生物合成的B族维生素和维生素K。③完成对食物残渣的加工，形成和暂时贮存粪便，并能控制排便。

一、大肠液的分泌

大肠液是由大肠黏膜的柱状上皮细胞及杯状细胞分泌的，富含黏液和碳酸氢盐，pH 为 8.3~8.4。浓稠的大肠黏液基本没有消化功能，但能润滑粪便，使其易于下行，保护肠壁免受机械损伤和细菌侵蚀。

大肠内有大量细菌，主要是大肠杆菌、葡萄球菌等，主要来自空气和食物。大肠内的酸碱度和温度适合于一般细菌的活动和繁殖。细菌体内含有能分解食物残渣的酶，通常将细菌对糖和脂肪的分解称为发酵。在发酵过程中产生乳酸、乙酸、CO_2、甲烷等物质。细菌对蛋白质的分解称为腐败，可产生氨、硫化氢、组胺、吲哚等，其中有些成分由肠壁吸收后到肝脏解毒。

大肠内的细菌能利用肠内较为简单的物质合成 B 族维生素和维生素 K。它们可被大肠吸收，并为人体利用。据估计，粪便中死的和活的细菌约占粪便固体总量的 20%~30%。

二、大肠的运动

大肠的运动少而慢，对刺激的反应也较迟缓，这些特点可使粪便在大肠内暂时储存。大肠的运动有多种不同的形式，主要的作用是混合和推进大肠内容物。

1. 袋状往返运动

袋状往返运动可使大肠内容物不断混合。空腹时，大肠常出现一种非推进性的袋状往返运动。这种运动形式是由环行肌的不规则收缩引起的，它使结肠呈现一串结肠袋，结肠袋中的内容物向前后两个方向作短距离位移，对内容物仅起缓慢的搓揉作用而不能向前推进。

2. 多袋推进运动

该运动可推动大肠内容物向前移行，进餐后或副交感神经兴奋时，大肠的环行肌有规则地收缩和舒张，像小肠一样发生分节运动。如果在一段较长的结肠壁上同时发生多个结肠袋收缩，并将其内容物向下推移，称为多袋推进运动。

3. 蠕动

蠕动使肠管阶段性闭合与排空。结肠的蠕动波表现为一些稳定地向前推进的收缩波和舒张波。收缩波前方的肌肉舒张，收缩波的后方则保持收缩状态，使该段肠管闭合并排空。

4. 基团蠕动

基团蠕动升高结肠内压并向结肠远端推送食物残渣。进食后数小时，大肠有一种进行快且行程远的蠕动，称为基团蠕动（mass peristalsis），每天发生 3~4 次。通常基团蠕动始于横结肠，表现为一系列的多袋运动或蠕动，它使结肠内压明显升高，将一部分结肠内容物推进至降结肠或乙状结肠。

三、排便

食物残渣在大肠内经过细菌的发酵和腐败作用，并由于结肠的运动和黏膜对水分的吸收，形成粪便（feces）。粪便中除食物残渣外，还有脱落的肠上皮细胞、大量细菌、肝脏排出的胆色素衍生物以及由肠壁排出的某些金属如钙、镁、汞等的盐。

结肠内的粪便积聚到一定程度，就发生排便。排便（defecation）是一个复杂的反射过程，称为排便反射（defecation reflex）。正常人的直肠内通常没有粪便。当结肠蠕动将粪便推入直肠时，刺激直肠壁内的感受器，冲动经盆神经和腹下神经传入脊髓腰、骶段的初级排便中枢，并同时上传到大脑皮层，引起便意。当条件许可时，大脑皮层发出兴奋性冲动，兴奋腰骶脊髓的初级排便中枢。初级中枢发出的冲动沿盆神经传出，引起降结肠、乙状结肠和直肠收缩，肛门内括约肌舒张，同时阴部神经的传出冲动减少，肛门外括约肌舒张。在排便反射中，腹部肌肉也参与，由于腹肌的收缩，使腹内压增高，配合结肠的蠕动及肛门内、外括约肌的舒张，粪便即被排出体外。如果有便意而周围条件不许可排便，则大脑皮层可发出抑制性冲动，暂时抑制排便反射。

第六节　吸收

吸收（absorption）是指消化道内的物质通过消化道的上皮细胞进入血液或淋巴的过程，被吸收的物质包括摄入的水、电解质和营养物质等。此外，消化道各种腺体分泌的大量消化液中的水和有些物质也可被吸收。吸收功能对于维持人体正常的生命活动是十分重要的。各部分消化道的功能在神经和体液调节下达到协调和统一，使营养物质得到充分的吸收。

一、吸收过程概述

1. 吸收部位

消化道各部位的吸收能力和吸收速度不同，主要取决于各部分消化管的组织结构、食物在各部位消化的程度和停留时间。口腔黏膜吸收营养物质的能力有限，但可以吸收多种药物，而食管基本不具有吸收的能力。由于胃黏膜缺少绒毛，上皮细胞之间都是紧密连接，所以只能吸收少量的水、无机盐、酒精和部分药物。胃吸收酒精的能力较强，进入消化道的乙醇以被动扩散形式吸收，20%由胃吸收，80%由小肠吸收，饮酒后20~60min血液中的乙醇浓度即达到高峰。空腹饮酒可使吸收加速，而食物的存在可增加胃排空速度，从而减缓吸收速度。

小肠是吸收的主要部位，小肠的结构和功能特点非常有利于吸收的进行。图6-23显示了小肠吸收面积增加的机制。小肠黏膜具有大量的环行皱褶，可使吸收面积增大 3 倍；小肠黏膜的表面有大量绒毛（villus），向肠腔内突出达 1mm，又使吸收面积增加 10 倍；绒毛上柱状上皮细胞的顶端又有多达 1000 根长约 1μm、直径 0.1μm 的微绒毛（microvillus），进一步使吸收面积增加 20 倍。小肠黏膜的这种结构使小肠的吸收总面积可达 $200\sim250m^2$。另外，食物在小肠中的停留时间长达 3~8h，小肠中的食物已分解为适于吸收的小分子物质，这些都为小肠的吸收提供了有利的条件。此外，绒毛内有很丰富的毛细血管和淋巴管，进食后绒毛中平滑肌的收缩可使绒毛发生节律性的伸缩和摆动，可加速血液和淋巴的回流。刺激内脏大神经时绒毛的运动可增强，另外，小肠黏膜释放的一种胃肠激素——缩肠绒毛素（villikinin），也能促进绒毛的运动。糖类、蛋白质和脂肪的消化产物绝大部分都是在小肠被吸收的。小肠各段对各营养物质的吸收速度也不完全相同，糖类、脂肪的水解产物和蛋白水解后产生的寡肽主要在小肠上部被吸收，而氨基酸主要在回肠被吸收。此外，回肠对胆盐和维生素 B_{12} 具有独特的吸收能力。

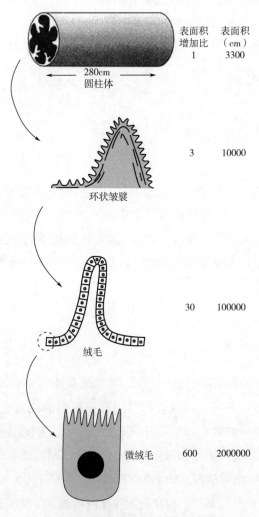

图 6-23　小肠吸收面积增加的机制

大部分营养物质经过小肠时已被吸收，进入大肠时仅剩余一些难以吸收的物质。大肠主要吸收其中的水分和盐类，一般认为结肠可吸收进入其内 80% 的水和 90% 的 Na^+ 和 Cl^-。

2. 吸收机制

肠内溶质和水的转运是通过跨细胞途径和细胞旁途径进行的水、电解质和食物的水解产物通过两条途径进入血液和淋巴。一条为跨细胞途径（transcellular pathway），即通过小肠上皮细胞的顶端膜进入细胞，再由细胞基底侧膜转移出细胞，到达细胞间液，然后进入血液和淋巴；另一条途径为细胞旁途径（paracellular pathway），即肠腔内的物质通过上皮细胞间的紧密连接（tight junction）进入细胞间隙，然后再转运到血液和淋巴。由于十二指肠紧密连接的通透性很大，所以发生在十二指肠的水和离子的单向流动主要是经细胞旁途径。水或某一特定离子通过跨细胞途径和细胞旁途径转运的比例是由这两条途径对特定物质的相应通透性决定的。在回肠，即使细胞间的连接比十二指肠紧密得多，但大部分水和电解质仍然通过细胞旁途径进行跨上皮转运。

二、营养物质的吸收

1. 水的吸收

每日摄入的水约 1.5L，消化腺同时分泌约 6~7L 液体，而随粪便排出的水分只有 150mL，所以胃肠道每日吸收约 8L 水。水在小肠的吸收属于泵漏形式被动转运，各种溶质的吸收（特别是 NaCl 的主动吸收）所产生的黏膜两侧的渗透压梯度，是驱使水吸收的主要驱动力。

2. 电解质的吸收

（1）Na^+　成年人每日摄入 Na^+ 约 5~8g，肠道分泌 Na^+ 约 30g。在机体 Na^+ 保持稳态的情况下，胃肠道吸收 95~99% 的 Na^+。小肠黏膜对 Na^+ 的吸收属于主动转运，是通过跨细胞途径进行的。上皮细胞内的 Na^+ 浓度远低于周围液体，而且细胞内的电位约为负 40mV。小肠黏膜上皮细胞的微绒毛上存在多种 Na^+ 通道（如 Na^+ 通道）和载体（如 Na^+-葡萄糖同向转运体、Na^+-氨基酸同向转运体、Na^+-Cl^- 同向转运体、Na^+-H^+ 交换体等），肠腔中的 Na^+ 借助这些通道和载体顺电化学梯度扩散入细胞，进入上皮细胞内的 Na^+ 由细胞基底侧膜上的钠泵逆电化学梯度转运至细胞间隙，然后进入血液（图 6-24）。

（2）铁　铁主要以二价铁离子形式与载体结合后被吸收。人体每日摄取的铁约 10mg，其中约 1/10 被小肠吸收。吸收铁的主要部位是小肠上部。吸收过程包括上皮细胞对肠腔中铁的摄取和向血浆的转运，这两个过程都需要消耗能量。上皮细胞顶端膜上存在铁的载体 DMT1，它对 Fe^{2+} 的转运效率比 Fe^{3+} 高数倍，因此，Fe^{2+} 更容易被吸收。维生素 C 能将 Fe^{3+} 还原为 Fe^{2+}，促进铁的吸收。胃酸有利于铁的溶解，故也对铁的吸收有促进作用。当机体铁需要量增加时，铁的载体表达增多，小肠吸收铁的能力增高。

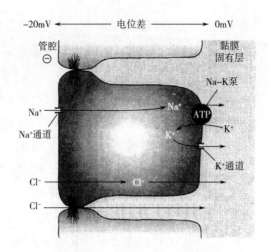

图 6-24 小肠黏膜对 Na^+ 的吸收

Na^+ 的吸收在小肠吸收功能中具有非常重要的意义，

Cl^-、HCO_3^-、水、葡萄糖、氨基酸等的跨小肠黏膜的转运都与 Na^+ 的主动转运有关。

Fe^{2+} 进入细胞后，只有小部分通过基底侧膜被主动转运出细胞，并进入血液。而大部分 Fe^{2+} 被氧化为 Fe^{3+}，并与细胞内的去铁蛋白（apoferritin）结合成为铁蛋白（ferritin，Fe-BP）被贮存，以后再慢慢释放。当细胞内贮存的铁过多时，上皮细胞内铁蛋白的含量增多（图 6-25）。

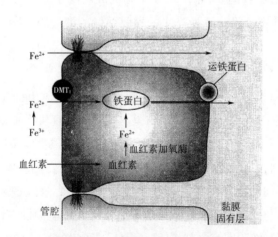

图 6-25 小肠黏膜对 Fe 的吸收

（3）钙　钙主要与钙结合蛋白结合后被吸收（图 6-26），通过钙依赖的 ATP 酶转运出细胞。食物中只有 20%～30% 的钙可被肠道吸收。食物中的钙必须变成 Ca^{2+} 后才能被吸收。十二指肠是主动吸收钙的主要部位，小肠各段都有被动的细胞旁途径吸收 Ca^{2+}。从吸收量上来说，空肠和回肠比十二指肠能吸收更多的钙。人类的空肠吸收钙比回肠更快，两者的吸收率都因摄入维生素 D 而增加。

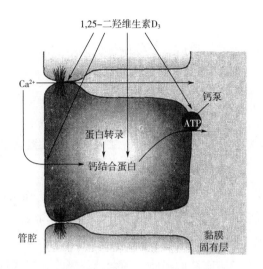

图 6-26 小肠黏膜对 Ca^{2+} 的吸收

十二指肠黏膜上皮细胞对钙的跨细胞途径吸收是一个主动过程，顺着肠腔和上皮细胞间的电化学梯度通过顶端膜上特异的 Ca^{2+} 通道进入细胞；在细胞质内，钙与钙结合蛋白（calbindin）能迅速结合，因此虽然有大量 Ca^{2+} 通过钙通道进入细胞内，细胞质中的游离 Ca^{2+} 离子浓度仍可保持在低水平。钙的最大转运率与钙结合蛋白的浓度成正比。细胞内钙浓度的瞬间升高是肠上皮细胞分泌反应的重要的第二信使；在上皮细胞基底侧膜上的 Ca^{2+} 泵（钙依赖的 ATP 酶，calcium-dependent ATPase）和 Na^+-Ca^{2+} 交换将细胞内的 Ca^{2+} 排出到细胞间隙。跨细胞途径吸收 Ca^{2+} 的上述 3 个步骤都受 1,25-二羟维生素 D_3 的调控。钙主动吸收的限速步骤是细胞内钙与钙结合蛋白的结合。Ca^{2+} 也可以通过细胞旁途径被吸收。钙通过紧密连接的细胞旁途径的被动转运可随维生素 D 的增加而增加。

Ca^{2+} 的吸收量由机体的需要量精确控制，影响吸收的两个重要因素是维生素 D 和甲状旁腺激素。十二指肠对钙的主动吸收在钙缺乏时增强，在钙完全缺乏时降低。血浆中钙浓度的少量减少可使活性产物 1,25-二羟维生素 D_3 的产生增加，从而增加钙的吸收。这种变化可在高钙饮食转为低钙饮食后的 1d 内产生。这种变化也可发生在妊娠后期和泌乳期，可以增加钙的吸收。另外，食物中钙与磷的适宜比例、肠内一定的酸度、脂肪、乳酸、某些氨基酸（如赖氨酸、色氨酸和亮氨酸）等，都可促进 Ca^{2+} 的吸收。

人类在出生时，十二指肠中存在主动的、维生素 D 依赖的吸收机制。婴儿期摄入大量的钙，同时摄入乳汁中的乳糖，可保证这个阶段足够的钙的吸收。钙的吸收随年龄递减，其中一个因素可能是因为维生素 D 的减少。

（4）阴离子（Cl^- 和 HCO_3^-）主要与 Na^+ 的吸收相偶联而吸收，但也可独立吸收。小肠黏膜对 Cl^- 的吸收是通过细胞旁途径以扩散方式进入细胞间隙。

3. 糖的吸收

食物中的糖类以单糖的形式被吸收，食物中的糖类必须水解为单糖后才能被机体吸收利用，吸收的部位主要在小肠的上部。不同的单糖吸收的速率有很大的差别，己糖的吸收很快，而戊糖则很慢。在己糖中等，又以半乳糖和葡萄糖的吸收最快，果糖次之，甘露糖最慢。若以葡萄糖的吸收速率为100，则其他单糖的吸收速率分别为：半乳糖110，果糖43，甘露糖15，阿拉伯糖9。造成这种差别的原因在于转运单糖的载体的种类和单糖对载体的亲和力。

上皮细胞纹状缘上有一种依赖 Na^+ 的葡萄糖载体，即 Na^+-葡萄糖同向转运体（Na^+-glucose cotransporter），每次转运可以将肠腔中的 1 分子葡萄糖和 2 个 Na^+ 同时转运至细胞内，细胞的基底侧膜上存在另一种非 Na^+ 依赖性的葡萄糖转运体（glucose transporter，GLUT），可将胞质中的葡萄糖转运到细胞间液而吸收。葡萄糖的吸收过程依赖于钠泵的主动转运以维持细胞内 Na^+ 的低浓度，因此葡萄糖的吸收需要消耗能量，即继发性主动转运（secondary active transport）（图 6-27）。

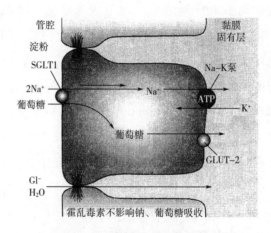

图 6-27 小肠黏膜对葡萄糖的吸收

半乳糖的吸收转运机制与葡萄糖相同，但它与 Na^+ 依赖性载体的亲和力比葡萄糖略高，所以速率更快。果糖的吸收机制与葡萄糖略有不同。果糖并不通过 Na^+-葡萄糖共转运体转运吸收，而是通过易化扩散进入小肠上皮细胞。大部分果糖在进入细胞后被磷酸化为葡萄糖，以葡萄糖的形式转运入血液。果糖的吸收是不耗能的被动过程。

4. 蛋白质的吸收

食物中的蛋白质必须在肠道中分解为氨基酸和寡肽（主要是二肽和三肽）后才能被小肠吸收，吸收过程也是耗能的主动过程，但涉及的载体比单糖的吸收复杂。在小肠黏膜细胞的纹状缘上已发现至少7种氨基酸载体，这些载体分别将不同种类的氨基酸转运至细胞内。而且这些载体在转运过程中大多需要 Na^+、K^+/Cl^- 的参与，并且大多依赖于跨膜电位的存在。在细胞的基底侧膜上，存在着不同于纹状缘的载体，目前已发现的有 5 种，可将胞质中的氨基酸转运至细胞外，再进入血液。

已有大量实验证据表明，肠道中的寡肽也可以被小肠黏膜上皮细胞摄取。目前认为纹状缘上存在 H^+-肽同向转运系统，它可以顺浓度梯度由肠腔向细胞内转运 H^+，同时逆浓度梯度将寡肽带入细胞内。寡肽进入细胞后，被胞质中的寡肽酶水解为氨基酸，再经基底侧膜上的氨基酸载体转运出细胞。这一转运过程需要钠泵的活动以维持 Na^+ 的跨膜势能，进而维持 H^+ 的浓度差，因此也是一种耗能过程。为了区别于氨基酸和葡萄糖的继发性主动转运机制，有人将寡肽的吸收过程称为第三级主动转运（图 6-28）。

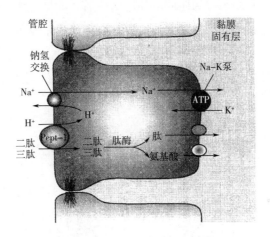

图 6-28　小肠黏膜对小肽和氨基酸的吸收

5. 脂肪的吸收

脂肪通过在肠腔内的消化，甘油三酯、磷脂和胆固醇酯基本上被完全水解，其产物包括脂肪酸、甘油单酯、胆固醇、溶血性卵磷脂等。脂肪消化产物在小肠上皮的吸收过程包括：消化产物通过不流动水层进入上皮细胞内、在细胞内的转化和乳糜微粒的形成，以及乳糜微粒向细胞外的转运（图 6-29）。

在所有生物膜的表面均附有一层不流动水层，在大鼠的肠黏膜表面其厚度为 620～700μm。脂肪酸、甘油单酯、胆固醇及其水解产物基本上都是脂溶性的物质，它们必须与胆盐形成混合微胶粒（mixed micelle）后才能通过不流动水层。混合微胶粒到达纹状缘表面后，将脂肪水解产物释放出来，后者进入上皮细胞内，胆盐则被回肠吸收，进入胆盐的肠-肝循环。脂肪水解产物进入上皮细胞后的去路主要有两条：其一是游离的脂肪酸直接扩散出细胞的基底侧膜，再进入血液；另一条途径是在细胞内重新合成甘油三酯，然后与胆固醇等结合千载脂蛋白并形成乳糜微粒（chylomicron）。胞质内的乳糜微粒形成小的囊泡，囊泡在细胞的基底侧膜以出胞方式将乳糜微粒释放出细胞，再进入淋巴液。一般来说，大部分短链脂肪酸和部分中链脂肪酸及其构成的甘油单酯通过第一条通路被吸收；而长链脂肪酸及其甘油单酯、胆固醇等通过第二条途径被吸收。

小部分短链和中链脂肪酸可不被转化为甘油三酯由淋巴系统吸收，而是直接进入门脉系统。这种短链与长链脂肪酸吸收的差异是由于短链脂肪酸水溶性更高，并且不被内质网转化为甘油三酯。这种特性使得短链脂肪酸可以从小肠上皮细胞直接扩散到小肠绒毛的毛细血管。

6. 胆固醇的吸收

进入肠道的胆固醇主要来源于食物和胆汁，此外有一小部分来自脱落的消化道上皮，总量为每天 1~2g。胆固醇以游离的胆固醇和酯化的胆固醇酯两种形式存在。一般认为，胆固醇酯需要在肠内被胆固醇酯酶水解为胆固醇和脂肪酸后才能掺入混合微胶粒，再被转运至纹状缘表面。胆固醇通过纹状缘进入细胞内的过程一直被认为是简单扩散过程，但近年的研究提示可能是载体中介的主动过程。胆固醇进入细胞后的转运途径与脂肪的类似，即大部分重新在高尔基体被酯化，并掺入乳糜微胶粒和极低密度脂蛋白，再经淋巴系统进入血液循环（图 6-29）。

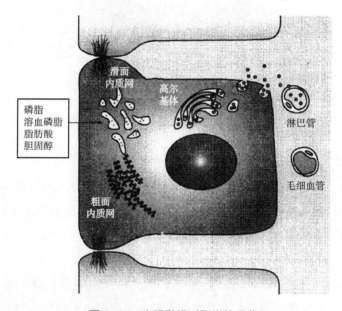

图 6-29　小肠黏膜对脂类的吸收

影响胆固醇吸收的因素有：①食物中胆固醇的含量与胆固醇的吸收成正比，但其吸收有一定限度，大多数人具有防止高胆固醇饮食引起高脂血症的能力。②食物中的脂肪及其水解产物有促进胆固醇吸收的作用，如果食物中缺乏脂肪，胆固醇几乎不能被吸收，这是由于胆固醇在纯胆盐微胶粒中很难溶解。③凡能减少或消除胆盐的物质均可减少胆固醇的吸收。④各种植物固醇如豆固醇等能抑制胆固醇的吸收。植物固醇本身不能被吸收，但它可以掺入微胶粒中，竞争性抑制胆固醇的掺入，因此大量食入植物固醇时可妨碍胆固醇的吸收。⑤凡能抑制肠黏膜载脂蛋白合成的因素均可妨碍乳糜微粒的形成，由此减少胆固醇的吸收。

此外，肠内的细菌能使胆固醇还原为不易吸收的类固醇。在长期使用抗生素的情况下，肠内细菌减少，可增加胆固醇的吸收。

7. 维生素的吸收

大多数水溶性维生素的吸收由转运体介导，水溶性维生素包括 B 族维生素和维生素 C。通常它们在体内不能大量贮存，一旦饱和，过量的水溶性维生素便从尿中排出，因此机体只能通过对食物中维生素的吸收来维持体内的需要。

各种水溶性维生素的分子大小和化学结构都有较大差别，它们的吸收机制也不完全相同。如果水溶性维生素的摄入量足够大，大多数水溶性维生素即可通过简单扩散被吸收；当肠道内维生素浓度较低时，特异性转运机制起主要作用（表6-3）。

表6-3　肠道对水溶性维生素的吸收

维生素	吸收部位	转运机制
抗坏血酸（维生素 C）	回肠	与 Na^+ 同向转运
生物素	十二指肠，空肠	易化转运
胆碱	小肠	易化转运
叶酸和叶酸类衍生物	空肠	易化转运
肌醇	小肠	与 Na^+ 同向转运
烟酸	空肠	以酸的形式扩散
泛酸	小肠	与 Na^+ 同向转运
吡哆醇（维生素 B_6）	十二指肠，空肠	扩散
核黄素（维生素 B_2）	十二指肠，空肠	易化转运
硫胺素（维生素 B_1）	空肠	与 Na^+ 同向转运
氰钴胺（维生素 B_{12}）	远端回肠	受体介导的胞吞作用

机体对饮食中维生素 B_{12} 的需求量非常接近维生素 B_{12} 的最大吸收能力。机体每天仅丧失贮存量的 0.1%，因此即使所有的吸收都停止，维生素 B_{12} 的贮存量仍可维持机体正常功能 3~6 年。存在于食物中的大多数维生素 B_{12} 是与蛋白质结合的。胃蛋白酶消化蛋白质的作用和胃内的低 pH 环境，使维生素 B_{12} 释放，游离的维生素 B_{12} 迅速与一种称为 R 蛋白（R protein，transferrin，TC）的糖蛋白结合。R 蛋白能在很宽的 pH 范围内与维生素 B_{12} 紧密结合。内因子（intrinsic factor，IF）是由胃壁细胞分泌的维生素 B_{12} 结合蛋白。内因子与维生素 B_{12} 结合的亲和力比 R 蛋白小，因此，胃中的大多数维

生素 B_{12} 与 R 蛋白结合。胰蛋白酶降解 R 蛋白与维生素 B_{12} 复合物，释放维生素 B_{12}。游离的维生素 B_{12} 随后与内因子结合。其复合体可高度抵抗胰蛋白酶的消化。回肠上皮细胞的纹状缘含有能识别和结合内因子-维生素 B_{12} 复合物的受体蛋白。被吸收入肠黏膜细胞的维生素 B_{12} 释放到血液中后，与血浆中的 α 和 β 维生素 B_{12} 结合蛋白结合，进行运输。

脂溶性维生素（维生素 A、维生素 D、维生素 E 和维生素 K）只能溶于脂肪和脂质溶剂，因此在食物中常与脂类共存，需要经过混合微胶粒的溶解才能通过小肠腔内的水性环境而被吸收。脂溶性维生素可通过纹状缘质膜扩散进入肠上皮细胞。在肠上皮细胞内进入乳糜微粒，通过淋巴液输送出小肠。此外，一部分脂溶性维生素可被吸收入门脉血液，进入血液循环。

体内存在的维生素 A 有两种，即维生素 A_1（视黄醇）和 A_2（3-脱氢视黄醇）。视黄醇在生理浓度时通过可饱和的、载体转运的易化扩散机制进入小肠黏膜上皮细胞内，在细胞内与脂肪酸结合成酯，然后掺入乳糜微粒进入淋巴。维生素 K 可通过一种耗氧的、可饱和的转运机制进入小肠黏膜上皮细胞，之后与其他脂溶性维生素一样，掺入乳糜微粒，经淋巴吸收入血。

三、大肠的吸收

每天大约有 1.5L 呈半流体的消化物通过回盲瓣进入大肠，其中大部分水和电解质在结肠中被吸收，余留少于 100mL 的液体、少量 Na^+ 和 Cl^- 通过粪便排泄。大肠黏膜和小肠黏膜一样，具有主动吸收 Na^+ 的能力，并且因 Na^+ 的吸收引起的电位差促进 Cl^- 的吸收。大肠上皮细胞间的紧密连接比小肠更紧密，可防止离子通过这些紧密连接大量扩散回肠腔，从而使大肠黏膜吸收 Na^+ 更加彻底。与小肠远端的机制相同，大肠黏膜也可分泌 HCO_3^-，同时吸收等量的 Na^+ 和 HCO_3^- 可中和大肠内细菌产生的酸性产物。

结肠有强大的吸收能力，结肠内液体超过结肠的最大吸收能力时可引起腹泻，大肠每天最多可吸收 5~8L 水和电解质。当通过回盲瓣或者大肠分泌产生的液体量超过结肠的最大吸收能力时，多余的液体即以腹泻的形式排出体外。

大肠中存在多种细菌，它们具有消化少量纤维素并可为机体多提供一些能量的能力。在食草动物，大肠细菌提供的能量成为一个重要的能量来源，但在人体中它的作用很小。

细菌还可以合成维生素 K、B_1、B_{12} 和核黄素。由于每天消化、吸收的食物中维生素 K 的量较少，因此肠内细菌合成的维生素 K 显得尤其重要。细菌还可以产生多种气体，构成肠气，主要有二氧化碳、氢气和甲烷等。

第七节 吸收的调节

一、肠道对水和电解质的吸收和分泌受体液因素和自主神经系统的调节

影响肠道对水和电解质的吸收和分泌的激素，一部分是由肠道内壁的细胞所释放的，另一部分来自体内其他部位的内分泌细胞。影响肠黏膜吸收和分泌的激素主要包括盐皮质激素、糖皮质激素、儿茶酚胺、生长抑素和脑啡肽，其作用如表6-4所示。

表6-4　调节水和电解质吸收和分泌的激素

激素	靶部位	作用机制	作用
醛固酮	结肠	刺激上皮细胞肠腔膜上的 Na^+ 通道和基底侧膜上 Na^+-K^+-ATP 酶的合成	增加水和电解质的吸收
糖皮质激素	小肠和大肠	增加肠上皮细胞基底侧膜上 Na^+-K^+-ATP 酶分子的数目	增加水和电解质的吸收
肾上腺素	回肠　黏膜下神经节	上皮细胞的 α 受体　抑制支配肠上皮细胞的运动	减少水和电解质的分泌
生长抑素	回肠和结肠　肠神经元	降低细胞内 cAMP 的水平　抑制促分泌神经对肠上皮细胞的传出活动	增加水和电解质的吸收　抑制分泌，降低腺细胞分泌的能力
阿片样物质	小肠和大肠	肠内的 σ 受体　其他受体亚型	增加水和电解质的吸收，抑制肠的运动

支配肠上皮细胞的神经大多来自肠神经系统的促分泌神经元，促分泌神经元主要来自黏膜下神经节和肌间神经节。黏膜下促分泌神经元释放 ACh 或 VIP，后者作用于上皮细胞的相应受体，并刺激细胞分泌。至今还未发现抑制肠上皮细胞分泌的肠神经元。交感和副交感神经元的调节作用主要是通过影响肠神经元的活动而实现的。

来自胃肠道外或内在的神经反射都可调节肠上皮细胞对水和电解质的吸收和分泌的活动。其中一些反射来自于肠腔内的刺激因素，如肠腔扩张、黏膜表面受冲击和肠腔内存在葡萄糖、酸、胆盐、乙醇或能使胃肠道免疫系统致敏的抗原。这些刺激因素引起的反射均能促进分泌，同时也促进受刺激的肠段的推进运动，说明神经调控分泌和运动具有相互作用。交感神经系统兴奋可促进肠道对水和电解质的吸收。一些肾上腺素能纤维直接分布于肠上皮细

胞，其末梢释放的去甲肾上腺素作用于 α 受体，产生对黏膜下神经节神经元的多种效应。这些效应包括抑制促分泌神经元对肠上皮细胞的传出活动，从而促进吸收。副交感神经兴奋可通过肠神经系统促进水和电解质的分泌。肌间神经节和黏膜下神经节接受大量副交感纤维的支配，刺激副交感纤维可使吸收减少，分泌增加。副交感神经的紧张性决定肠的基础分泌速率。

胃肠免疫系统的细胞含有多种影响胃肠道盐和水转运的介质，大多数介质可增强水和电解质的分泌。炎性介质可刺激腺细胞分泌水和电解质，抑制小肠绒毛吸收水和电解质，并在某些情况下促进腺细胞的增生。组胺和前列腺素主要作用于肠神经元，加强促分泌神经元的活动。肥大细胞表面携带的抗体在识别特异性抗原后，细胞发生脱颗粒，并释放出多种不同的介质，使肠上皮细胞分泌大量的电解质和水，并使肠蠕动加强。

二、非特异性机制和特异性机制调节营养物质的吸收

营养物质吸收调节的非特异性机制包括肠道表面积的变化、肠道细胞数量和体积的改变、Na^+电-化学梯度的改变和肠细胞膜脂质成分的改变等。这些改变可影响膜的通透性和载体的活性。另外，在生长的不同阶段和某些病理状况下，肠黏膜上不同成熟阶段的肠细胞转运能力和转运细胞与非转运细胞的比值，都会影响肠的吸收能力。

碳水化合物的内在特性、葡萄糖转运体的数目和活性影响糖类的吸收碳水化合物的内在特性，如淀粉的糊化程度、直链淀粉与支链淀粉含量之比，可影响食物的消化，从而影响葡萄糖的吸收。吸收葡萄糖的器官和组织的特性以及调控机制则对吸收过程也会产生影响。

肠腔中存在的氨基酸可抑制肽的水解，肠腔中的葡萄糖可抑制氨基酸的吸收，肠腔的酸化可抑制肽的吸收。蛋白质的氨基酸组成也会影响肽的释放数量和肽链长短。

三、影响水溶性维生素和脂溶性维生素吸收的因素

水溶性维生素的吸收主要取决于特异性转运体及其本身的浓度，还受各种因素的影响（表6-5）。脂溶性维生素溶解于混合微胶粒中，其肠道吸收条件与脂肪的吸收相近，因此影响脂肪吸收的因素也影响脂溶性维生素的吸收。由于脂溶性维生素吸收后 70% 以上随乳糜微胶粒经淋巴系统进入血液，因此，胃肠功能紊乱、胰腺疾病、胆汁分泌减少、肠淋巴回流不畅和某些寄生虫病（钩虫、蛔虫、鞭虫）等均可造成脂溶性维生素的吸收障碍。维生素 K 只有在胆汁存在时才可被吸收，缺乏胆汁也会使维生素 A 和胡萝卜素的吸收显著受阻。肠道内细菌可产生维生素 K，用抗菌药物杀灭肠道正常菌群后，可导致维生素 K 缺乏。高蛋白膳食可增加维生素 A 的利用，而蛋白质营养不良时，维生素 A 的吸收和胡萝卜素转化成维生素 A 的能力均受影响，导致维生素 A 在肝内的储存量减少。

表 6-5　影响水溶性维生素吸收的因素

维生素	影响因素	作用	维生素	影响因素	作用
维生素 B_1	缺乏 Na^+ 或 ATP 酶	吸收减少	维生素 B_2	胆盐	吸收增加
维生素 B_{12}	内因子	吸收依赖于内因子的存在	烟酸	缺乏维生素 B_6 和核黄素	需求量增加
	年龄增大、缺乏铁和维生素 B_6	吸收减少		葡萄糖和维生素 C	吸收增加
	妊娠	吸收增加	叶酸	不同食物源	吸收率不同

思考题

1. 简述小肠液和胃液的组成。

2. 简述碳水化合物、蛋白质、脂肪的吸收原理和吸收过程。

3. 简述消化系统的组成及各器官功能。

4. 简述胰腺分泌的消化酶及其功能。

5. 简述胆汁在脂肪消化过程中的作用。

6. 简述人体内 5 种主要的胃肠激素及其生理作用。

7. 简述消化系统的神经支配及其作用。

本章思维导图

拓展阅读素材：世界上的第一个胃瘘；人类历史上发现的第一个激素——促胰液素；林可胜

第七章
能量代谢和体温

学习目标

1. 掌握：能量代谢的影响因素，基础代谢率的概念、正常值和临床意义，产热和散热的器官、方式及调节；

2. 熟悉：能量代谢率的概念、测定原理，热价、氧热价、呼吸商、非蛋白呼吸商的概念，能量代谢的影响因素，体温的概念及生理值；

3. 了解：能量的来源与利用，能量代谢的测定方法。

第一节　能量代谢

一、食物的热价、氧热价和呼吸商

能量代谢（energy metabolism）是指与生物体内物质代谢相偶联的能量释放、转移、贮存和利用等过程，如图 7-1 所示。

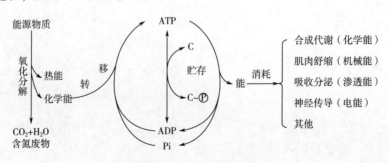

图 7-1　能量代谢图解

1. 机体能量的来源和去路

（1）能量的来源　机体的能量来源于三大营养物质（糖、脂肪和蛋白质），这些能源物质分子结构中的碳氢键蕴含化学能，在生物氧化过程中碳氢键断裂，生成水和二氧化碳（蛋白质还产生尿素等），同时释放出能量。细胞成分的合成，肌肉的舒缩活动，细胞膜对各种物质的主动转运（如消化管的吸收、肾小管的重吸收与分泌、腺体的分泌活动、神经兴奋的传导和离子浓度梯度的维持）都需要能量。

①糖：人体所需能量的70%由糖的分解代谢提供。一般人体的饮食主要由多糖和双糖组成，消化吸收时，这些分子被分解为葡萄糖、果糖和半乳糖，肝脏进一步将果糖和半乳糖转化为葡萄糖，葡萄糖是产生能量的主要成分。脑组织所需的能量则完全由糖的有氧氧化提供。

并不是所有进入细胞的葡萄糖都会立即分解形成能量。部分葡萄糖会形成糖原，当身体需要能量时，储存在肝脏和肌肉细胞中的糖原被分解，葡萄糖被释放到血液中。这一过程受到胰高血糖素、肾上腺素和去甲肾上腺素的调节。

②脂肪：脂肪是仅次于碳水化合物的能量来源，尤其是在机体饥饿状态下成为主要供能物质。机体的脂类分为组织脂质和贮存脂质两部分。组织脂质主要是类脂质（包含胆固醇、磷脂等），这是组织细胞的组成成分，不可成为能源。贮存脂质主要是脂肪（约占98%）包括来自食物的外源性脂肪，以及糖和氨基酸在体内转变而成的内源性脂肪。因此，脂肪是体内各种能源物质贮存的主要形式，在需要的时候迅速分解成甘油和脂肪酸，经血液运送到各组织以供利用。

③蛋白质：蛋白质在细胞结构和功能中起着至关重要的作用，它主要由氨基酸组成。蛋白质中的氨基酸可以被用作能量来源，但利用量较少，一般在特殊情况下（如病理性长期饥饿等）成为主要能量来源。

（2）能量的去路　营养物质在体内氧化所释放的能量，一部分以热能的形式向体外发散，用以维持体温；另一部分为化学能，以高能磷酸键的形式储存于腺苷三磷酸（adenosine triphosphoric acid，ATP）和磷酸肌酸中。细胞成分的合成，肌肉的舒缩活动，细胞膜对各种物质的主动转运（如消化管的吸收、肾小管的重吸收与分泌、腺体的分泌活动、神经兴奋的传导和离子浓度梯度的维持）等都需要消耗能量。因此，ATP是能量代谢中物质与生理功能间的能量传递者。另外，肌酸从ATP接受高能磷酸键，形成磷酸肌酸，也可暂时贮存能量；当体内ATP被消耗时，此高能磷酸键又可和二磷酸腺苷ADP（adenosine diphosphate，ADP）形成ATP，供体内耗能过程所用。

2. 能量代谢的测定

机体能量代谢遵循"能量守恒定律"。因此，测定机体在单位时间内发散的总热量或所消耗的食物量，可计算出机体在该时间内能量代谢的量，即能量代谢率。

常见的能量代谢测定方法包括直接测热法和间接测热法。直接测热法所需设备复杂，且不易操作，因而较少使用。一般采用间接测热法。

化学反应中，反应物的量与产物的量呈一定的比例关系，即定比定律。间接测热法就是利用定比定律，测定一定时间内机体的 CO_2 产生量、O_2 消耗量和尿氮排泄量，得到所氧化的糖、脂肪、蛋白质各有多少，最后计算出该段时间内整个机体所释放的热量。因此，必须解决两个问题：一是每种营养物质氧化分解时产生的能量有多少，二是要分清三种营养物质各氧化了多少。

（1）食物的热价（thermal equivalent）1g 食物完全氧化（或在体外燃烧）时所释放的热量称为食物的热价。食物的热价分为物理热价和生物热价。前者指食物在体外燃烧时释放的热量，后者指食物经过生物氧化所产生的热量。糖、脂肪的物理热价与生物热价相等，而蛋白质的生物热价小于物理热价，这是因为蛋白质在体内不能被彻底氧化分解，一部分会以尿素的形式排出。

（2）食物的氧热价（thermal equivalent of oxygen）某种食物氧化时，消耗 1L 氧所产生的热量称为该食物的氧热价。

（3）食物的呼吸商（respiration quotient，RQ）同温同压下，某种食物氧化时的 CO_2 产量与 O_2 消耗量的比值称为该食物的呼吸商。根据 RQ 值［式（7-1）］可估计一段时间内机体氧化各种食物的比例。

$$RQ = \frac{CO_2\ 生成量}{O_2\ 消耗量} \tag{7-1}$$

（4）非蛋白呼吸商（non-protein respiratory quotient，NPRQ）

一定时间内，机体氧化非蛋白食物时的 CO_2 生成量和 O_2 消耗量的比值，见式（7-2）。

$$NPRQ = \frac{总\ CO_2\ 生成量 - 氧化蛋白的\ CO_2\ 生成量}{总\ O_2\ 消耗量 - 氧化蛋白的\ O_2\ 消耗量} \tag{7-2}$$

糖、脂肪和蛋白质三者的热价、氧热价及呼吸商等数据如表 7-1 所示：

表 7-1 三种营养物质氧化时的相关数据

营养物质	O_2 消耗量 /（L/g）	CO_2 生成量 /（L/g）	物理热价 /（kJ/g）	生物热价 /（kJ/g）	氧热价 /（kJ/g）	呼吸商
糖	0.83	0.83	17.0	17.0	21.0	1.00
脂肪	1.98	1.43	39.8	39.8	19.7	0.71
蛋白质	0.95	0.76	23.5	23.5	18.8	0.85

（5）间接测热法计算步骤

①测定某一时间内机体的 CO_2 生成量和 O_2 消耗量。

②测定尿氮量，并计算该段时间内被氧化分解的蛋白质量，据此查表得到氧化蛋白的 CO_2 生成量、O_2 消耗量以及产热量。

③计算得到 NPRQ。

④根据 NPRQ 值查表（表 7-2）找出相应的氧热价，计算该段时间内非蛋白代谢的产热量。

⑤总产热量=蛋白质代谢的产热量+非蛋白代谢的产热量。

表 7-2 非蛋白呼吸商和氧热价

非蛋白呼吸商	氧化百分数/%		热价/（kJ/L）
	糖	脂肪	
0.7	0	100	19.62
0.71	1.1	98.9	19.64
0.72	4.75	95.2	19.69
0.73	8.4	91.6	19.74
0.74	12	88	19.79
0.75	15.6	84.4	19.84
0.76	19.2	80.8	19.89
0.77	22.8	77.2	19.95
0.78	26.3	73.7	19.99
0.79	29	70.1	20.05
0.8	33.4	66.6	20.1
0.81	36.9	63.1	20.15
0.82	40.3	59.7	20.2
0.83	43.8	56.2	20.26
0.84	47.2	52.8	20.31
0.85	50.7	49.3	20.36
0.86	54.1	45.9	20.41
0.87	57.5	42.5	20.46
0.88	60.8	39.2	20.51
0.89	64.2	35.8	20.56
0.9	67.5	32.5	20.61
0.91	70.8	29.2	20.67
0.92	74.1	25.9	20.71
0.93	77.4	22.6	20.77
0.94	80.7	19.3	20.82
0.95	84	16	20.87

续表

非蛋白呼吸商	氧化百分数/%		热价/（kJ/L）
	糖	脂肪	
0.96	87.2	12.8	20.93
0.97	90.4	9.58	20.98
0.98	93.6	6.37	21.03
0.99	96.8	3.18	21.08
1	100	0	21.13

二、影响能量代谢的主要因素

1. 肌肉活动

肌肉活动对能量代谢的具有显著的影响，任何轻微的机体活动都可提高代谢率。我们把肌肉活动的强度称为肌肉工作的强度，也就是劳动强度，通常用单位时间内机体的产热量表示。表7-3所示为不同强度劳动或运动时的能量代谢情况。

表7-3　劳动或运动时的能量代谢率

状态	产热量（kJ/m²/min）
躺卧	2.73
开会	3.40
擦窗子	8.30
洗衣	9.89
扫地	11.37
打排球	17.05
打篮球	24.22
踢足球	24.98

2. 精神活动

当精神活动处于紧张状态时，产热量也会显著增加。这可能是由于无意识的肌肉紧张和/或某些刺激代谢的激素释放增加所引起的。

3. 食物的特殊动力作用

进食后的一段时间内，机体即使处于安静状态，其产热量也比进食前有所增加，食物这种使机体产生额外热量的作用称为食物的特殊动力作用。该作用机理尚未明确，可能与食物中氨基酸吸收后刺激细胞的化学过程有关，也可能与肝脏脱氨基反应有关。

4. 环境温度

（1）人（裸体或薄衣）安静时的能量代谢在环境温度为 20~30℃时最稳定，此时肌肉松弛。

（2）当环境温度低于 20℃时，代谢率开始增加，尤其是 10℃以下，代谢率显著增加，这主要是因为寒冷刺激引起寒战以及肌肉紧张。

（3）当环境温度高于 30℃时，代谢率也会逐渐增加，这可能是由体内化学反应速度增加、发汗功能旺盛、呼吸和循环功能增强等因素所致。

第二节　体温

一、体温的概念及正常变动

1. 体温

人体表层即外周组织（包括皮肤、皮下组织和肌肉等）的温度称为表层温度（shell temperature），表层温度不稳定；机体深部（包括心、肺、脑和腹腔内脏等）的温度称为深部温度（core temperature），深部温度比表层温度高，且比较稳定，各部位之间的差异较小。体温即是指机体深部的平均温度。真正代表深部平均温度的是右心室的温度，但测定困难，通常以近似的直肠温度或口腔温度表示体温。体温的相对恒定是机体进行新陈代谢和正常生命活动的必备条件。

2. 体温的正常变动

（1）昼夜节律　人体正常的体温范围是 36~38℃，平均口腔温度为 37℃。正常情况下，在一昼夜之中人体体温呈周期性波动，一般波动幅度为 1~2℃，最低温度出现在睡眠期间，即凌晨 2~6 时体温最低，午后 1~6 时体温最高。体温呈现昼夜周期性波动的现象称为昼夜节律。

（2）性别差异　一般而言，成年女子体温比男子高 0.3℃。另外，女子的基础体温也会随月经周期而变动。月经期至排卵这段时间体温较低，排卵后体温回升至月经前水平，下次月经开始时体温再次下降（图 7-2）。这种体温的变动与血中孕激素及其代谢产物的变化有关。

（3）年龄差异　一般而言，新生儿体温较高，老年人体温较低。在幼年和老年时期，人体的体温变动可能没有非常精确。这是因为婴儿皮肤表面积与体重之比要比成人大得多，可更快地散热。而在老年人中，随着身体各项机能的衰弱，其维持体温的机制也不如以前那样有效，环境温度的变化可能无法得到快速有效的补偿。因此，在照顾婴儿和老年人时，需要将这一点纳入考量。

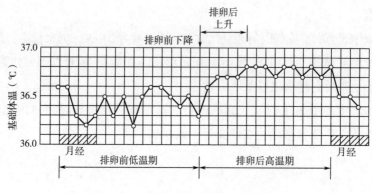

图 7-2　女子基础体温的变动曲线

（4）其他　肌肉活动时代谢加强，产热量因而增加，结果可导致体温升高。因此，临床测量体温时，应让病人安静一段时间后再进行测量，尤其是在测定小儿体温时更应防止其哭闹。

此外，情绪激动、精神紧张、进食等情况对体温都会有影响，环境温度的变化对体温也有影响。在测定体温时，这些因素都应被考虑到。

二、产热与散热的平衡

如第一节所述，机体内营养物质氧化代谢所释放出的化学能，50%以上以热能的形式向体外发散，用于维持体温，其余不足 50% 的化学能则储存于 ATP 和磷酸肌酸中，经过能量转化与利用，最终也变成热能，并与维持体温的热量一起，由血液循环传导至机体表层并散发于体外。因此，机体在体温调节机制的调控下，产热过程和散热过程处于平衡状态，即体热平衡，维持正常的体温。如果机体的产热量大于散热量，则体温上升；如果散热量大于产热量，则体温下降，直到产热量与散热量重新取得平衡，体温稳定在新的水平上。

1. 产热

影响产热的因素如表 7-4 所示。

表 7-4　影响产热的因素

因素	影响
甲状腺激素	日常新陈代谢最重要的调节器；增加营养物质氧化产生 ATP，从而增加热量产生
肾上腺素和交感神经刺激	在紧张的情况下很重要，增加许多器官的代谢活动，增加 ATP 和热量的产生
骨骼肌	骨骼肌收缩需要 ATP；休息时产生的热量约为身体总热量的 25%
肝脏	新陈代谢总是活跃的；休息时产生多达 20% 的体热

续表

因素	影响
食物摄入	增加胃肠道的活性；增加 ATP 和热量的产生
体温升高	增加代谢率，从而增加产热，进而又增加代谢率和产热；高烧可能会引发热量不断增加的恶性循环

（1）甲状腺激素　甲状腺激素会使产热缓慢增加，但维持时间长。甲状腺激素的分泌受机体能量代谢速率调控，当代谢率降低时，会刺激甲状腺分泌更多的甲状腺激素。

（2）肾上腺素和交感神经刺激　在紧张的情况下，肾上腺髓质分泌的肾上腺素和去甲肾上腺素含量增加，交感神经系统也变得更加活跃，从而增加细胞呼吸的速率，尤其是在心脏、骨骼肌和肝脏等器官中。为了满足这些需求，ATP 产量增加，同时也意味着会产生更多的热量，但维持时间短。

（3）骨骼肌和肝脏　当身体处于休息放松状态时，正常活动产生 ATP 的器官是重要的热源。例如，骨骼肌通常处于一种持续轻微的收缩状态，即使是轻微的收缩也需要 ATP，肌肉也在产生热量，相当于休息状态时身体总热量的 25%，运动时则产生更多的 ATP，释放更多的热量。

人在寒冷环境中主要依靠寒战来增加产热量。寒战是骨骼肌发生节律性收缩的表现。寒战的特点是屈肌和伸肌同时收缩，所以基本上不做功，但产热量很高，发生寒战时，代谢率可增加 4~5 倍。机体受寒冷刺激时，通常在发生寒战之前，首先出现温度刺激性肌紧张，又称寒战前肌紧张，此时代谢率就有所增加。在此之后，由于寒冷刺激的持续作用，便在温度刺激性肌紧张的基础上出现肌肉寒战，产热量大大增加，这样就维持了寒冷环境中的体热平衡。

肝脏是另一个持续活动的器官，产生 ATP 为其许多功能提供能量。因此，肝脏在机体处于休息状态时产生多达 20% 的热量。这些热量通过血液循环分散在全身，即当相对较冷的血液流经肌肉和肝脏等器官时，它们产生的热量会传递给血液，使其变暖，温暖的血液循环到身体的其他部位，散发热量。

（4）食物摄入　食物的摄入也增加了热量的产生，因为消化道的代谢活动增加了。当消化器官为合成消化酶等而产生 ATP 时，热量随之释放。

（5）体温升高　体温的变化也对代谢率和产热有影响。当一个人发烧时，较高的温度会增加新陈代谢率，从而增加热量产生并进一步升高体温。因此，高烧可能会引发热量不断增加的恶性循环。

2. 散热

热量从身体流失的途径主要是皮肤，当环境温度低于体温时，大部分的体热通过皮肤的辐射、传导和对流散失，通过皮肤汗液蒸发可以散发部分热量，其次通过呼吸道、泌尿道和消化道也可散失一小部分热量。

热量散失的途径如表 7-5 所示。

表 7-5　热量散失的途径

途径	机制
皮肤（主要）	辐射和传导——热量从身体散失到较冷的空气或物体中
	对流——气流将温暖的空气从皮肤上带走
	出汗——过多的体热蒸发掉皮肤表面的汗水
呼吸道（次要）	蒸发——体温将呼吸黏膜中的水分蒸发，呼出水蒸气
泌尿道（轻微）	排尿——尿液排出后体温降低
消化道（轻微）	排便——粪便排出后体温降低

（1）皮肤　因为皮肤覆盖身体，大部分身体热量从皮肤流失到环境中。当环境温度低于体温时，热量损失是不可避免的。热量损失由流经皮肤的血液和汗腺的活动共同决定。

①流经皮肤的血液影响辐射、传导和对流过程中的热量损失

A. 辐射散热：这是机体以热射线的形式将热量传给外界较冷物质一种散热形式，意味着不接触皮肤而使热量从身体上传递到较冷物体上，就像暖气片加热房间里的东西一样。以此种方式散发的热量，在机体安静状态下所占比例较大（约占全部散热量的 60% 左右）。辐射散热量同皮肤与环境间的温度差以及机体有效辐射面积等因素有关。皮肤温度稍有变动，辐射散热量就会有很大变化。四肢表面积比较大，因此在辐射散热中有重要作用。气温与皮肤的温差越大，或是机体有效辐射面积越大，辐射的散热量就越多（当环境温度高于 31℃ 时，辐射散热效果降低）。

B. 传导散热：这是机体的热量直接传给同它接触的较冷物体的一种散热方式。机体深部的热量以传导方式传到机体表面的皮肤上，再由后者直接传给同它相接触的物体，如床或衣服等。但由于这些物质是热的不良导体，所以体热因传导而散失的量不大。另外，人体脂肪的导热度也低，肥胖者皮下脂肪较多，女子一般皮下脂肪也较多，所以，他（她）们由深部向表层传导的散热量要少些。皮肤涂油脂类物质，也可起到减少散热的作用。水的导热度较大，根据这个道理可利用冰囊、冰帽给高烧病人降温。

C. 对流散热：是指通过气体或液体交换热量的一种方式。人体周围总是绕有一薄层同皮肤接触的空气，人体的热量传给这一层空气，由于空气不断流动（对流），便将体热发散到空间。对流是传导散热的一种特殊形式。通过对流所散失的热量多少，受风速影响极大。风速越大，对流散热量也越多，相反，风速越小，对流散热量越少。这就是为什么在炎热的天气里，风扇会让我们感觉凉爽。对流导致的热量损失也是"风寒效应"的原因，即有风的寒冷天气比无风时感觉更冷，因为风把身体周围温暖的空气吹走，代之以更冷的空气。

辐射、传导和对流散失的热量取决于皮肤和环境之间的温度差，温度差越大，散热量越

多，温度差越小，散热量越少。皮肤温度被皮肤血流量所控制。皮肤血液循环的特点是，分布到皮肤的动脉穿透隔热组织（脂肪组织等），在乳头下层形成动脉网；皮下的毛细血管异常弯曲，进而形成丰富的静脉丛；皮下还有大量的动-静脉吻合支，这些结构特点决定了皮肤的血流量可以在很大范围内变动。机体的体温调节机制通过交感神经系统控制着皮肤血管的口径。增减皮肤血流量以改变皮肤温度，从而使散热量符合于当时条件下体热平衡的要求。

在寒冷环境中，交感神经紧张度增强，皮肤血管收缩，皮肤血流量骤减，散热量也因而大大减少。此时机体表层宛如一个隔热器，起到了防止体热散失的作用。此外，四肢深部的静脉和动脉相伴而行，这样的解剖结构相当于一个热量逆流交换系统。深部静脉呈网状围绕着动脉，静脉血温较低，而动脉血温度较高，两者之间由于温度差进行热量交换。逆流交换使动脉血带到末梢的热量，有一部分已被静脉血带回机体深部。这样就减少了热量的散失。如果机体处于炎热环境中，从皮肤返回心脏的血液主要由皮肤表层静脉来输送，此时逆流交换机制将不再起作用。

在炎热环境中，交感神经紧张度降低，皮肤小动脉舒张，动-静脉吻合支开放，皮肤血流量因而大大增加（据测算，全部皮肤血流量最多可达到心输出量的12%）。于是较多的体热从机体深部被带到机体表层，提高了皮肤温度，增强了散热作用。

②蒸发散热：在人的体温条件下，蒸发1g水分可使机体散失2.4kJ热量。当环境温度为21℃时，大部分的体热（70%）靠辐射、传导和对流的方式散热，少部分的体热（29%）则由蒸发散失；当环境温度升高时，皮肤和环境之间的温度差变小，辐射、传导和对流的散热量减小，而蒸发的散热作用则增强；当环境温度等于或高于皮肤温度时，辐射、传导和对流的散热方式就不起作用，此时蒸发就成为机体主要的散热方式。

人体蒸发有两种形式：即不感蒸发和发汗：

A. 人体即使处在低温中，没有汗液分泌时，皮肤和呼吸道黏膜都不断有水分渗出而被蒸发掉，这种水分蒸发称为不感蒸发，其中皮肤的水分蒸发不显汗，即这种水分蒸发不被人们所觉察。室温在30℃以下时，不感蒸发的水分相当恒定 [$12 \sim 15g/(h \cdot m^2)$]，其中一半是呼吸道蒸发的水分，另一半的水分是由皮肤的组织间隙直接渗出而蒸发的。人体24h的不感蒸发量为400~600mL，婴幼儿不感蒸发的速率比成从大，因此，在缺水时婴幼儿更容易造成严重脱水。不感蒸发是一种很有成效的散热途径，有些动物如狗，虽有汗腺结构，但在高温环境下不能分泌汗液，此时，它必须通过热喘呼吸由呼吸道来增强蒸发散热。然而，与出汗相比，不敏感的水分流失只是热量散失的一个次要来源。

B. 汗腺分泌汗液的活动称为发汗。发汗是可以意识到的，有明显的汗液分泌，因此，汗液的蒸发又称为可感蒸发。小汗腺将汗液分泌到皮肤表面，多余的体热蒸发汗液。这里可以以流水倒入热锅来形象地形容，由于锅的热量使水蒸发，锅迅速冷却。虽然出汗程度没有那么剧烈，不会形成可见的蒸汽，但原理是一样的。人在安静状态下，当环境温度达30℃

左右时便开始发汗。如果空气湿度大，而且着衣较多时，气温达 25℃ 便可引起人体发汗。人进行劳动或运动时，气温虽在 20℃ 以下，亦可出现发汗，而且汗量往往较多的。

精神紧张或情绪激动引起的发汗称为精神性发汗。主要见于掌心、脚底和腋窝。精神性发汗的中枢神经可能在大脑皮层运动区。精神性发汗在体温调节中的作用不大。

影响发汗速度的因素：

a. 环境温度：环境温度越高，发汗速度越快。如果在高温环境中时间太长，发汗速度会因汗腺疲劳而明显减慢。

b. 环境湿度：当周围空气湿度较低时，出汗是最有效的。空气的干湿程度叫做湿度，它表示大气所能容纳的最大水蒸气量。相对湿度为 90% 意味着空气中已经有 90% 的水蒸气饱和，在这种情况下，汗水不容易蒸发，而是留在皮肤上。但当相对湿度为 40% 时，空气可以容纳更多的水蒸气，汗液会迅速从皮肤表面蒸发，带走多余的体热。在完全干燥的空气中，一个人可以在 71℃ 时忍受将近 1h。

c. 劳动强度：劳动强度大，产热量越多，发汗量越多。

尽管出汗是一种非常有效的热量损失机制，但它也有一个缺点，即失去热量的同时也会失去水分。出汗过程中的水分流失可能会迅速导致脱水，因此必须不断补充水分。另外，汗液中水分占 99%，而固体成分则不到 1%，在固体成分中，大部分为氯化钠，也有少量氯化钾、尿素等，在高温作业等活动中大量出汗的人，汗液中可丧失较多的氯化钠，因此也应注意补充氯化钠。

（2）呼吸道、泌尿道和消化道　部分热量是通过呼吸道加温空气和蒸发水分而散失的，形成的水蒸气被呼出，少量热量流失。像狗这样没有大量汗腺的动物经常在炎热的天气里喘息，空气快速流入和流出上呼吸道，蒸发了大量水分，通过这种方式散失热量。

另外，通过泌尿道和消化道也会导致部分热量损失，如尿液和粪便的排出，但这部分损失是非常小的。

三、体温调节

恒温动物包括人，有完善的体温调节机制。热作为新陈代谢的副产物不断地产生，并不断地散失到环境中去，身体正常情况下热量的增加和减少是平衡的。在外界环境温度改变时，通过调节产热过程和散热过程，维持体温相对稳定。例如，在炎热环境下，机体减少产热和增加散热；在寒冷环境下，机体增加产热和减少散热，从而使体温保持相对稳定。这是复杂的调节过程，涉及感受温度变化的温度感觉器，通过有关传导通路把温度信息传达到体温调节中枢，经过中枢整合后，通过自主神经系统调节皮肤血流量、竖毛肌和汗腺活动等；通过躯体神经调节骨骼肌的活动，如寒战等；通过内分泌系统，改变机体的代谢率。

体温调节是生物自动控制系统的实例。下丘脑体温调节中枢，被认为是身体的"恒温器"，包括调定点、神经元在内，属于控制系统。作为恒温器，下丘脑通过平衡热量产生和热量损失来保持体温的"设定"，以使身体保持在设定的温度。它的传出信息控制着产热器官如肝、骨骼肌以及散热器官如皮肤、血管、汗腺等受控系统的活动，使受控对象——机体深部温度维持在一个稳定水平。而输出变量体温总是会受到内、外环境因素干扰的（例如机体的运动或外环境气候因素的变化，如气温、湿度、风速等）。此时则通过温度检测器——皮肤及深部温度感受器（包括中枢温度感受器）将干扰信息反馈于调定点，经过体温调节中枢的整合，再调整受控系统的活动，仍可建立起一定条件下的体热平衡，收到稳定体温的效果。

1. 增加热量损失的机制

在温暖的环境下或运动时，体温有上升的趋势，需要更大的热量损失。这可通过皮肤血管扩张和出汗增加来实现。血管扩张使更多温暖的血液靠近体表，热量散失到环境中。然而，如果环境温度接近或高于体温，这种机制就变得无效。第二种机制是出汗增加，过多的体热蒸发皮肤表面的汗水。如前所述，当大气湿度高时，出汗变得低效。在炎热的日子里，热量的产生也可能因肌肉紧张度的降低而减少，这就是为什么我们在炎热的日子里可能会感到非常懒散；我们的肌肉比平时收缩得更少，反应也更慢。

2. 保存热量的机制

在寒冷的环境中，身体的热量损失是不可避免的，但可能会在一定程度上有所减少。皮肤血管收缩，使更多的热量保留在体内。另外出汗减少也可以保存热量，如果下丘脑的温度下降到37℃及以下，出汗就会完全停止（大脑的内部温度比口腔温度高，受环境温度变化的影响较小）。

如果这些机制不足以防止体温下降，增加肌肉张力可能会产生更多的热量。当这种更大的肌肉张力变得明显和有节奏时，它被称为战栗产热，产热量大约为正常状况下的五倍。

人们对寒冷也有行为反应，这些对防止热量流失也很重要。穿上毛衣或走进室内等事情反映了我们对寒冷不适的意识。对于人来说，我们不像其他哺乳动物那样有厚厚的皮毛，这些主观的活动对于在寒冷的环境下防止过度散热至关重要。

3. 温度感受器

以温度变化作为适宜刺激的感受器称为温度感受器，温度感受器分为外周温度感受器和中枢温度感受器。外周温度感受器在人体皮肤、黏膜和内脏中，中枢温度感受器分布在脊髓、延髓、脑干网状结构及下丘脑中。

温度感受器分为冷觉感受器和温觉感受器，它们都是游离神经末梢的。当皮肤温度升高时，温觉感受器兴奋，而当皮肤温度下降时，则冷感受器兴奋。从记录温度感受器发放冲动可看到，冷觉感受器在28℃时发放冲动频率最高，而温觉感受器则在43℃时发放冲动频率最高。当皮肤温度偏离这两个温度时，两种感受器发放冲动的频率都逐渐下降。此外，温觉感受器对皮肤温度变化速率更敏感。

用改变脑组织温度的装置（变温管），对不麻醉或麻醉的兔、猫或狗等的下丘脑前部进行加温或冷却，发现在视前区-下丘脑前部（preoptic anterior hypothalamus，PO/AH）加温，可引起动物出现喘息和出汗等散热反应，而局部冷却则引起产热量增加，说明 PO/AH 本身就可调节散热和产热这两种相反的过程。用电生理方法记录 PO/AH 中存在的热敏神经元和冷敏神经元。前者的放电频率随局部温度的升高而增加，而后者的放电频率则随着脑组织的降温而增加。实验证明，局部脑组织温度变动 0.1℃，这两种温度敏感神经元的放电频率就会反映出来。

4. 体温调节中枢

根据多种恒温动物脑的分段切除实验看到，切除大脑皮层及部分皮层下结构后，只要保持下丘脑及以下的神经结构完整，动物虽然在行为方面可能出现一些欠缺，但仍具有维持恒定体温的能力。如进一步破坏下丘脑，则动物不再具有维持体温相对恒定的能力。这些事实说明，调节体温的基本中枢在下丘脑。下丘脑局部破坏或电刺激等实验观察到，PO/AH 破坏，则散热反应消失，体温升高；刺激后引起散热反应，而且寒战受到抑制；而破坏下丘脑后部，体温下降，产热反应受抑制；刺激后则引起寒战。据此得出结论，下丘脑前部是散热中枢，而下丘脑后部是产热中枢，但是，这两种实验方法比较粗糙，因此得出来的结论也较精细的实验方法观察到的结果不相符。

体温调节是涉及多方输入温度信息和多系统的传出反应，因此是一种高级的中枢整合作用。视前区-下丘脑前部应是体温调节的基本部位。下丘脑前部的热敏神经元和冷敏神经元既能感受它们所在部位的温度变化，又能将传入的温度信息进行整合。因此，当外界环境温度改变时，可通过：①皮肤的温、冷觉感受器的刺激，将温度变化的信息沿躯体传入神经脊髓到达下丘脑的体温调节中枢。②外界温度改变可通过血液引起深部温度改变，并直接作用于下丘脑前部。③脊髓和下丘脑以外的中枢温度感受器也将温度信息传给下丘脑前部。通过下丘脑前部和中枢其他部位的整合作用，由下述三条途径发出指令调节体温：①通过交感神经系统调节皮肤血管舒缩反应和汗腺分泌。②通过躯体神经改变骨骼肌的活动，如在寒冷环境时的寒战等。③通过甲状腺和肾上腺髓质的激素分泌活动的改变来调节机体的代谢率。

关于体温调节的两种学说：

调定点学说：认为视前区-下丘脑前部有一调定点，若体温偏离调定点，则反馈系统可将偏差信息传到控制系统。经过整合，调整产热和散热过程，从而维持体温相对恒定。

单胺学说：下丘脑体温调节中枢还含有丰富的单胺物质。60 年代初，用狗、猫、猴为实验对象研究发现，用 5-羟色胺灌注动物的脑室或微量注入于下丘脑，动物的体温上升，同时伴有血管收缩反应和寒战；而去甲肾上腺素则使动物的体温降低 0.5~2℃，同时伴有外周血管舒张。根据这类实验，提出了体温调节的单胺学说，此学说认为，5-羟色胺和去甲肾上腺素这两种物质在量上的动态平衡可保持体温的恒定。但目前认为，这两种物质对体温调节中枢的活动只能起到调整的作用，而对于体温的恒定水平没有决定作用。

思考题

1. 试述能量的作用和生物学意义。
2. 简述机体的能量来源与利用。
3. 简述能量代谢的测定原理并写出简化的计算方法。
4. 简述影响能量代谢的因素。
5. 人体体温的正常值及生理波动范围是多少。
6. 简述影响产热的因素。

本章思维导图

拓展阅读素材：人的体温为什么是 37 摄氏度；变温动物与恒温动物

第八章

泌　尿

排泄是指机体将新陈代谢过程中所产生的代谢产物，经过血液循环，通过排泄器官排出体外的过程。排泄途径有四种：①通过肺从呼吸道排出二氧化碳、少量水分和一些挥发性物质。②通过消化道排出胆色素、无机盐等。③通过汗腺以汗液的形式，排出一部分水、少量尿素、无机盐等。④通过肾脏以尿的形式，排出代谢产物、水和药物等。

以上四种排泄途径中，从肾脏排出的物质最多、数量最大，肾脏是排泄机体大部分代谢产物、进入体内异物的最重要器官，可帮助机体调节水平衡、酸碱平衡，还有调节渗透压、电解质以及血液中其他物质水平的机能。肾脏的这些重要机能是通过肾小球的滤过作用、肾小管与集合管的重吸收及分泌、排泄作用和输尿管、膀胱与尿道的排放活动而实现的。其中，滤过和重吸收作用被称为尿的生成，膀胱内的尿液通过尿道的过程称为尿的排出。

正常人类的尿液颜色为黄色或无色。尿的化学组成中，水分占 96%~97%，固体物占 3%~4%。固体物包括有机物和无机物。有机物主要是尿素、尿酸、肌酸、肌酸酐、尿色素、某些激素和酶等。无机物主要是氯化钠、氯化钾、硫酸盐、磷酸盐、碳酸盐等。

第一节　肾脏的解剖和血流特点

一、肾脏的解剖特点

1. 肾单位和集合管

肾单位（nephron）是肾脏的基本结构和功能单位，与集合管（collecting duct）一起完成泌尿活动。肾单位由肾小体（renal corpuscle）和肾小管（renal tubule）组成（图 8-1）。

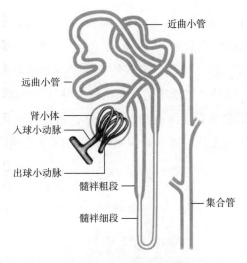

图 8-1　肾单位示意图

肾小体包括肾小球（glomerulus）和肾小囊（Bowman's capsule）。肾小球是一团毛细血管网，其两端分别与入球、出球小动脉相连。肾小球外面的包囊称肾小囊，由肾小管盲端膨大凹陷形成，分内外两层，两层之间的腔隙称为囊腔，与肾小管管腔相通。

肾小管由近球小管、髓袢和远球小管组成。近球小管包括近曲小管和髓袢降支粗段。远球小管包括髓袢升支粗段和远曲小管，远曲小管与集合管相连。

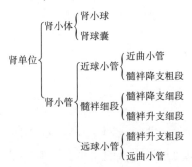

集合管不包括在肾单位内，但是它在尿液的浓缩过程中起着重要作用，多条远曲小管汇合成一条集合管。

2. 皮质肾单位和近髓肾单位

肾单位按其在肾脏中的位置不同分为皮质肾单位（cortical nephron）和近髓肾单位（juxtamedullary nephron）。皮质肾单位的肾小体分布于外皮质层和中皮质层，约占肾单位总数的 80%～90%。这类肾单位的肾小体相对较小，髓袢较短，只达外髓质层，有的甚至不到髓质。其入球小动脉的口径比出球小动脉大，二者比例可达 2：1。近髓肾单位的肾小体位于靠近髓质的内皮质层，其特点是肾小球较大，髓袢长，可深入到内髓质层，其入球小动脉与出球小动脉的口径无明显差异。

3. 球旁器

球旁器（juxtaglomerular apparatus）由球旁细胞（juxtaglomerular cell）、球外系膜细胞（extraglomerular mesangial cell）和致密斑（macula densa）三部分组成（图 8-2），主要分布于皮质肾单位。球旁细胞是入球小动脉中一些特化的平滑肌细胞，内含分泌颗粒，能合成、储存、释放肾素（renin）。球外系膜细胞是位于入球小动脉、出球小动脉和致密斑之间的一群细胞，具有吞噬功能。致密斑位于远曲小管起始部，由特殊分化的高柱状上皮细胞组成，它能感受小管液中 NaCl 含量变化，并通过某种形式的信息传递，调节球旁细胞对肾素的释放。

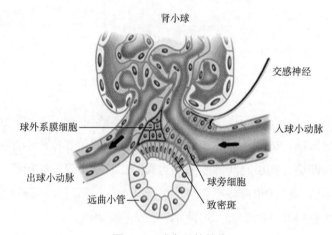

图 8-2　球旁器的结构

二、肾脏的血流特点

在安静状态下，人体每分钟两肾的血流量，相当于心输出量的 1/5～1/4，而肾脏仅占体重的 0.5% 左右，因此是机体供血量最丰富的器官。肾血流量的另一特点是不同部位的供血不均，约 94% 的血流供应肾皮质，约 5% 供应外髓部，剩余不到 1% 供应内髓部。

1. 肾血流量的自身调节

安静时，当肾动脉灌注压在一定范围内 10.64～23.94kPa 发生变化时，肾血流量能保持相对稳定，即使在离体实验中也是如此。在没有外来神经支配的情况下，肾血流量在动脉血压一定的变动范围内能保持恒定的现象，称为肾血流量的自身调节（autoregulation）。当肾动脉灌注压超出上述范围后，肾血流量就随灌注压的改变而发生相应的变化。肾血流量主要取决于肾血管阻力，包括入球小动脉、出球小动脉和叶间小动脉的阻力，其中最重要的是入球小动脉的阻力。

2. 肾血流量的神经和体液调节

入球小动脉和出球小动脉血管平滑肌受肾交感神经支配。安静时肾交感神经使血管平滑肌有一定程度的收缩。肾交感神经兴奋时，引起肾血管强烈收缩，肾血流量减少。

肾交感神经末梢释放的去甲肾上腺素作用于血管平滑肌的 α-肾上腺素能受体（α-adrenoceptor），引起血管收缩。

体液因素中，如肾上腺髓质释放的去甲肾上腺素和肾上腺素，循环血液中的血管升压素、血管紧张素 II 和内皮细胞分泌的内皮素等，均可引起血管收缩，肾血流量减少。肾组织中生成的前列腺素、NO 和缓激肽（bradykinin）等，可引起肾血管舒张，肾血流量增加。

总之，肾血流量的神经和体液调节使肾血流量与全身血液循环相配合。例如，在血容量减少，强烈的伤害性刺激、情绪激动或剧烈运动时，交感神经活动加强，肾血流量减少；反之，当血容量增加时，交感神经活动减弱，肾血流量增加。

第二节　肾小球的滤过作用

循环血液经过肾小球毛细血管时，血浆中的水和小分子溶质（包括少量分子质量较小的血浆蛋白），可以滤过肾小囊的囊腔而形成滤过液。这种肾小囊液除了蛋白质含量甚少之外，其他各种成分（如葡萄糖、氯化物、无机磷酸盐、尿素、尿酸和肌酐等物质）的浓度都与血浆中的非常接近，而且渗透压、酸碱度和导电性，也与血浆相似，可以说是一种含有丰富营养和较多废物的血浆超滤液，被称为原尿。

原尿是通过肾小球滤过作用而产生的。而发生肾小球滤过作用取决于两个因素：一是肾小球滤过膜的通透性；二是肾小球的有效滤过压。其中，前者是原尿产生的前提条件，后者是原尿滤过的必要动力。

一、滤过膜及其通透性

肾小球滤过膜由三层结构组成：①内层是肾小球毛细血管的内皮细胞，内皮细胞有许多小孔，称为窗孔，直径约为 70~90nm，可阻止血细胞通过，小分子溶质以及小分子质量的蛋白质可自由通过。内皮细胞表面有带负电荷的糖蛋白，可阻碍带负电荷的血浆蛋白，限制它们的滤过。②中间层是非细胞性的基膜，由基质和一些带负电荷的蛋白质构成，是滤过膜的主要滤过屏障，有选择性地让一部分溶质通过。③外层是肾小囊脏层的上皮细胞，上皮细胞有很长的足状突起，是大分子滤过的最后一道屏障

（图 8-3）。

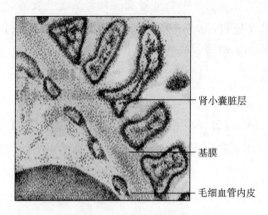

肾小囊脏层

基膜

毛细血管内皮

图 8-3　滤过膜示意图

在病理情况下，滤过膜上带负电荷的糖蛋白减少或消失，就会导致带负电荷的血浆蛋白滤过量比正常时明显增加，从而出现蛋白尿。

肾小球滤过膜的通透性，取决于被滤过物质的分子大小及其所带的电荷。

二、有效滤过压

肾小球滤过作用的发生，其动力是滤过膜两侧的压力差。这种压力差称为肾小球的有效滤过压。

有效滤过压是由四种力量的对比来决定的：肾小球毛细血管血压，它是促使血浆透过滤过膜的力量，囊内液胶体渗透压也是推动血浆滤过的动力，而血浆胶体渗透压和肾小囊内压是阻止血浆透过滤过膜的力量。肾小囊滤过液中蛋白浓度很低，其胶体渗透压可忽略不计。

正常情况下，肾小球毛细血管的平均血压约 6.0kPa，入球小动脉和出球小动脉的血压几乎相等；血浆胶体渗透压在入球小动脉端约为 2.7kPa，肾小囊内压约 1.3kPa，因而在滤过膜处存在着约 2.0kPa 的有效滤过压（图 8-4）。有效滤过压＝肾小球毛细血管压－（血浆胶体渗透压＋囊内压）＝ 6.0－（2.7＋1.3）＝ 2.0（kPa）

肾小球毛细血管不同部位的有效滤过压是不同的，越靠近入球小动脉，有效滤过压越大。这主要是因为肾小球毛细血管内的血浆胶体渗透压不是固定不变的，当毛细血管血液从入球小动脉端流向出球小动脉端时，由于不断形成超滤液，血浆中蛋白质浓度会逐渐升高，使滤过阻力逐渐增大，有效滤过压逐渐减小。当滤过阻力等于滤过动力时，有效滤过压降低为零，滤过停止。

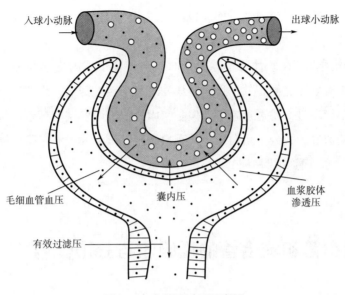

图 8-4　有效滤过压示意图

三、影响肾小球滤过的因素

1. 肾小球有效滤过压改变

肾小球有效滤过压直接取决于肾小球毛细血管血压、血浆胶体渗透压和囊内压三种压力的对比，也间接受到肾血流量的影响。

（1）肾小球毛细血管血压　当动脉血压降低时，肾小球毛细血管的血压将相应下降，有效滤过压降低，肾小球滤过率也减少。

（2）血浆胶体渗透压　当血浆蛋白的浓度明显降低时，血浆胶体渗透压将降低。此时，有效滤过压会相应升高，肾小球滤过率也随之增加。由静脉输入大量的生理盐水使血液稀释时，一方面升高了血压，另一方面又降低了血浆胶体渗透压（血液稀释使血浆蛋白的浓度降低），导致尿量增多。

（3）囊内压　在输尿管或肾盂有异物（如结石）堵塞或者因发生肿瘤而压迫肾小管时，都可造成囊内压升高，致使有效滤过压相应降低，因此滤过率降低，原尿生成不多，尿量相应减少。

2. 肾血流量

肾血流量几乎占心输出量的 1/5，为肾小球的滤过作用提供充足的血液供应，它的变化对肾小球滤过作用有很大影响。一般来说，肾血流量增加，肾小球滤过率增大，原尿生成增多；反之，原尿生成减少。

3. 肾小球滤过膜通透性改变

（1）滤过面积　在急性肾炎时，由于肾小球毛细血管管腔变窄或完全阻塞，以致有滤过功能的肾小球数量减少，有效滤过面积也随之减少，导致肾小球滤过率降低，结果出现少尿甚至无尿。

（2）滤过膜通透性　在急性肾小球肾炎时，由于肾小球内皮细胞肿胀，基膜增厚，孔隙变小，除能减少有效滤过面积外，还能造成滤过膜通透性降低，致使平时能正常滤过的水和溶质减少甚至不能滤过，滤过量减少。但是，因为滤过膜各层的糖蛋白减少，电学屏障作用减弱，原来不能透过的大分子蛋白质，甚至血细胞都可以通过滤过膜，导致尿中出现血细胞（血尿）和蛋白质（称为蛋白尿）。

第三节　肾小管和集合管的重吸收与分泌作用

一、肾小管和集合管的物质转运方式

肾小管和集合管的重吸收（reabsorption）功能，指肾小管上皮细胞将水和溶质从肾小管液中转运至血液中；而分泌（secretion）是指肾小管上皮细胞将本身产生的物质或血液中的物质转运至肾小管液中。经过肾小管与集合管的转运，小管液的数量会大幅度减少（99%以上的小管液被重吸收），质量也发生重大改变（小管液的营养物质急剧减少，而排泄物的浓度迅速增高）。

肾小管和集合管的物质转运方式有被动转运（passive transport）和主动转运（active transport）。被动转运包括扩散、渗透、易化扩散，主动转运包括原发性主动转运和继发性主动转运。因为各种转运体在肾小管上皮细胞管腔面、基底面、侧面的分布不同，转运情况也有所不同，转运途径可分为跨细胞转运途径、旁细胞转运途径。

二、肾小管和集合管中的重吸收作用

80%~85%的 HCO_3^-，70% Na^+、Cl^-、K^+ 和水在近球小管重吸收。

1. 葡萄糖、氨基酸的重吸收

小管液中葡萄糖、氨基酸在近球小管处全部被重吸收。肾小球滤过液中的葡萄糖浓度与血糖浓度相同，但正常尿中几乎不含葡萄糖，这说明葡萄糖全部被肾小管重吸收回到了血中。实验表明，重吸收葡萄糖的部位仅限于近球小管，尤其在近球小管前半段。其他各段肾小管都没有重吸收葡萄糖的能力。因此，如果在近球小管以后的小管液中仍含有葡萄糖，则尿中将出现葡萄糖。

葡萄糖、氨基酸的重吸收是一种需借助于 Na^+-葡萄糖同向转运机制的过程，小管液中

Na^+和葡萄糖与同向转运体蛋白结合后,被转入细胞,属于继发性主动转运。小管基底膜上的葡萄糖转运体将葡萄糖转运入细胞间隙(图8-5)。

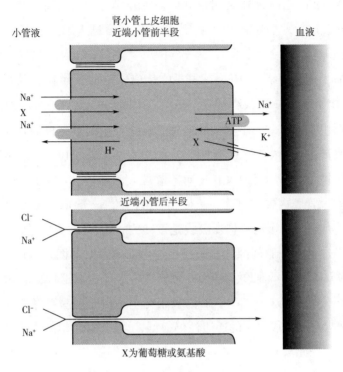

图 8-5 近球小管重吸收 NaCl 示意图

近球小管对葡萄糖的重吸收有一定的限度,当小管液中的葡萄糖过多,超出近球小管的重吸收极限时,尿中就开始出现葡萄糖,此时的血浆葡萄糖浓度称为肾糖阈。血浆葡萄糖浓度超过肾糖阈后,尿葡萄糖排出率则随血浆葡萄糖浓度的升高而相应增多。

小管液中氨基酸的重吸收与葡萄糖重吸收的机制相同。小管液中的少量小分子血浆蛋白,是通过肾小管上皮细胞的吞饮作用被重吸收的。

2. Na^+、 Cl^- 的重吸收

在近球小管前半段,Na^+主要与HCO_3^-和葡萄糖、氨基酸一起被重吸收,而在近球小管后半段,Na^+主要与Cl^-和K^+一同被重吸收。这些物质的重吸收中,Na^+是关键,它依靠钠泵。许多溶质的重吸收过程都与Na^+泵活动有关。肾脏滤过的Na^+有96%~99%都被重吸收,除髓袢降支粗段对Na^+不通透外,其余各段均可重吸收Na^+。近球小管重吸收Na^+约占小管液Na^+的65%~70%,髓袢升支重吸收约占20%,其余在远曲小管和集合管被重吸收。

当小管液中Na^+的浓度轻微升高时,Na^+便和葡萄糖一起与同向转运蛋白结合顺着浓度梯度扩散到细胞内。进入细胞的Na^+随即被细胞基底膜及侧膜上的Na^+泵泵入细胞间隙,始终使细胞内的Na^+浓度保持低水平。Na^+进入细胞间隙,使细胞间隙的渗透压升高,通过渗透作用，水也随之进入细胞间隙。由于小管上皮细胞间存在紧密连接，使细胞间隙的静水压升高，可促使 Na^+ 和水进入邻近的毛细血管（图 8-5）。

小管液中的 Na^+ 和细胞内的 H^+ 还可以共同与管腔膜上的逆向转运体又称交换体蛋白结合，以相反的方向转运，即小管液中的 Na^+ 顺着浓度梯度进入细胞，而细胞内的 H^+ 分泌入管腔，这称为 Na^+-H^+ 交换。

在近球小管后半段，有 Na^+-H^+ 交换和 Cl^--HCO_3^- 逆向转运体，其转运结果是 Na^+ 和 Cl^- 进入细胞内，H^+ 和 HCO_3^- 进入小管液，HCO_3^- 可重新进入细胞（以 CO_2 方式）。进入细胞内的 Cl^- 由基底侧膜上的 K^+-Cl^- 同向转运体转运至细胞间隙，再吸收入血。由于进入近球小管后半段小管液的 Cl^- 浓度比细胞间隙液中浓度高 $20\% \sim 40\%$，Cl^- 顺浓度梯度经紧密连接进入细胞间隙被重吸收。由于 Cl^- 被动扩散进入间隙后，小管液中正离子相对增多，造成管内外电位差，管腔内带正电荷，驱使小管液内的 Na^+ 顺电势梯度通过细胞旁途径被动重吸收。因此这部分 Na^+ 顺电势梯度吸收是被动的，Cl^- 为顺浓度差被动扩散，Na^+ 为顺电势差扩散，均经过上皮细胞间隙的紧密连接进入细胞间隙（图 8-5）。

髓袢升支细段对水几乎不通透，对 Na^+、Cl^- 和尿素都有通透性，因此小管液溶质的浓度和渗透压又逐渐下降，在这里 Na^+、Cl^- 的吸收完全是由于在髓袢降支所形成的高浓度引起的被动扩散；髓袢升支粗段对水的通透性仍很低，但对 NaCl 却能主动重吸收，因此小管液的浓度进一步降低。此段对 NaCl 的重吸收仍是由于细胞基底膜与侧膜上 Na^+ 泵的活动，在 Na^+ 顺着浓度梯度转运到细胞内的同时，通过同向转运体蛋白将 2 个 Cl^- 和 1 个 K^+ 转运到细胞内，这仍是一种继发性主动转运（图 8-6）。进入细胞内的 Na^+ 则通过细胞基底膜及侧膜的钠泵泵到组织间液，Cl^- 由浓度梯度经管周膜上的 Cl^- 通道进入组织间液，而 K^+ 则顺浓度梯度经管腔膜返回小管液中，并使小管液呈正电位。

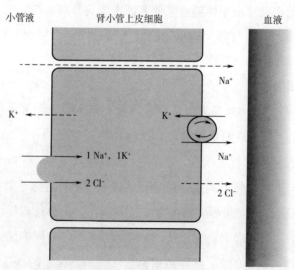

图 8-6　髓袢升支粗段继发性主动重吸收 Na^+、Cl^-、K^+

3. K⁺的重吸收

肾脏对钾的排出量取决于肾小球的滤过量、肾小管对钾的重吸收量和肾小管对钾的分泌量。

由肾小管滤出的 K^+ 65%~70% 在近球小管被重吸收，25%~30% 在髓袢重吸收，远端小管可重吸收钾，也能分泌钾。尿中的 K^+ 主要是由远曲小管和集合管所分泌，受多种因素的调节。近端小管腔的电位较周围细胞间隙液为负，而小管液的 K^+ 浓度比小管壁细胞内的 K^+ 浓度低，所以此处 K^+ 是主动重吸收。

4. HCO₃⁻的重吸收

肾小球滤过的 HCO_3^-，80%~85% 在近球小管被重吸收，血液及小管液中的 HCO_3^- 都是以 $NaHCO_3$ 盐的形式存在。但小管液中的 HCO_3^- 不易通过管腔膜，因此它必须先与 H^+ 结合成 H_2CO_3，再解离为 CO_2 和 H_2O。CO_2 是高脂溶性物质，可迅速通过管腔膜进入细胞内，所以近球小管对 HCO_3^- 的吸收是以 CO_2 的形式进行的。至于回到血液中的 HCO_3^-，则是由进入细胞的 CO_2 与 H_2O 在碳酸酐酶的催化下再合成 H_2CO_3，然后解离成 HCO_3^- 和 H^+ 的结果。某些药物（如乙酰唑胺）可抑制碳酸酐酶，减少 H^+ 的生成，影响到 Na^+-H^+ 交换，$NaHCO_3$ 的重吸收也减少（图 8-7）。

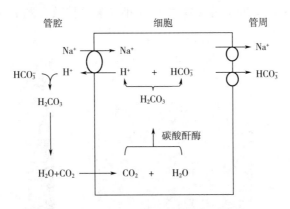

图 8-7　近球小管重吸收 HCO_3^- 示意图

5. 水的重吸收

原尿中 65%~70% 的水在近球小管被重吸收，髓袢降支细段和远曲小管各重吸收 10%，其余在集合管重吸收。水的重吸收是被动的，靠渗透作用而进行的。水重吸收的渗透梯度存在于小管液和细胞间隙之间。这是由于 Na^+、Cl^-、K^+、葡萄糖、氨基酸被重吸收进入细胞间隙后，降低了小管液的渗透性，提高了细胞间隙的渗透性。在渗透作用下，水便从小管液通过紧密连接和跨上皮细胞两条途径不断进入细胞间隙，造成细胞间隙的静水压升高。由于管周毛细血管内的静水压较低，胶体渗透压较高，水便通过肾小管周围组织间隙进入毛细血管而被重吸收。

远球小管和集合管对水的转运是可调节的。水的重吸收主要受抗利尿激素的调节。

三、远球小管和集合管中的分泌与排泄

小管液在流经远球小管和集合管的过程中，有小部分的 Na^+、Cl^- 和不同数量的 H_2O 被重吸收入血，并有不同量的 K^+ 和 H^+、NH_3 被分泌到肾小管液中。水、NaCl 的重吸收及 K^+、H^+、NH_3 的分泌可根据机体的水盐平衡状况来进行调节。如机体缺水或缺盐时，远球小管和集合管可增加水、盐的重吸收；当机体水、盐过多时，则水、盐重吸收明显减少，使水和盐从尿中排出量增加。因此，远球小管和集合管对水盐的转运是可调节的。水的重吸收主要受抗利尿激素的调节，而 Na^+ 和 K^+ 的转运主要受醛固酮调节。

在远球小管初段，Na^+ 是通过 Na^+-Cl^- 同向转运体进入上皮细胞的，然后，由 Na^+ 泵将 Na^+ 泵出细胞，被重吸收回血。在远球小管后段和集合管上含有两类上皮细胞，其主细胞能重吸收 Na^+ 和水，并分泌 K^+，其闰细胞则主要是分泌 H^+（图 8-8）。远曲小管和集合管的上皮细胞在代谢过程中不断生成 NH_3，NH_3 能通过细胞膜向小管周围组织间隙和小管液自由扩散。扩散量取决于两种体液的 pH。小管液的 pH 较低（H^+ 浓度较高），所以 NH_3 能与小管液中的 H^+ 结合并生成 NH_4^+，小管液的 NH_3 浓度因而下降，于是管腔膜两侧形成 NH_3 的浓度梯度，此浓度梯度又可加速 NH_3 向小管液中扩散（图 8-9）。

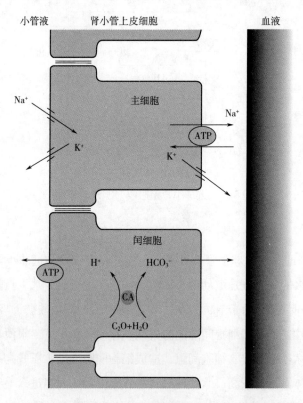

图 8-8　远球小管和集合管重吸收 Na^+、分泌 K^+

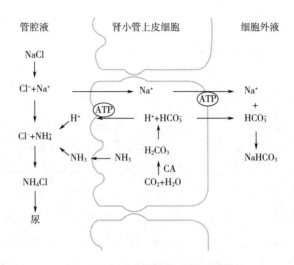

图 8-9　远球小管和集合管分泌氨

在物质转运中，溶质的重吸收与分泌有下列关系：Na^+ 的重吸收与 K^+ 的分泌有密切关系（互相促进），K^+ 的分泌与 NH_3 的分泌有密切关系（互相促进），NH_3 的分泌与 $NaHCO_3$ 的重吸收也有密切关系（NH_3 分泌可促进 $NaHCO_3$ 的重吸收）。

第四节　尿的浓缩和稀释

肾小球超滤液在流经肾小管各段时，渗透压发生变化，在近球小管和髓袢中，渗透压的变化是固定的，但经过远球小管后段和集合管时，渗透压可随体内缺水或水过多等不同情况出现大幅度的变动。

尿的浓缩与稀释是肾脏的主要功能之一，对动物机体水平衡和渗透压稳定的维持，具有重要意义。尿的浓缩与稀释是与血浆渗透压相比较而言的，与血浆渗透压浓度接近的尿称为等渗尿；高于血浆渗透压浓度的尿为高渗尿，即尿被浓缩；低于血浆渗透压浓度的尿为低渗尿，即尿被稀释。

一、尿液的稀释

若尿的渗透浓度低于血浆的渗透浓度，则尿被稀释。尿液的稀释主要发生在远球小管和集合管。如前所述，在髓袢升支粗段末端，小管液是低渗的。如果机体内水过多而造成血浆晶体渗透压下降，可使血管升压素的释放被抑制，远曲小管和集合管对水的通透性很低，水不能被重吸收，而小管液中的 NaCl 继续被重吸收，特别是髓质部的集合管，故小管液的渗透浓度进一步降低，形成低渗尿。例如，饮入大量清水后，血浆晶体渗透压降低，血管升压素释放减少，引起尿量增加，尿液稀释。

二、尿液的浓缩

尿液浓缩发生在远球小管和集合管，是由于小管液中的水被重吸收，溶质仍留在小管液中造成的。同其他部位一样，肾脏对水的重吸收方式是渗透作用，其动力来自肾小管和集合管内外（髓质）的渗透浓度梯度。水的重吸收要求小管周围组织液是高渗的。

用冰点降低法测定鼠肾组织的渗透浓度，发现肾皮质部的渗透浓度与血浆是相等的，由髓质外层向乳头部逐渐升高，内髓部的渗透浓度为血浆渗透浓度的 4 倍（图 8-10）。人类肾脏最多能生成 4~5 倍于血浆渗透浓度的高渗尿。因此，肾髓质的渗透浓度梯度是尿浓缩的必备条件。髓袢的形态和功能特性是形成肾髓质渗透浓度梯度的重要条件。由于髓袢各段对水和溶质的通透性和重吸收机制不同，髓袢的 U 形结构和小管液的流动方向，可通过逆流倍增（counter current multiplication）机制建立从外髓部至内髓部的渗透浓度梯度。"逆流"是指两个并列管道中液体流动方向相反。逆流倍增现象可由模型来解释（图 8-11）。并列甲、乙、丙三个管，甲管下端与乙管相连。液体由甲管流进，通过甲、乙管的连接部折返经乙管流出，构成逆流系统。如果甲、乙管之间的膜 M_1 能主动从乙管中将 NaCl 不断泵入甲管，而 M_2 对水又不通透，当含 NaCl 的溶液在甲管中向下流动时，膜 M_1 不断将乙管中的 NaCl 泵入甲管，结果甲管液体 NaCl 的浓度自上而下越来越高，至甲乙管连接的弯曲部达最大值。当液体折返从乙管下部向上流动时，NaCl 浓度越来越低。由此可见，不论是甲管或是乙管，从上而下，溶液的浓度梯度是逐渐升高的，形成浓度梯度，即出现了逆流倍增。丙管内的液体渗透浓度低于乙管的液体，由上向下流动，丙管与乙管之间的膜 M_2 对水通透，丙管液中的水可通过渗透作用不断进入乙管，液体在丙管内向下流动的过程中，溶质浓度从上至下逐渐增加，丙管下端流出的液体成了高渗溶液。

髓袢和集合管的结构排列与上述逆流倍增模型很相似（图 8-12）。直小血管也符合逆流系统的条件。下面详细讨论肾髓质渗透梯度形成的过程及机制。

1. 升支粗段

小管液经升支粗段向皮质方向流动时，由于升支粗段上皮细胞主动重吸收 NaCl，而对水不通透，其结果是小管液在向皮质方向流动时渗透浓度逐渐降低，而小管周围组织中由于 NaCl 的堆积，渗透浓度升高，形成髓质高渗。因此，外髓部组织间隙液高渗是 NaCl 主动重吸收形成的，但该段膜对水不通透亦是形成外髓质高渗的重要条件。

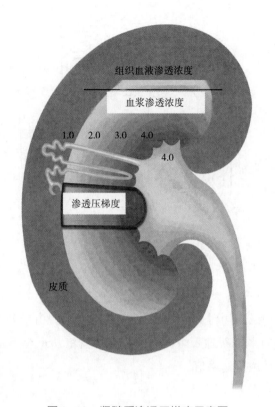

图 8-10　肾髓质渗透压梯度示意图

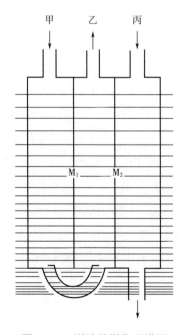

图 8-11　逆流倍增作用模型

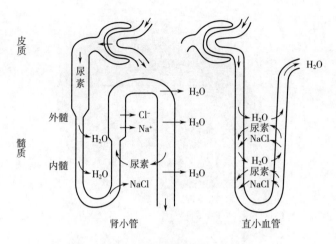

图 8-12　尿浓缩机制示意图

2. 降支细段

髓袢降支细段对水通透，而对 NaCl 和尿素相对不通透。由于髓质从外髓部向内髓部的渗透浓度梯度，降支中的水不断进入组织间隙，使小管液从上至下形成逐渐升高的浓度梯度，至髓袢折返处，渗透浓度达峰值。

3. 升支细段

髓袢升支细段对水不通透，而对 NaCl 能通透，对尿素为中等通透。当小管液从内髓部向皮质方向流动时，NaCl 不断向组织间液扩散，其结果是小管液的 NaCl 浓度越来越低，小管外组织间液 NaCl 浓度升高。由于升支粗段对 NaCl 主动重吸收，使等渗的近端小管液流入远端小管时变为低渗，而髓质中则形成高渗。

4. 髓质集合管

从肾小球滤过的尿素除在近端小管被吸收外，髓袢升支对尿素中等程度通透，内髓部集合管对尿素高度通透，其他部位对尿素不通透或通透性很低。当小管液流经髓袢远端小管时，水被重吸收，使小管液内尿素浓度逐渐升高，到达内髓部集合管时，由于上皮细胞对尿素通透性增高，尿素从小管液向内髓部组织液扩散，使组织间液的尿素浓度升高，同时使内髓部的渗透浓度进一步增加。所以内髓部组织高渗是由 NaCl 和尿素共同构成的。抗利尿激素可增加内髓部集合管对尿素的通透性，从而增高内髓部的渗透浓度。严重营养不良时，尿素生成减少，可使内髓部高渗的程度降低，从而减弱尿的浓缩功能。由于升支细段对尿素有一定通透性，且小管液中尿素浓度比管外组织液低，故髓质组织液中的尿素扩散进入升支细段小管液，并随小管液重新进入内髓集合管，再扩散进入内髓组织间液。这一尿素循环过程称为尿素再循环（urea recycling）。

三、直小血管在维持肾髓质高渗中的作用

肾髓质高渗的建立主要是由于 NaCl 和尿素在小管外组织间液中积聚。这些物质能持续

滞留在该部位而不被血液循环带走，从而维持肾髓质的高渗环境，与直小血管的逆流交换作用密切相关（图 8-12）。

直小血管的降支和升支是并行的血管，与髓袢相似，在髓质中形成袢。直小血管壁对水和溶质都有较高的通透性。在直小血管降支进入髓质处，由于组织间液渗透浓度均比直小血管内血浆高，组织间液中的溶质不断向直小血管内扩散，而血液中的水则进入组织间液，使直小血管内血浆渗透浓度与组织液趋向平衡。越向内髓部深入，直小血管中血浆的渗透浓度越高。当直小血管内血液在升支中向皮质方向流动时，髓质渗透浓度越来越低，血浆中的溶质浓度比组织间液高，水又从组织间液向血管中渗透。这一逆流交换过程使肾髓质的渗透梯度得以维持，直小血管仅将髓质中多余的溶质和水带回血液循环。

如前所述，小管液在流经近球小管、髓袢直至远球小管前段时，其渗透压的变化基本是固定的，而终尿的渗透压则随机体内水和溶质的情况可发生较大幅度的变化。这一渗透压变化取决于小管中水与溶质重吸收的比例，主要由远球小管后半段和集合管控制。髓质高渗是对小管液中水重吸收的动力，但重吸收的量又取决于远球小管和集合管对水的通透性。集合管上皮细胞对水的通透性增加时，水的重吸收量就增加，尿液被浓缩。当远曲小管和集合管对水的通透性降低时，水的重吸收就减少，尿液为低渗。同时，集合管还主动重吸收 NaCl，使尿液的渗透浓度进一步降低。抗利尿激素是决定远曲小管和集合管上皮细胞对水通透性的最重要的激素。

第五节　尿生成的调节

尿生成的过程包括肾小球滤过、肾小管和集合管的重吸收与分泌排泄。机体对尿生成的调节就是通过影响尿生成这三个基本过程而实现的。有关肾小球滤过量的调节在前文已经叙述，本节主要讨论影响肾小管和集合管重吸收与分泌的因素，包括神经调节、体液调节和肾内自身调节。

一、肾内自身调节

肾内自身调节包括小管液中溶质的浓度对肾小管功能的调节和球管平衡。

1. 小管液中溶质的浓度对肾小管功能的调节

小管液中溶质浓度升高是对抗肾小管重吸收水的力量，因为小管内外的渗透压梯度是水重吸收的动力。糖尿病患者或正常人进食大量葡萄糖后，肾小球滤过的葡萄糖量超过了近端小管对糖的最大转运率，造成小管液渗透压升高，结果阻碍了水和 NaCl 的重吸收，不仅尿中出现葡萄糖，而且尿量也增加。这种情况称为渗透性利尿（osmotic diuresis）。

2. 球管平衡

近球小管对溶质和水的重吸收随肾小球滤过率的变化而改变，即当肾小球滤过率增大时，近球小管对 Na^+ 和水的重吸收率也增大；反之，肾小球滤过率减少时，近端小管对 Na^+ 和水的重吸收也减少。这种现象称为球-管平衡（glomerulotubular balance）。实验证明，近端小管中 Na^+ 和水的重吸收率总是占肾小球滤过率的 65%~70%，称为近端小管的定比重吸收。其机制主要与肾小管周围毛细血管内血浆胶体渗透压的变化有关。如果肾血流量不变而肾小球滤过率增加（如出球小动脉阻力增加而入球小动脉阻力不变），则进入近球小管旁毛细血管的血量就会减少，毛细血管血压下降，而血浆胶体渗透压升高，这些改变都有利于近球小管对 Na^+ 和水的重吸收；当肾小球滤过率减少时，近端小管旁毛细血管的血压和血浆胶体渗透压发生相反的变化，故 Na^+ 和水的重吸收量减少。在上述两种情况下，近端小管对 Na^+ 和水重吸收的百分率仍保持在 65%~70%。

球管平衡的生理意义在于尿中排出的 Na^+ 和水不会随肾小球滤过率的增减而出现大幅度的变化，从而保持尿量和尿钠的相对稳定。

二、神经和体液调节

1. 肾交感神经的作用

肾交感神经不仅支配肾脏血管，还支配肾小管上皮细胞和近球小体。其节后纤维末梢主要释放去甲肾上腺素。肾交感神经兴奋时，对尿生成功能的影响包括：①引起肾血管收缩而减少肾血流量。引起入球小动脉和出球小动脉收缩，使肾小球毛细血管血流量减少，毛细血管血压下降，肾小球滤过率下降。②刺激近球小体的球旁细胞释放肾素，导致血液循环中血管紧张素 Ⅱ 和醛固酮（aldosterone）浓度增加，血管紧张素 Ⅱ 可直接促进近端小管重吸收 Na^+，醛固酮可使髓袢升支粗段、远球小管和集合管重吸收 Na^+，并促进 K^+ 的分泌。③可直接刺激近端小管和髓袢对 Na^+、Cl^- 和水的重吸收。

肾交感神经活动受许多因素的影响，如血容量改变（通过心肺感受器）和血压改变（通过压力感受器）等均可引起肾交感神经活动改变，从而调节肾脏的功能。

2. 抗利尿激素

抗利尿激素（antidiuretic hormone，ADH）也称血管升压素（vasopressin，VP），是一种九肽激素。血管升压素在下丘脑视上核（supraoptic nucleus）和室旁核（paraventricular nucleus）的神经元胞体内合成，沿下丘脑-垂体束（hypothalamo-hypophysial tract）的轴突运输到垂体后叶，由此释放入血。

抗利尿激素主要作用于远球小管后段和集合管上皮细胞，激活膜上受体后通过兴奋性 G 蛋白激活腺苷酸环化酶，使胞内 cAMP 增加，cAMP 又激活蛋白激酶 A，使上皮细胞内含水孔蛋白（AQP-2）的小泡镶嵌在上皮细胞的管腔膜上，形成水通道，从而增加管腔膜对水的通透性（图8-13）。小管液中的水在管内外渗透浓度梯度的作用下，通过水通道而被重吸收。通过管腔膜的水孔进入上皮细胞内的水可经基底膜及侧膜的水孔蛋白（AQP-3和AQP-4）进入细胞间隙而被重吸收。抗利尿激素通过调节远球小管和集合管上皮细胞膜上的水通道，进而调节管腔膜对水的通透性，对尿量产生明显影响。当缺乏抗利尿激素时，细胞内cAMP浓度下降，管腔膜上含水通道的小泡内移，进入上皮细胞胞浆，上皮对水的通透性下降或不通透，水的重吸收就减少，尿量明显增加。

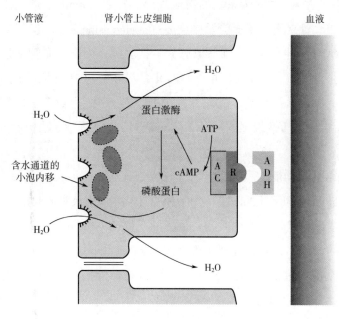

图 8-13　抗利尿激素作用示意图

体内抗利尿激素释放的调节受多种因素影响，其中最重要的是体液渗透压和血容量（blood volume）。

（1）**体液渗透压**　细胞外液渗透浓度的改变是调节抗利尿激素分泌的最重要因素。体液渗透压的改变对抗利尿激素分泌的影响，表现为机体内一些感受装置引起的反射。这类感受装置被称为渗透压感受器（osmoreceptor）。渗透压感受器对不同溶质引起的血浆晶体渗透压升高的敏感性是不同的。Na^+ 和 Cl^- 形成的渗透压是引起抗利尿激素释放的最有效刺激；葡萄糖和尿素则无作用。

大量出汗，严重呕吐或腹泻等情况可引起机体失水多于溶质丧失，使体液晶体渗透压升高，可刺激抗利尿激素的分泌，通过肾小管和集合管增加对水的重吸收，使尿量减少，尿液浓缩；相反，大量饮水后，体液被稀释，血浆晶体渗透压降低，引起抗利尿激素释放减少或停止，肾小管和集合管对水的重吸收减少，尿量增加，尿液稀释。

（2）**血容量**　当体内血容量减少时，心肺感受器的刺激减弱，经迷走神经传入下丘脑的信号减少，对抗利尿激素释放的抑制作用减弱或取消，使其释放增加；反之，当循环血量增多，回心血量增加时，可刺激感受器，抑制抗利尿激素释放。动脉血压的改变也可通过压力感受器对抗利尿激素的释放进行调节。当动脉血压在正常范围时，压力感受器传入冲动对抗利尿激素的释放起抑制作用，当动脉血压低于正常时，抗利尿激素的释放增加。

心肺感受器和压力感受器在调节抗利尿激素释放时，其敏感性比渗透压感受器要低。

3. 肾素-血管紧张素-醛固酮系统

（1）肾素-血管紧张素-醛固酮系统的组成成分　肾素（renin）是一种酸性蛋白酶，由肾脏的球旁细胞合成。肾素作用于血管紧张素原（angiotensinogen），使其生成血管紧张素 I（angiotensin I，ANG I，十肽），在血管紧张素转换酶的作用下，血管紧张素 I 脱去 2 个氨基酸，生成血管紧张素 II（angiotensin II，ANG II，八肽）。在血管紧张素酶 A（又称氨基肽酶 A）的作用下，血管紧张素 II 脱去一个氨基酸，生成血管紧张素 III（ANG III，七肽）。ANG II 是三种 ANG 中生物活性最强的一种，除对血管和肾小管产生作用外，也能刺激肾上腺皮质合成与释放醛固酮。

（2）血管紧张素 II 的功能

①ANG II 可促进近球小管对 Na^+ 的重吸收，影响肾小管的重吸收功能。

②刺激肾上腺皮质球状带细胞合成和释放醛固酮（aldosterone）。

③改变肾小球的滤过率，刺激抗利尿激素的释放。

（3）醛固酮的功能　醛固酮作用于远球小管和集合管上皮细胞，可增加 K^+ 的排泄和 Na^+、水的重吸收。醛固酮作用包括：①生成管腔膜 Na^+ 通道蛋白，可增加 Na^+ 通道数目，有利于小管液中 Na^+ 向胞内扩散。②增加 ATP 的生成量，为基底膜及侧膜 Na^+-K^+-ATP 酶提供生物能。③增强基底膜及侧膜 Na^+ 泵的活性，加速将胞内的 Na^+ 泵出细胞，将 K^+ 泵入细胞，增大细胞内与小管液之间的 K^+ 浓度差，有利于 K^+ 的分泌（图 8-14）。

（4）肾素分泌的调节　肾素的分泌受多方面因素的调节，包括肾内机制、神经机制和体液机制。

①肾内机制：指在肾脏内可以完成的调节，感受器是位于入球小动脉的牵张感受器和致密斑。前者能感受对动脉壁的牵张程度，后者能感受流经该处小管液中的 Na^+ 量。当入球小动脉壁受牵拉的程度减小，可刺激肾素的释放；反之，肾素释放减少。当肾小球滤过率减少或流经致密斑的小管液 Na^+ 量减少时，肾素释放增加；反之，肾素释放减少。②神经机制：肾交感神经兴奋时释放去甲肾上腺素，作用于球旁细胞的 β 肾上腺素能受体，直接刺激肾素的释放。如急性失血，血量减少，血压下降，可反射性兴奋肾交感神经，从而增加肾素的释放。③体液机制：血液循环的肾上腺素和去甲肾上腺素，均可刺激球旁细胞释放肾素。而 ANG II、抗利尿激素、心房钠尿肽、内皮素和 NO 可抑制肾素的释放。

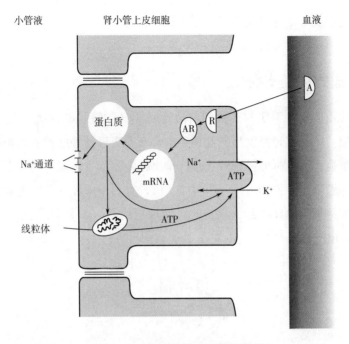

小管液　　　　　肾小管上皮细胞　　　　　　　　血液

图 8-14　醛固酮作用机制示意图

4. 心房钠尿肽

心房钠尿肽（atrial natriuretic peptide，ANP）是由心房肌细胞合成的肽类激素，由 28 个氨基酸残基组成。当心房壁受牵拉可刺激心房肌细胞释放 ANP。此外，乙酰胆碱、去甲肾上腺素、降钙素基因相关肽、血管升压素和高血钾也能刺激 ANP 的释放。ANP 的主要作用是使血管平滑肌舒张和促进肾脏排钠、排水。ANP 对肾脏的作用主要有以下几方面：

（1）对肾小球滤过率的影响　ANP 通过第二信使 cGMP 使血管平滑肌胞质 Ca^{2+} 浓度下降，使入球小动脉舒张，肾小球滤过率增大。

（2）对集合管的影响　ANP 通过 cGMP 使集合管上皮细胞管腔膜上的 Na^+ 通道关闭，抑制 NaCl 的重吸收。

（3）对其他激素的影响　ANP 还抑制肾素、醛固酮和血管升压素的分泌。

第六节　排尿

终尿生成后，从肾乳头处滴出，经肾盏和肾盂流进输尿管，再借助输尿管的蠕动，连续不断地流入膀胱暂时积存。当膀胱中的尿液由少到多逐渐积存到一定量时，就会引起反射性的排尿动作，于是膀胱中的尿液集中经尿道而排出体外。

一、膀胱与尿道的神经支配

膀胱逼尿肌（由多层平滑肌构成）和内括约肌（又称膀胱括约肌）受交感神经和副交感神经的双重支配。由骶部脊髓发出的盆神经中含有副交感神经纤维，兴奋时可引起逼尿肌收缩和内括约肌松弛，所以可促使尿液从膀胱排出；由腰部脊髓发出的腹下神经属于交感神经，兴奋时可引起逼尿肌舒张和内括约肌收缩，所以有利于尿液在膀胱内继续贮存；由骶神经丛发出的阴部神经属于躯体神经，兴奋时可使外括约肌（又称尿道括约肌）收缩，以阻止膀胱内尿液的排出（图 8-15）。

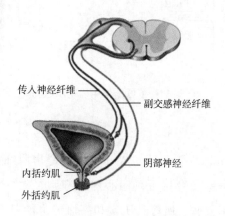

图 8-15　膀胱和尿道的神经支配

由于调节膀胱与尿道活动的上述三种神经都是发自腰骶部脊髓，所以通常把这段脊髓视为排尿低级中枢的所在地。在机体内，脊髓低级排尿中枢经常受到延髓、脑桥、下丘脑以及大脑皮层的支配。大脑皮层是支配低级排尿中枢的最高级排尿中枢所在地。

二、排尿反射

当膀胱内的尿量充盈到一定程度时，膀胱内压必然升高，膀胱壁的牵张感受器受到刺激而发生兴奋。冲动沿着盆神经和腹下神经的感觉纤维传到腰骶部脊髓的低级排尿中枢。同时，冲动再从腰骶部脊髓上行，历经延髓、脑桥、中脑和下丘脑，直至大脑皮层的高级排尿中枢。在条件许可的情况下，大脑皮层就发出兴奋冲动，下行传至脊髓，引起低级排尿中枢兴奋，继而产生两种效应：一是兴奋盆神经，二是抑制腹下神经和阴部神经。在这两种效应的协同作用下，膀胱逼尿肌发生收缩，内外括约肌发生舒张松弛，尿液就由膀胱经尿道被排出体外。如果条件不许可，大脑皮层抑制区继续起作用，排尿暂时被抑制。

在排尿过程中，当尿液流经尿道时，可刺激尿道壁的感受器，冲动不断地经阴部神经的感觉纤维传至脊髓低级排尿中枢，使其持续保持兴奋状态，直到尿液排完兴奋才消失。在排尿末期，由于尿道海绵体肌反射性地收缩，可将残留于尿道内的尿液排出体外。

排尿时，还反射性地发生声门关闭，由于腹肌和膈肌的强烈收缩，使腹内压急剧升高，压迫膀胱，克服尿道阻力，促使排尽尿液。

大脑皮层等高位中枢对脊髓初级中枢有易化和抑制性影响，可控制排尿反射。

思考题

1. 影响肾小球滤过作用的因素有哪些？有何影响？
2. 简述尿生成过程。
3. 影响尿生成的因素有哪些？
4. 尿是怎样排出的？

本章思维导图

拓展阅读素材：肾移植简介

第九章
感觉器官

学习目标

1. 了解感受器的概念、分类；
2. 掌握感受器的生理特性；
3. 掌握眼的折光功能和感光功能；
4. 掌握外耳和中耳的传音功能和内耳的感音功能；
5. 了解嗅觉，味觉的功能。

我们的感觉器官不断地通过看、听、触，为我们提供周围环境的信息；味觉和嗅觉使我们能够享受食物的味道，或者警告我们食物已经变质而存在危险；平衡感使我们保持直立；获得身体内部发生的事情的信息，例如头痛会提示我们需要服用止痛药。一般来说，这就是感觉的目的：使身体对不断变化的情况做出适当的反应，并保持体内稳态。是机体赖以生存的重要功能活动之一。

另一方面，我们的感觉器官也起着信号能量过滤筛选的作用，使我们只能感知很窄范围的信号或能量。例如，视觉仅限于感知可见光谱中的光，紫外光、红外光、X 射线和无线电波与可见光是同一种性质的信号能量，但是通常不能激发眼睛中的感光细胞；对冷的感知完全是神经系统的产物，物理世界中没有冷，只有不同程度的热。然而，对人和高等动物来说，对寒冷的感知具有明显的生存价值。尽管感知功能受到一定的限制、过滤甚至加工，但我们对世界的感知使我们能够有效地与环境互动。

第一节　概述

感觉（sensation）是客观物质世界在人和高等动物主观上的反映，是一种复杂的生理和心理现象。人和高等动物生活的外环境及机体的内环境经常发生变化，这些内外环境变化的不同信息，如质地、颜色、声音、温度、气味和味道等，通过机体的感受器（receptor）或感觉器官（sense organ），转变成电信号，并以神经冲动（动作电位）的形式，沿一定的感觉神经传导通路，传到大脑皮层的特定部位上的感觉中枢，并加以分析处理后产生相应的感觉。所有感觉都是由感受器或感觉器官、神经传导通路和皮层中枢三部分共同活动完成。传递神经冲动的神经通路突触连接方式的不同，导致声音、光、压力等感觉的形态或形式也有所不同，大脑将来自听觉神经的信号冲动解释为声音，将来自视神经的信号冲动解释为视觉，尽管这两种神经冲动信号的本身是相同的。

　　然而由感受器传向中枢的神经冲动并不全能引起有意识的主观感觉，有些感觉传入只是向中枢提供内外环境中某些因素改变的信息而引起某些调节反应，这些传入信息不一定到达大脑皮层，这些神经冲动在神经传导通路中间的低级感觉中枢进行分析处理，并通过传出神经传向肌肉或腺体引起反应，此时在主观上并不产生特定的意识活动，从而不形成感觉。

一、感受器和感觉器官的定义与分类

　　感受器（receptor）是指分布于生物体体表或体内特异性感受和识别机体内、外环境变化的结构或装置，将体内、外环境中不同形式的刺激转换成神经冲动。最简单的感受器是广泛分布于体表或组织内部能感知疼痛或温度的神经末梢，这些神经末梢是自由神经末梢；有些感受器由神经末梢和包绕在其周围的结缔组织被膜构成，为非自由神经末梢，如环层小体和触觉小体等；另有一些感受器为结构和功能上高度分化的感觉细胞，如视网膜的光感受细胞，耳蜗中的毛细胞以及味蕾中的味细胞等，这些结构和功能上高度分化的连同它们的附属结构，构成专门感受某一特定感觉的器官，即感觉器官（sense organ），如眼、耳、鼻、舌等。

　　感受器可以根据其传递的刺激的类型不同进行分类。可以分为化学感受器（chemoreceptor），感知环境或血液中的化学刺激（如味蕾、嗅觉上皮，以及主动脉和颈动脉体）；光感受器（photoreceptor），眼睛视网膜中的视杆和视锥细胞；温度感受器（thermoreceptor），对热和冷作出反应；机械感受器（mechanoreceptors），检测感受细胞膜的机械变形刺激（例如，皮肤中的触觉和压力感受器以及内耳的毛细胞）；伤害性感受器（nociceptors），或疼痛感受器比其他皮肤感受器有更高的激活阈值，它们的激活需要更强烈的刺激。它们的激活频率随刺激强度的增加而增加。当刺激延长时，特别是当组织损伤发生时，感受其他感觉的受体也可能参与疼痛的传递。感受器也可以根据传递给大脑的感觉信息的类型进行分类。本体感受器（proprioceptors）包括肌梭、高尔基腱器官和关节感受器，提供身体位置感，并允许骨骼运动的精细控制。皮肤感受器包括触觉和压力感受器、冷热感受器和疼痛感受器。调节视觉、听觉和平衡的感受器被归为特殊感官。还可以根据感受刺激来源的不同分为内感受器和外感受器，内感受器感受机体内部变化，而外感受器感受体表和外部环境的变化。

二、感受器的一般生理特性

1. 感受器的适宜刺激

通常感受器对刺激感受具有特异性，一种感受器通常只对某种特定形式的刺激或变化最敏感，即使极弱的刺激也能引起相应的感觉，这种最为敏感的特定形式的刺激称为该感受器的适宜刺激（adequate stimulus）。每种感受器都有自己特定的适宜刺激，如一定波长的可见光是视网膜视杆细胞和视锥细胞的适宜刺激，一定频率的振动是耳蜗毛细胞的适宜刺激。适宜刺激还必须有一定的强度阈值、时间阈值和面积阈值才能引起相应的感觉，把引起某种感觉所需要的最小刺激强度称为感觉阈（sensory threshold）。感受器对某些非适宜刺激也可产生一定的感觉，但所需要的刺激强度远大于适宜刺激强度。对于同种性质的不同强度的两个刺激，其强度差异必须达到一定程度才能在感觉上分辨出来，这种恰好能把感觉分辨开的两个刺激强度的最小差异，称为感觉辨别阈（discrimination threshold）。

2. 感受器的换能作用

感受器把作用于它们的刺激能量转换为相应传入神经上的生物电信号（动作电位），这种能量转换称为换能作用（transducer function）。在感受器的换能过程中，一般不直接把刺激能量转化为刺激冲动，而是首先在感受器细胞内或传入神经末梢产生一种过渡性的局部膜电位变化，这种变化称为感受器电位（receptor potential）。感受器电位通常是由跨膜离子电流引起的膜去极化而产生的。产生感受器电位的机制各不相同，但介导这一过程的信号转导分子主要是细胞膜上的通道蛋白或 G 蛋白偶联受体。

当神经末梢直接作为感受器时，感受器电位能直接引起同一感觉神经纤维产生具有传导性的动作电位，该感受器电位又被称为启动电位或发生器电位（generator potential）。一些特殊分化的感受器如耳蜗的毛细胞，感受器电位以突触传递方式传递到与其相连的感觉神经纤维末梢，使后者产生动作电位，而不是直接在感受细胞产生动作电位，此时的感受器电位就不能称为发生器电位。感受器电位和发生器电位本质上都是过渡性慢电位，都属于局部电位，其大小在一定范围内与刺激强度成正比，不具有"全或无"的性质，可以在局部实现时间和空间性的总和，并能以电紧张的形式沿所在细胞膜做短距离扩布，使相应的感受器传入神经纤维发生去极化，产生"全或无"式的动作电位，这才标志着这一感受器换能作用的完成。

3. 感受器的编码功能

感觉编码（sensory coding）是指感受器在接受某种刺激后可将刺激所含的全部信息转换成一种能被神经系统识别的感觉信号。感觉编码与感受器和涉及感觉系统的其他结构都有关。在感受器，刺激所含信息被转移到等级性的感受器电位中，在传入神经上，又被转移到动作电位的序列中，而在大脑皮层，则将进行更为复杂的感觉编码。关于感觉编码的机制目前尚未清楚。已有研究认为，感觉编码主要涉及对刺激的类型、部位、强度和持续时间 4 个基本属性的加工处理。其中，刺激类型是指刺激的能量形式；刺激部位是指刺激作用于机体的部位；刺激强度主要与感受器的反应，即引起的感受器电位幅度大小有关，后者再与感觉神经上动作电位频率的高低有关；而刺激持续时间是指刺激持续存在的时间长度。

4. 感受器的适应现象

若以一个恒强刺激持续作用于感受器，相应的感觉神经上的动作电位频率将随刺激时间的延长而下降，这一现象称为感受器的适应（adaptation）。适应的程度在各类感受器中存在差异。根据感受器发生适应的快慢，可将感受器分为快适应感受器和慢适应感受器两类。前者对刺激的变化十分灵敏，适于传递快速变化的信息，有利于机体接受新的刺激，对于探索新异物休或障碍物具有意义。而后者在接受持续刺激时，一般仅在刺激开始后不久出现冲动频率的轻微下降，以后可在较长时间内维持于这一水平。这种慢适应过程对人类的生命活动具有重要意义，有利于机体对某些功能状态进行长时间的监测，并根据其变化随时调整机体的功能活动。显然，如果痛觉感受器发生明显适应，机体将失去警戒防卫，因为痛觉通常由伤害性刺激引起。化学感受器和压力感受器等的作用在于持续监测体内环境理化性质是否处于稳态，它们一旦出现适应将危及生命。

不同感受器发生适应的机制并不完全相同。它可发生在感觉信息转换的不同阶段。感受器的换能过程、离子通道的功能状态以及感受器细胞与感觉神经纤维之间的突触传递特性等均可影响感受器的适应。

第二节　视觉器官

人类是高度视觉化的动物，视觉通常被认为是所有感官中最重要的，因为它提供了大量关于环境的有用信息。引起视觉的外周感受器官是眼，它是由具有感光细胞的视网膜和将光线聚焦在视网膜上的附属结构——折光系统等组成。据估计，在人脑获得的全部信息中，大约有 95% 以上来自视觉系统，因而眼无疑是人体最重要的感觉器官。感光细胞主要负责光子的特定吸收，视网膜在眼球内的位置有点类似于照相机中胶片的位置（图 9-1）。人眼的适宜刺激是波长 370~740nm 的电磁波，在这个可见光谱的范围内，外界物体发出的光线经眼的折光系统成像于视网膜上，再由眼的感光换能系统将视网膜像所含的视觉信息转变成生物电信号，并在视网膜中对这些信号进行初步的处理。这些经视网膜初步处理过的视觉信息在传入中枢后，将在各级中枢，尤其是大脑皮层作进一步的分析处理，视觉才能最终形成。

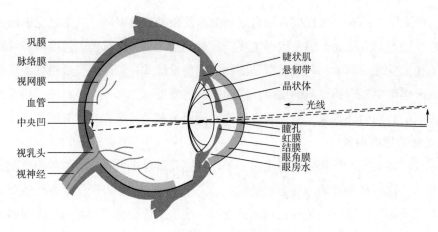

图 9-1　人眼球示意图

一、折光系统的功能与视调节

1. 眼的折光系统

当光线由一种媒质进入另一种媒质构成的单球面折光体时，其折射程度取决于界面后对界面前两种不同媒质的折射率之比和界面的曲率。人眼的折光系统是一个复杂的光学系统，人眼光线到达视网膜之前，要经过角膜、房水、晶状体、玻璃体 4 个折射率不同的折光体（即媒质），以及各折光体的前后表面多个屈光度不等的折射界面。由于角膜的折射率明显高于空气的折射率，而其他几种折光体之间的折射率以及折射界面之间的曲率相差不大，故入眼光线的折射主要发生在角膜前表面。根据入眼各折光体的光学参数，应用几何光学原理，可画出光线在眼内的行进途径和成像情况，但十分复杂。

2. 简化眼

简化眼（reduced eye）是一种与正常眼折光系统等效的简单模型：

（1）模型由一个前后直径为 20mm 的单球面折光体构成。

（2）入射光线仅在由空气进入球形界面时折射一次，折射率为 1.333。

（3）折射界面的曲率半径为 5mm，即节点（nodal point）在折射界面后方 5mm 处。

（4）后主焦点位于该折光体的后极，相当于人眼视网膜的位置。

利用简化眼模型可以计算出不同远近的物体在视网膜上成像的大小。人的视力有一个限度，只能看清楚在视网膜上成像大于 $5\mu m$ 的物体，这个大小相当于视网膜中央凹处一个视锥细胞的平均直径。

3. 视调节

视调节包括视近物时的近反应和不同光照强度引起的瞳孔反射。

（1）近反应　当注视 6m 以外的物体时，从物体发出的所有进入眼内的光线可被认为是平行光线，对于正常眼来说，不需要做任何调节即可在视网膜上成像。通常我们将眼不作任何调节时所能看清楚的最远物体所在之处称为远点。理论上无限远，但实际由于距离太远的物体发出的光线过弱，被吸收和散射后到达视网膜时已经不足以使感光细胞产生兴奋，或是由于物体太远以至于在视网膜上的成像过小，超出感光细胞分辨能力的下限，因而眼不能看见这些离眼太远的物体。

当注视6m以内的物体时，从物体发出的进入眼内的光线呈不同程度的辐射状，光线通过眼的折光系统将成像于视网膜之后，由于未聚焦，产生了一个模糊的视觉影像。正常眼之所以能够看清近物，是因为眼在视近物时已经进行了神经调节，即近反应或近反射。近反应主要是晶状体曲率增加（折光能力增强），同时还包括瞳孔缩小（球面像差和色像差减弱）和视轴会聚（物像落在两视网膜对称点）。

①晶状体曲率增加：眼视近物时，晶状体曲率的调节是通过反射实现的。过程如下：模糊视觉→视皮层→皮层发出下行冲动→皮层中脑束→中脑正中核→动眼神经缩瞳核→副交感节前纤维→睫状神经节→睫状肌收缩→悬韧带松弛→晶状体变凸→曲率增加→物像前移在视网膜上→清晰物像。眼作充分调节时能看清楚的眼前最近物体所在之处称为近点。晶状体的最大调节能力可用近点表示，近点离眼越近，说明晶状体的弹性越大，即视调节能力越强；近点远移，说明晶状体弹性变弱，硬度增加，视调节能力下降，引起老视。

②瞳孔缩小：瞳孔大小受自主神经的调控，正常人眼的瞳孔直径可在1.5~8.0mm之间变动。当眼见近物时，可反射性地引起双侧瞳孔缩小，称为瞳孔近反射或瞳孔调节反射。具体过程如下：动眼神经缩瞳核→副交感神经纤维→瞳孔虹膜环形肌收缩→瞳孔缩小。瞳孔缩小的意义在于减少折光系统的球面像差和色相差，使视网膜成像更加清晰。

③视轴会聚：视轴会聚也称辐辏反射，是指当双眼注视某一近物或物体由远及近时，两侧视轴向鼻翼会聚的现象。具体过程如下：晶状体调节的反射活动中，中脑正中核→动眼神经核→动眼神经活动→两眼球内直肌收缩→视轴会聚。其意义是物像始终能落在两眼视网膜的对称点上。如果辐辏反射异常，无视轴会聚调节，物像落在双眼视网膜的非对称点上，即复视。

（2）瞳孔对光反射：瞳孔对光反射是指外界环境光线较强时，瞳孔可反射性缩小，而在光线较弱时反射性增大，即瞳孔的大小随入射光量的多少而改变的反射活动。因为瞳孔对光反射的中枢位于中脑，因此临床上通过检查反射是否完好来判断麻醉的深浅和病情的危重程度。

4. 眼的折光能力异常

正常人眼在安静未作调节的情况下可以令平行光线聚焦于视网膜上，因而能看清楚远处的物体；经过视调节后，只要物距不小于眼与近点之距，也能看清6m之内的物体，这种眼称为正视眼。若眼的折光异常，或眼球的形态异常，使平行光线不能聚焦于安静未调节眼的视网膜上，这种眼称为非正视眼，也称屈光不正，包括近视、远视和散光。近视是眼球前后径过长（轴性近视）或折光能力过强（屈光性近视），成像在视网膜前，用凹透镜纠正；远视与之相反，用凸透镜纠正。散光是角膜或晶状体表面不同经线上的曲率不等所致，在视网膜上形成焦线，用柱面镜纠正（仅限规则散光）。

5. 房水和眼压

充盈于眼前、后房中的透明液体称为房水。房水来源于血浆，由睫状体脉络膜丛生成，之后由后房经瞳孔进入前房，然后流过前房角的小梁网，经许氏管进入静脉，从而形成房水循环。房水循环功能包括营养角膜、晶状体及玻璃体功能，维持一定眼内压（房水量、前后房容积相对恒定），保持眼球特别是角膜的正常形状和折光能力。房水循环障碍则导致眼内压升高，即青光眼。

二、视网膜的感光功能

1. 视网膜的结构特点

视网膜的基本功能是感受外界光刺激，并将这种形式的刺激转换成神经纤维上的电信号。视网膜是位于眼球壁最内层的神经组织，厚 $0.1 \sim 0.5mm$，但结构十分复杂。视网膜在组织学上可分为 10 层，包含两种感光细胞：视杆和视锥细胞，以及 4 种神经元：双极细胞、神经节细胞、水平细胞和无长突细胞。

（1）色素上皮层　色素上皮层是视网膜的最外层（与脉络膜相邻），不属于神经组织。它的功能包括消除视像干扰，接受来自脉络膜一侧的血液供应并能为视网膜提供营养，吞噬感光细胞外段脱落的膜盘和代谢产物等。

（2）感光细胞层　人和哺乳动物的视网膜中存在视杆细胞和视锥细胞两种感光细胞，在形态上都分为外段、内段和突触 3 部分。两者数量、外段、分布、连接方式、视色素及功能各不相同。感光细胞的外段是一种发生特殊改变的纤毛。视杆细胞的外段成圆柱状，而视锥细胞的外段则成圆锥状。视杆细胞的外段被圆盘状的膜盘占据，而视锥细胞的膜盘则由外段的细胞膜向内折叠而成，故更像纤毛。膜盘中镶嵌着大量的功能蛋白，绝大部分为视色素蛋白（视杆细胞中的视色素蛋白约占膜盘蛋白质总量的 90%），视色素是接受光刺激而产生视觉的物质基础。视杆细胞内的视色素是视紫红质；视锥细胞内有 3 种不同的视色素，分别存在于三种不同的视锥细胞中。正因为所含视色素不同，导致两种感光细胞在功能上存在明显差异。

（3）视网膜细胞的联系

①纵向联系：这是视觉信息传递的重要基础。视杆和视锥细胞以其突触部与双极细胞构成化学性突触，双极细胞与神经节细胞之间也以化学性突触相连接。

②横向联系：位于外网层的水平细胞在感光细胞之间起联络作用，位于内网层的无长突细胞在神经节细胞之间起联络作用。此外，在感光细胞突触部之间、水平细胞之间以及无长

突细胞之间，甚至在各神经元之间有缝隙链接，这些缝隙链接的通透性是可变的，因而细胞外的电位改变可通过缝隙连接而影响光感受活动。

2. 视网膜的感光换能系统

（1）视杆系统和视锥系统　视网膜中存在两种具有不同生理功能的感光换能系统——视杆系统和视锥系统。视杆系统对光的敏感度较高，能在暗环境中感受弱光而引起视觉，但无色觉，对被视物体细微结构的分辨率低，故又称晚光觉系统或暗视觉系统。视锥系统对光的敏感度较弱，只有在强光下才被激活，但视物时可分辨颜色，且对被视物体细微结构的分辨能力较强，故又称昼光觉系统或明视觉系统。

①不同感光细胞在视网膜中分布不同：视杆细胞主要分布于视网膜的周边区，其数量在中央凹外 10°~20° 处最多。视锥细胞高度集中在中央凹处（此处仅有视锥细胞分布），向视网膜周边区明显减少。相对应的，在明处，人眼具有良好的颜色分辨能力和对被视物体细微结构的分辨能力，分辨能力最强在中央凹处（视锥细胞多）。而在暗处，人眼不能分辨颜色，对被视物体只能辨别轮廓和亮度差别，对光的敏感度以视网膜周边区为高。

②两种系统的细胞联系方式不同：视杆系统存在较高程度的会聚（视网膜周边区可见多达 250 个视杆细胞经少数几个双极细胞会聚于一个神经节细胞），有助于提高该系统对光的敏感度。视锥系统会聚程度低（一个视锥细胞仅与一个双极细胞相联系），这种低会聚使系统对光的敏感度较低，但其感光分辨能力却很高。

③不同种系动物的不同习性：只在白昼活动的动物其感光细胞以视锥细胞为主；而在夜间活动的动物其感光细胞主要是视杆细胞。

④不同感光细胞含有不同的视色素：视杆细胞只有一种色素，即视紫红质；视锥细胞有三种吸收光谱特性不同的视色素，这与视杆系统无色觉而视锥系统有色觉功能的事实相符。

（2）感光细胞的感光换能机制　感光细胞外段膜盘上的膜存在视色素蛋白。视色素是对光线敏感的物质，在光线作用下视色素会发生一系列化学反应，最后形成感光细胞的感受器电位。绝大部分视杆和视锥细胞的视色素由视蛋白和视黄醛结合而成。视黄醛也称维生素 A 醛，由维生素 A 转变而来。构成各种不同视色素的主要差别在于视蛋白，其分子结构中的微小差异决定与其结合的视黄醛分子对不同波长光线的敏感性。因此才能区分出视杆色素（即视紫红质）和三种不同的视锥色素（分别对红、绿、蓝敏感的视色素）。

①视紫红质的光化学反应：视紫红质是目前了解最清楚的视色素，在吸收光谱曲线上的吸收峰在 505nm 处，提示对暗光敏感。含有视紫红质的视蛋白被称为视暗蛋白。视紫红质在光照下能迅速分解为视蛋白和视黄醛，这是一个多阶段反应。视紫红质的光化学反应也是可逆的，在暗处又重新合成。视紫红质分解与合成是一种动态平衡，其水平取决于光照的强度。在暗处，视紫红质合成大于分解，视网膜对弱光敏感；在明处，分解大于合成，视杆细胞几乎失去感受光刺激的能力，视锥系统就取而代之成为强光刺激的感受系统。

②感光细胞的感受器电位：视杆细胞在暗处的静息电位为 $-30 \sim -40mv$，比大多数神经

元要低。视杆细胞在暗环境中主要存在两种电流：一是 Na^+ 经过外段膜中的 cGMP 门控通道内流而产生，使膜发生去极化；二是 K^+ 通过内段膜中的非门控钾敏感通道外流引起，使膜发生超级化。视杆细胞通过其内段膜中高密度钠-钾泵的活动，能保持细胞内 Na^+、K^+ 浓度的相对稳定。上述 cGMP 门控通道受控于胞质内的 cGMP 浓度，在暗处，胞质内的 cGMP 浓度较高，能维持 cGMP 门控通道开放，产生稳定的内向电流，即暗电流，这是视杆细胞静息电位较低的原因。

③视锥系统的换能和颜色视觉：人类的视觉能分辨不同的颜色，颜色视觉的产生主要是视锥细胞的功能。颜色视觉是指由不同波长的可见光刺激人眼后在脑内所引起的一种主观感觉。"三原色学说"认为：各种不同颜色的光均可通过红、绿、蓝光以不同的比例组合而成，视网膜中存在 3 种不同的视锥细胞，分别对红、绿、蓝 3 种颜色的光敏感。当某一波长的光作用于视网膜时，可按一定比例使 3 种视锥细胞产生不同程度的兴奋，视觉中枢接受来自这 3 种视锥细胞的传入信息后，经过一定的加工处理就能产生某种特定颜色的感觉。

三、视网膜的信息处理

在视网膜各类神经细胞中，除神经节细胞能产生动作电位外，其他细胞都只能产生局部的等级性的电位改变。一方面是因为它们的突起都较短，依靠电紧张传播足以使信息传至其最远端，另一方面是等级性电位要比"全或无"式电位所能分辨的信息范围更加宽广。

视觉信息在视网膜中的处理主要分三个层次，分别发生在感光细胞、双极细胞和神经节细胞水平。视觉信息首先由光作用于感光细胞而形成，然后分别在外网层和内网层受水平细胞和无长突细胞的影响和改造，最后传入中枢。传入中枢的冲动形式在外侧膝状体中几乎没有什么改变，能够一直传到视皮层。

第三节 嗅觉器官

一、嗅觉感受器及嗅觉的一般性质

1. 嗅觉感受器及其适宜刺激

嗅觉是人和高等动物对气体中有气味物质的感觉。嗅觉器官是嗅上皮，位于鼻腔上鼻道及鼻中隔后上部的鼻黏膜中。两侧鼻腔中的嗅上皮总面积约 $5cm^2$。嗅上皮由嗅细胞、支持细胞、基底细胞和 Bowman 腺组成。嗅细胞是一种双极神经元，也是嗅觉感受器的所在部位，其顶树突伸向鼻腔，末端有 4~25 条纤毛，埋于 Bowman 腺所分泌的黏液中以防干燥；

其中枢突是由无髓纤维组成的嗅丝，穿过筛骨直接进入嗅球。

嗅觉感受器的适宜刺激是空气中有气味的化学物质，即嗅质。吸气时嗅质被嗅上皮黏液吸收并扩散到嗅细胞的纤毛，与纤毛表面膜中特异的嗅受体结合，然后通过 G 蛋白引起第二信使类物质（如 cAMP）的产生，导致膜中化学门控钙通道开放，Na^+ 和 Ca^+ 流入细胞内，使嗅细胞去极化，并以电紧张方式传播至嗅细胞中枢突的轴突始段产生动作电位，动作电位沿轴突传向嗅球，继而传向更高级的嗅觉中枢，引起嗅觉。

2. 嗅觉的一般性质

（1）具有群体编码的特性　每个嗅细胞与不同嗅质的结合程度不同，一个嗅细胞可对多种嗅质发生反应，而一种嗅质又可激活多种嗅细胞，所以尽管嗅细胞只有 1000 种，但可产生无数种组合，形成无数种嗅质模式。这就是人类能分辨和记忆约 1 万种不同嗅质的基础。

（2）嗅敏度的个体差异大　人与动物对嗅质的敏感程度称为嗅敏度。人类对不同嗅质具有不同的嗅觉阈，即使同一个人，其嗅敏度也可发生很大范围的变动。有些疾病，如感冒、鼻炎等可明显影响人的嗅敏度。有些动物的嗅觉十分灵敏，如狗对醋酸的敏感度比人高 1000 万倍。

（3）有明显的适应现象　嗅觉适应较快。当某种嗅质突然出现时，可引起明显的嗅觉，如果这种嗅质继续存在，感觉便很快减弱，甚至消失，所谓"入芝兰之室，久而不闻其香，入鲍鱼之肆，久而不闻其臭"就是嗅觉适应的良好例子。

二、嗅觉信号向中枢神经系统的传递

嗅觉通路的第一级神经元为嗅细胞，第二级神经元为嗅球内细胞，由此发出的纤维形成嗅束，向后延为嗅三角，在此纤维分束形成外侧嗅纹和内侧嗅纹。经前者传导的冲动主要到达梨状区和杏仁，再传至海马回钩和齿状回，产生嗅觉；经后者传导的冲动主要到达隔区和前穿质，以后与边缘系统联系，完成嗅觉反射。在生物进化过程中，嗅皮层渐趋缩小，在高等动物仅存在于边缘叶前底部，包括梨状区皮层的前部和杏仁的一部分。嗅觉信号可通过前连合从一侧脑传向另一侧。由于前底部皮层的活动右侧较左侧强，所以两侧嗅皮层代表区并不对称。此外，通过与杏仁、海马的纤维联系可引起嗅觉记忆和情绪活动。

第四节　听觉器官

一、听阈与听域

听觉器官由外耳、中耳和内耳的耳蜗组成。人听觉器官的适宜刺激是 20~20000Hz 的空气振动疏密波，即声波。声波通过外耳和中耳组成的传音系统传向内耳，再经内耳蜗的感音换能作用将声波的机械能转变为听神经纤维上的神经冲动，后者沿听神经传到大脑皮层的听觉中枢，产生听觉。听觉对动物适应环境和人类认识自然具有重要意义。在人类，有声语言更是交流思想、互通往来的重要工具。

听觉的产生除对空气振动的频率有一定要求外，还要求达到一定的强度。人耳所能感受的声波强度通常用声强或声压表示，声压的可感受范围是 $0.0002 \sim 1000 dyn/cm^2$。人对每一频率的声波来说，都有一个刚能引起听觉的最小强度，称为听阈；在听阈以上继续增加声压，当增加到某一程度时，不仅听感受增强，而且使鼓膜产生痛感，此时的声压为人耳所能忍受的最强声压，称为最大可听阈。在这两者之间即为人的听觉范围，又称听域。

二、外耳、内耳和中耳的功能

1. 外耳

外耳由耳郭和外耳道组成。耳郭具有集音作用。外耳道具有传音和增压作用，开口于耳郭，终止于鼓膜。人的外耳道长约 2.5cm，外耳道与声波的最大共振频率约为 3800Hz，在外耳道口与鼓膜附近分别测量不同频率声波的声压，结果为鼓膜附近的声压约比外耳道口的声压强 12 倍，即 12dB 左右。

2. 内耳

内耳又称迷路，由骨迷路和膜迷路两部分组成。骨迷路是颞骨岩部内的骨性隧道，迂回复杂；膜迷路套在骨迷路内，由密闭而互相连通的膜性小管和囊组成。内耳功能主要有两点，一是维持机体平衡。二是对声音接受后分析加工，即将声音转变为神经冲动，传递声音信息，而后将信息从蜗后传入到大脑皮层（听神经）的听觉中枢。迷路在功能上可分为耳蜗和前庭器官两部分，耳蜗通过机械门控的机制实现感音换能作用。

3. 中耳

中耳由鼓膜、听骨链、鼓室和咽鼓管等结构组成。中耳的主要功能是将声波刺激能量准确高效地传给内耳，其中鼓膜和听骨链在传音过程中还起增压作用。如果声波（空气中）不经过中耳，直接作用于前庭窗膜，声波仅约 0.1% 可透射入耳蜗（液体中），其余约 99.9% 将在与水面相遇时被反射掉，因而几乎不能引起前庭窗膜发生振动。

三、听觉信号向中枢神经系统的传递

声源→耳郭（收集声波）→外耳道（传导声波）→鼓膜（将声波转换成振动）→耳蜗（将振动转换成神经冲动）→听神经（传递冲动）→大脑听觉中枢（形成听觉）。

听觉传入通路的第一级神经元是耳蜗螺旋神经节内的双极神经元，其周围突分布于内耳毛细胞，中枢突组成听神经。听神经进入低位脑干后终止于蜗腹侧核和蜗背侧核，此为第二级神经元胞体所在部位。由此发出的纤维多数在脑桥内形成斜方体并交叉至对侧，在上橄榄核外侧折向上行，称为外侧丘系。外侧丘系的纤维大部分终止于下丘。这是第三级神经元的胞体所在部位，由此发出的纤维终止于丘脑的内侧膝状体。第 4 级神经元在内侧膝状体，它们发出纤维组成听辐射，经内囊到达同侧的大脑颞叶颞横回，即听皮质。听皮质接受听觉信息，经分析综合，产生听觉意识。

第五节　味觉器官

味觉系统的基本作用是区分食物和潜在的毒素。完成这一任务需要两个组成部分：一是受体细胞的检测系统，该系统能够对环境中可能被摄入的各种物质做出反应；二是神经元通路，可以将味觉信息传递给适当的皮层结构以引起愉快或不愉快的感觉。与食物相关的愉悦感是保持食欲和进行适当消化、呼吸反应所必需的；与潜在毒素相关的不愉快感会引发保护性反射，如咳嗽、打喷嚏或呕吐等。

一、味蕾及其功能

味觉是人和动物对食物中有味道物质的感觉。味觉感受器是味蕾。味蕾主要分布于舌背部表面和舌缘，口腔和咽部黏膜表面也有散在的味蕾存在。味蕾由味细胞、支持细胞和基底细胞组成。味细胞是味觉感受细胞，其顶端有纤毛，称味毛，从味蕾的味孔中伸出，暴露于口腔，是味觉感受的关键部位。味细胞周围由味觉神经末梢包绕，舌前 2/3 味蕾受面神经中的感觉纤维支配，舌后 1/3 味蕾受舌咽神经中的感觉纤维支配，还有少数味蕾受迷走神经的感觉纤维支配。

除了味蕾以外，舌和口腔还有大量的触觉和温度感觉细胞，在中枢神经内，把感觉综合起来，特别有嗅觉参与，就能产生多种多样的复合感觉。舌头上味蕾的功能不仅在于辨认不同的味道，而且与营养的摄取和机体内环境恒定的调节也有关系。

二、味觉信号向中枢神经系统的传递

味觉感受器的适宜刺激是食物中有味道的物质，即味质。人类能分辨出的不同味觉可能有 4000~10000 种，但研究表明，基本的味觉仅有酸、甜、苦、咸和鲜五种。人的舌表面对不同味质刺激的敏感度在不同部位是不同的，一般为舌尖部对甜味较敏感，舌两侧对酸味较敏感，舌两侧前部对咸味较敏感，而软腭和舌根部则对苦味较敏感。

酸味由 H^+ 出引起。当酸性食物入口后，H^+ 可通过味毛膜中的一种非选择性的阳离子通道 TR-PP3 进入味细胞，使膜发生去极化而产生感受器电位。

咸味主要取决于食物中的 Na^+ 浓度。当富含 NaCl 的食物进入口腔后，其中的 Na^+ 很容易在电-化学梯度的作用下，通过味毛膜中特殊的化学门控钠通道进入味细胞，引起膜去极化而产生感受器电位。

甜味、苦味和鲜味的产生都是通过与味细胞膜中的 G 蛋白偶联受体结合，然后激活第二信使的级联反应而实现的。在甜味觉信号转导过程中，糖分子最后激活味细胞上特异的 TRPM5 通道，引起细胞膜产生去极化电位变化。这种去极化电位变化可触发味细胞释放神经递质，作用于味觉初级传入纤维，将味觉信息传入中枢神经系统。苦味通常是有毒食物的警戒信号。苦味信号传导过程与甜味觉完全相同，但作用的味细胞不同，最终经不同的初级传入纤维传入不同的中枢部位，所以苦味和甜味之间不会发生混淆。鲜味的刺激物是氨基酸类。其信号转导过程也与引起甜味和苦味的过程一样，但从实验分离到的含有鲜味受体的味细胞并不表达甜味受体和（或）苦味受体，所以鲜味同样不可能与甜味和（或）苦味相混淆。中枢神经系统能根据不同的传入通路来区分不同的味觉。

经面神经鼓索支、舌咽神经和迷走神经传入的味觉通路都首先到达延髓孤束核，换元后的轴突跨越中线加入内侧丘系，伴随触-压觉、痛觉和温度觉纤维上行，终止于丘脑特异感觉接替核（后内侧腹核），最后投射到中央后回底部的味皮层。味觉信息的处理可能在孤束核、丘脑和味皮层等不同区域进行。味皮层位于中央后回底部，其中有些神经元仅对单一味质发生反应，有些还对别的味质或其他刺激发生反应，表现为一定程度的信息整合。

三、口味偏好与饮食控制

除了地理环境、自幼养成的饮食习惯、遗传基因等常规原因外，口味偏好可能是营养失衡或健康异常的信号。国内外已有不少研究表明，口味偏好与营养缺乏存在一定的关系，很多口味偏好可以通过更丰富更新鲜的食物来纠正。例如爱吃甜食，可能是体内能量缺乏，因为甜食主要为人体提供糖分，是补充体能最直接的方式之一。因此，可以通过多吃瘦肉、鸡蛋、鱼类、山药、豆类等来补充。但爱吃甜食也可能是胰岛素代谢异常的表现。而偏好咸味，可能是体内缺钾、钙或铁。对某些食物的偏爱也受血液中化学成分的影响，如肾上腺皮质功能低下的患者，由于血中 Na^+ 减少，因而喜食咸味食物，且可提高分辨 Na^+ 浓度的能力。

思考题

1. 简述感受器的一般生理特性。
2. 简述视网膜的感光功能。

本章思维导图

拓展阅读素材：行波学说简介

第十章

神经系统

学习目标

1. 掌握神经元的基本功能、突触传递过程及其特点，神经纤维传导兴奋的特点及其原理；

2. 掌握中枢抑制的类型及其机制；

3. 掌握两种感觉投射系统的组成特点及其功能；

4. 掌握牵张反射的概念、类型及其机制；

5. 掌握两种睡眠时相的意义；

6. 熟悉大脑皮层、基底神经节、小脑对躯体运动的调节；

7. 熟悉脑干对肌紧张的调节；

8. 了解轴浆运输和神经营养性作用；

9. 了解化学性突触传递和电突触传递；

10. 了解大脑皮层感觉区和运动区的定位及其功能特征。

神经系统是人体内的高级调节系统。调控着机体其他各系统的功能活动，使机体成为一个有序的整体，以适应各种内外环境的变化。神经系统分为中枢神经系统和外周神经系统两部分。中枢神经系统包括脑和脊髓。外周神经系统是脑和脊髓以外的部分。按功能不同，外周神经系统可分为躯体神经和内脏神经，这两种神经又各有其中枢和外周部分，外周部分又分感觉（传入）神经和运动（传出）神经。内脏神经的传出神经又称为植物性神经，包括交感神经和副交感神经两类。

第一节 神经元和神经胶质细胞

神经系统分为中枢神经系统（central nervals system，CNS）和外周神经系统（peripheral nervous system，PNS），中枢神经系统包括大脑和脊髓，外周神经系统包括源于大脑的脑神经和源于脊髓的脊髓神经。神经系统只由两种主要类型的细胞组成——神经元和支持细胞。神经元是神经系统的基本结构和功能单位，支持细胞有助于神经元的功能，在中枢神经系统中，支持细胞统称为神经胶质细胞，或简称为胶质细胞。

一、神经元的基本结构和功能

1. 神经元的基本结构

神经元（neuron）也称为神经细胞，是神经系统的基本结构和功能单位，其大小和形状变化很大，但它们通常具有三个主要区域：细胞体、树突、轴突。树突和轴突是细胞体的延伸（图 10-1）。

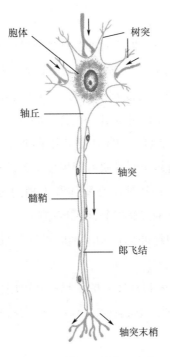

图 10-1 神经元结构示意图

（1）细胞体　细胞体简称胞体，包括细胞膜、细胞质和细胞核，是神经元的主体，也是神经元的"营养中心"。胞体和较大的树突（而不是轴突）含有尼氏体，在显微镜下为深色颗粒。尼氏体由一大堆粗糙的内质网组成，这些是合成膜蛋白所需的。

（2）树突和轴突　突起又分轴突和树突两种。树突是从细胞体细胞质延伸出来的细而分枝的突起，一般短而粗，分支多，这些短的分支扩大了神经元信息的面积，如树冠样反复聚集在胞体周围；轴突细而长，且仅有一条，轴突是一个较长的过程，它将称为动作电位的脉冲从细胞体传导出去。轴突离开胞体的部位称为轴丘，其起始的一段是裸露的，称为轴突的始段。始段膜的兴奋阈最低，经常是产生神经冲动的部位。通常所说的神经纤维指的就是轴突，其末端是一些细微分支，称为神经末梢。神经元主要借助神经末梢与其他神经元的树突、胞体或效应器发生关系。神经纤维是由许多神经元纤维组成，在神经纤维内充满轴浆。

2. 神经元的基本功能

神经元基本功能是接受、整合和传递信息，具体包括以下几个方面。

（1）能感受体内外各种刺激而引起兴奋或抑制。

（2）对不同来源的兴奋或抑制进行分析综合。

（3）通过其突起与其他神经元、其他器官、组织之间联系，把来自内、外环境的变化信息传入中枢，分析、整合后再通过传出通路把信号传到一定器官、组织，产生一定的生理反应和控制效应。

3. 神经元的功能部位

一般来说，一个神经元都由以下四个重要的功能部位组成：

（1）接受信息并进行整合的部位　神经元的胞体及树突膜上的受体能特异性地与某些化学物质结合，并引起膜的局部兴奋或抑制，再由胞体对众多兴奋性或抑制性信息进行整合。所以树突和胞体是神经元接受信息并进行整合的部位。

（2）产生神经冲动（即动作电位）的部位　由于轴突的始段膜的兴奋阈最低，因此当经过胞体整合后的局部电位达到其阈值时便可产生可扩布的动作电位。

（3）传导动作电位的部位　神经冲动在胞体和末梢间传导是通过轴突进行的。由神经元合成的多种蛋白（含酶）也是通过轴突转运到末梢的。

（4）释放递质的部位　当神经冲动传到末梢时可促使储存在末梢内的神经递质向胞外释放。

所以，树突和胞体通常接受来自神经元的信息，并由胞体整合，神经冲动则通过轴突始段产生，并通过轴突传递到末梢，引起递质释放，从而将信息传递给后一个神经元或效应器。

二、神经纤维的类型及兴奋传导

1. 神经纤维的分类

轴突离开胞体若干距离后获得髓鞘成为神经纤维（nerve fiber）。神经纤维的基本生理特性是具有高度的兴奋性和传导性，其功能是传导兴奋。每当神经纤维受到适宜刺激而兴奋时，立即表现出可传播的动作电位。

神经纤维的分类方法很多。一般根据其传导速度进行分类，传导速度取决于纤维的粗细和有无髓鞘形成。简而言之，纤维越粗，传导速度越高。神经纤维周围髓鞘的存在也增加了传导速度。因此，粗的有髓神经纤维具有最快的传导速度，细的无髓神经纤维具有最慢的传导速度。

2. 神经纤维传导的特征

神经纤维的主要功能是传导兴奋，即传导动作电位或神经冲动。神经冲动（nerve impulse）简称冲动，指的就是神经纤维上传导着的兴奋或动作电位。

兴奋在神经纤维上的传导具有以下特征。

（1）生理完整性 神经纤维必须保持结构和功能的完整才能传导冲动。如果结扎或在麻醉药、低温、神经毒等因素的作用下，使神经纤维功能发生改变，破坏了其生理功能的完整性，冲动传导也将发生阻滞。

（2）绝缘性 一条神经干内有许多神经纤维，其中包含有传入和传出纤维，但各条纤维上传导兴奋时，表现为各条神经纤维上的神经冲动彼此隔绝、互不干扰的特性。这是由于神经纤维之间没有细胞质沟通，局部电流主要在一条纤维上构成回路，加之各纤维之间存在结缔组织的缘故。绝缘性保证了神经纤维传导的精确性。

（3）双向性 实验条件下，刺激神经纤维上的任何一点，兴奋就从刺激的部位开始沿着纤维向两端传导，叫做传导的双向性，这是由于局部电流可在刺激点的两端发生，并继续传向远端。但在整体条件下，兴奋发生于轴突起始部位，因此神经冲动是由胞体传向末梢，因此表现为传导的单向性。这种单向性并不是因为在体神经纤维只能做单向传导，而是由突触的极性决定了在体神经纤维传导的单向性。

（4）不衰减性 神经纤维在传导冲动时，不论传导距离多长，其冲动的大小、频率和速度始终不变，这一特点称为传导的不衰减性。这对于保证及时、迅速和准确地完成正常的神经调节功能十分重要。因为神经冲动的频率和强度是神经冲动具有信息意义的基本因素，而冲动的传导速度是影响反射速度的重要因素。

（5）相对不疲劳性 在实验条件下，用 50~100 次/s 的电刺激连续刺激蛙的神经 9~12h，神经纤维仍然保持其传导兴奋的能力。与突触传递相比，神经纤维在传递冲动时耗能少得多，不存在递质的耗竭，所以说神经纤维传导兴奋有不易疲劳的特性。

三、神经元的蛋白质合成和轴浆运输

神经元有独特的代谢需求。一些神经元的轴突长度可以超过 1m，例如高个子人对脚趾运动的控制。大脑运动皮层的神经元有轴突，与脊髓腰部的运动神经元形成突触。脊髓中运动神经元的轴突与足部肌肉形成突触，从而移动脚趾。在成人中，这两种类型神经元的轴突长度为 60~80cm，而细胞体的直径可能只有 50mm。大量的膜和轴突内物质必须在胞体中合成并输送到轴突以维持其结构完整性和功能。胞体也支持树突的结构和功能。

1. 神经元的蛋白合成

神经元是一种分泌细胞，但又不同于其他分泌细胞，它们的分泌部位常位于远离胞体所在部位的轴突终末端。神经元胞体内具有高速合成蛋白质的结构，所有必需的蛋白质都是在胞体的粗面内质网和高尔基体内合成，然后通过轴浆运输（axoplasmic flow）的方式，将这些蛋白质运输到神经末梢的突触小体。

2. 神经元的轴浆运输

指在轴突内借助轴浆流动运输物质的现象，完成神经末梢组件和某些蛋白质（包括酶）的运输。用同位素标记的氨基酸注射到蛛网膜下隙中，可观察到注射物首先被神经元胞体摄取，出现在胞体中，然后依次在轴突的近端和远端轴浆出现。实验证明，轴突内的轴浆是经常流动的，而且是双向的，既可从胞体流向轴突末梢，也可从轴突末梢流向胞体。结扎神经纤维，发现轴突的近胞体端和远胞体端均有物质堆积，而近端的堆积大于远端。用显微镜观察组织培养或在体的神经纤维，也见到确有颗粒在轴浆内双向流动。如果切断轴突，不仅远侧部分的轴突将发生变性，而且近侧部分，甚至胞体也将发生变性。由此可见胞体对维持轴突解剖和功能的完整性十分重要，而胞体蛋白质合成也受逆向轴浆流动的反馈控制。

（1）顺向轴浆运输（anterograde axoplasmic transport） 指自胞体向轴突末梢进行的转运。胞体是神经元合成代谢的中心，能高速地合成蛋白质及其他物质分子；而轴突则无此功能。因此，维持轴突代谢所需的蛋白质、轴突末梢释放的神经肽及合成递质的酶类等物质，均在细胞体合成，然后运至轴突末梢。

（2）逆向轴浆运输（retrograde axoplasmic transport） 指自末梢向胞体的转运，这一过程也为细胞体提供了一种机制来对其突触末端周围的环境进行采样。逆向运输除向胞体转运经过重新活化的突触前末梢囊泡外，还能转运末梢摄取的外源性物质，是外源性亲神经物质的转运渠道。通常转运速度约 205mm/d，目前对这种轴浆运输的机制了解不多。神经生长因子、狂犬病毒和破伤风毒素等也可通过末梢以入胞方式摄取，被逆向运输到胞体。一些神经退行性疾病可能反映了由于轴突运输机制的缺陷而导致的营养物质传递的损失。

四、神经的营养性作用和支持神经的营养因子

1. 神经的营养性作用

（1）神经的功能性作用　神经对所支配的组织能发挥两个方面的作用。一方面，通过传导神经冲动，在兴奋抵达神经末梢时使突触前膜释放神经递质，并作用于突触后膜以改变所支配组织的功能活动，这一作用称为神经的功能性作用。

（2）神经的营养性作用　另一方面，神经末梢还释放某些物质，如营养因子等，持续地调整所支配组织内在的代谢活动，对该组织的结构、生化和生理过程起到持久性的调节作用，称为神经的营养性作用。在正常机体中，该作用不易觉察，但在神经被切断后该作用就会很明显地表现出来。如实验性切断运动神经后，神经轴索乃至胞体发生变性，神经所支配的肌肉内的糖原合成减慢，蛋白质分解加速，肌肉逐渐萎缩，这是由于肌肉失去了神经的营养性作用的缘故。如经过外科缝合或神经再生，肌肉能重新获得神经支配，之后不仅功能逐渐恢复，而且肌肉中糖原和蛋白质合成加速，肌肉萎缩逐渐恢复，这是肌肉重新获得神经营养性作用的结果。脊髓灰质炎及脊髓运动神经元麻痹患者，出现肌肉萎缩，即是由于所支配肌肉失去神经营养性作用的结果。

目前研究认为，神经的营养性作用是通过神经末梢经常释放某些营养性因子，作用于所支配的组织完成的，与神经冲动无关。营养性因子可能是通过轴浆运输由胞体流向末梢，而后由末梢释放到所支配的组织中。

2. 支持神经的营养性因子

神经元能生成营养性因子维持所支配的组织的正常代谢与功能，神经所支配的组织和星形胶质细胞也能产生支持神经元的神经营养因子（neurotrophic factor，NTF）。这是一类对神经元起营养性作用的多肽分子，作用于神经末梢的特异受体，被末梢摄入后，经逆向轴浆运输抵达胞体，促进胞体合成蛋白质，用来维持神经的生长、发育与功能的完整性。

目前已经发现并分离到的神经因子中，较重要的有神经生长因子（nerve growth factor，NGF）、脑源性神经营养因子（brain-derived neurotrophic factor，BDNF）、神经营养性因子 3（NT-3）和神经营养因子 4/5（NT-4/5）等。NGF 是最早被发现的神经营养性因子，NGF 和 NT-3 在感觉神经元和交感神经节的胚胎发育中特别重要。此外，成年人可能需要 BDNF 来维持脊髓运动神经元和维持大脑中使用化学多巴胺作为神经递质的神经元。

在神经末梢已发现三种神经营养因子受体，分别被命名为 Trk A、Trk B 和 Trk C 受体。受体具有酪氨酸激酶活性，并对神经营养因子的亲和力和特异性明显增加。

五、神经胶质细胞

1. 分布与分类

（1）分布　神经胶质细胞（neuroglia）广泛分布于中枢和外周神经系统内，数量很大，约为神经元的数十倍，是神经系统的重要组成部分（图 10-2）。在中枢神经系统内，神经胶质细胞的数量远远超过神经元，有人估计在中枢神经系统中数量比约 10∶1，在大脑皮层中约为 2∶1。外周神经系统中有包绕轴索形成髓鞘的施万细胞和脊神经节中的卫星细胞。

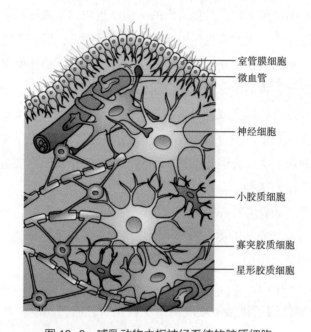

室管膜细胞

微血管

神经细胞

小胶质细胞

寡突胶质细胞

星形胶质细胞

图 10-2　哺乳动物中枢神经系统的胶质细胞

注：胶质细胞包括星形胶质细胞、寡突胶质细胞、小胶质细胞和室管膜细胞。

（2）分类　中枢神经系统内的神经胶质细胞分类如下。

①星形细胞：最大的神经胶质细胞，胞体直径 3~5μm，核呈圆球形，常位于中央，淡染。它有许多长突起，其中一个或几个伸向邻近的毛细血管，突起的末端膨大形成血管足突，围绕血管的内皮基膜形成一层胶质膜。某些星形细胞突起还附着在脑、脊髓软膜和室管膜的下膜上，把软膜、室管膜与神经元分隔开。

②寡突细胞：比星形细胞小，直径 1~3μm，突起也比其他胶质细胞少而短，无血管足突，胞浆中不生成纤维，但较星形细胞有更多的线粒体。其有助于调节中枢神经系统神经元的外部环境。寡突细胞在灰质和白质中都有，在灰质中紧靠神经元周围称为卫星细胞。人类中枢神经系统每个神经元辅有的寡突细胞数量最多。白质中寡突细胞在有髓鞘纤维之间成行出现。一个寡突细胞可以有不同的突起，形成多极神经纤维结间部位的鞘膜

（可多至 20 个）。

③小胶质细胞：体小致密呈长形，核中染色质甚浓，核随细胞体的长轴亦呈长形。其通过中枢神经系统迁移并吞噬外来的和退化的物质。小胶质细胞的数量虽不多，但在灰、白质中都有，有些吞噬的小胶质细胞来自血细胞生成中的单核细胞干细胞，而不是神经起源的，在受伤后出现许多侵入的吞噬细胞。它们清除大脑中的有毒碎片，并分泌抗炎因子，这些功能对神经元的健康至关重要。然而这些作用也有消极的一面；过度活跃的小胶质细胞可释放自由基，促进氧化应激，从而导致神经退行性疾病。

④室管膜细胞：室管膜细胞排列在脑室（脑腔）和脊髓中央管之间。

外周神经系统内的神经胶质细胞分类如下。

①施万细胞：也称为神经膜细胞，在轴突周围形成髓鞘，包围所有的神经轴突（有髓和无髓的），形成神经鞘。

②卫星细胞：也称为神经节胶质细胞，支持神经系统神经节内的神经元胞体。感觉和自主神经节内神经元的支持功能。

2. 基本功能

目前对神经胶质细胞功能的认识，尤其是它与神经元之间的交互作用已引起人们的关注，认为神经胶质细胞具有以下几方面功能。

（1）支持作用　中枢神经系统内，除小血管周围外，没有结缔组织。星形胶质细胞以其长突起在脑和脊髓内交织成网，或互相连接构成支持神经元的胞体和纤维的支架。

（2）修复和再生作用　神经胶质细胞具有分裂能力，尤其在脑或脊髓受伤时能大量增生，起到修复和再生作用。具体表现为：小胶质细胞可转变为巨噬细胞参与对损伤组织碎片的清除，碎片被清除后留下的缺损由胶质细胞，特别是星形胶质细胞通过增生来填充。但增生过强，则可能会引发脑瘤。在外周神经的再生过程中，轴突沿着施万细胞所构成的索道生长。

（3）物质代谢和营养性作用　在中枢神经系统中，细胞间隙较为狭窄，星形胶质细胞的少数较长的突起，末端膨大形成周足，终止于毛细血管壁上，其余的突起穿行于神经元之间，贴附在神经元的胞体和树突上，可能对神经元起到运输营养物质和排除代谢产物的作用。星形胶质细胞还能产生神经营养性因子，以维持神经元的生长、发育和生存，并保持其功能的完整性。

（4）绝缘和屏障作用　外周神经系统中的施万细胞包绕轴索形成髓鞘；中枢神经系统中由少突胶质细胞形成髓鞘，均可防止神经冲动传导时的电流扩散，起到绝缘作用。星形胶质细胞诱导血脑屏障的形成，包括内皮细胞之间的紧密连接，载体蛋白和离子通道的产生，以及破坏潜在毒性分子的酶。

（5）维持合适的离子浓度　神经元电活动时，可引起胞内 K^+ 外流增加，使胞外 K^+ 浓度升高。胞外高浓度的 K^+ 会导致神经元去极化，兴奋性增高，从而干扰神经元的正常活动。

而星形胶质细胞通过加强自身膜上的钠-钾泵活动，把细胞外液中积聚的 K^+ 泵入胞内，再通过缝隙连接将其分散到其他神经胶质细胞内，缓冲了细胞外液中 K^+ 的过分增多，保证神经元电活动的正常进行。

（6）摄取和分泌神经递质　神经胶质细胞能够吸收神经元轴突末梢释放的一些神经递质，也能够分泌刺激或抑制神经元的化学递质物质，可对神经元的功能活动起到调节作用。无脊椎动物神经-肌肉接头处的施万细胞及大鼠视网膜的神经胶质细胞能摄取 γ-氨基丁酸。哺乳类动物的背根神经节、脊髓、自主神经节，以及甲壳类动物神经-肌肉接头中的神经胶质细胞均能重摄取神经递质。神经胶质细胞能够分泌的递质包括谷氨酸、ATP、腺苷、D-丝氨酸和其他已经被证明可以刺激（对谷氨酸的反应）和抑制（对 ATP 的反应）特定神经元的活动。例如，神经递质谷氨酸（大脑皮层的主要神经递质）被带入星形胶质细胞并转化为谷氨酰胺，然后谷氨酰胺被释放回神经元，神经元可以利用它来改造神经递质谷氨酸。

第二节　突触传递

中枢神经系统中大约有 1000 亿个神经元，传入和传出之比为 3：1。神经系统内的神经元并不是彼此孤立的，神经系统的功能不可能依靠单个神经元的活动来完成，而是许多神经元联合活动的结果。通常一个神经元可以与上万个其他神经元构成联系，形成极为复杂的网络系统，这就是所谓的神经网络。神经元与神经元之间、神经元与效应细胞之间在结构上并没有原生质沟通，但神经元之间可以通过突触传递信息，这一过程称为突触传递（synapse transmission）。

一、突触

一个神经元发出的冲动可以传递给很多神经元。同样，一个神经元也可以接受由许多神经元传来的冲动。但是，神经元之间在结构上并没有原生质联系，它们相接触的部位存在一定间隙。神经元和另一个细胞之间的功能连接所形成的特殊结构称为突触（synapse）。在中枢神经系统中，另一个细胞也是神经元。在外周神经系统中，另一个细胞可能是肌肉或腺体中的神经元或效应细胞。虽然神经元-神经元突触和神经元-肌肉突触的生理学相似，但后者通常被称为肌神经或神经肌肉接头。

1. 突触的基本结构

电子显微镜观察，一个经典突触的结构由突触前膜、突触间隙和突触后膜三部分组成。前一个神经元的轴突末梢分成许多小支，每个小支的末梢膨大呈球状而形成突触小体，贴附在下一个神经元的胞体或树突表面。突触前膜是前一神经元轴突末梢的一部分轴突膜，而与此相对应的后一个神经元的树突、胞体或轴突膜则称为突触后膜，两膜之间存在的间隙称为突触间隙。突触间隙内有黏多糖和糖蛋白。突触前膜内侧的致密突起和网格形成囊泡栏栅，其间隙正好容纳一个囊泡，即突触小泡（synaptic vesicle），在突触小体的轴浆内，含有较多的线粒体和大量聚集的突触小泡，直径约为 20~80nm，内含高浓度的神经递质。

不同的突触内所含突触小泡的大小和形态不完全相同，其内所合成和分泌的递质也不同。小泡及其壁上所含的蛋白质在胞体的高尔基体内合成，经快速轴浆运输抵达末梢；神经肽类递质也在胞体内合成。

2. 突触类型

根据神经冲动通过突触的方式不同，突触可分为化学性突触和电突触。

（1）化学性突触 化学性突触（chemical synapse）通过突触前神经元的末梢分泌传递物质，使突触后膜的离子通透性发生变化，产生突触后电位，机体中大多数突触是化学性突触，它又可分为使突触后神经元产生兴奋的兴奋性突触（excitatory synapse）和使突触后神经元产生抑制的抑制性突触（inhibitory synapse）。化学性突触通过突触前轴突末梢释放化学神经递质来发生。这些突触前末梢因其肿胀的外观而被称为末端突触，它们与突触后细胞通过一个非常窄的突触间隙（约 10nm）分开，在电子显微镜下可清楚地看到。化学传递要求突触间隙保持非常窄，神经递质分子在突触后膜的受体蛋白附近释放。化学性突触的突触前膜和突触后膜的物理联系通过特定膜蛋白的作用而稳定。细胞黏附分子（cell adhesion molecule，CAM）是突触前膜和突触后膜中的蛋白质，从这些膜投射到突触间隙，在那里它们相互结合。

（2）电突触 电突触（electrical synapse）的突触前膜和突触后膜紧紧贴在一起形成缝隙连接，两层膜之间的间隙仅 2~3nm，电流经过此处很容易从一个细胞流到另一个细胞。其突触前神经元的轴突末梢内无突触小泡，也无神经递质（图 10-3）。连接部位存在沟通两细胞胞浆的通道，带电离子可通过这些通道而传递电信号，这种信号传递一般是双向的。因此这种连接部位的信息传递是一种电传递，与经典突触的化学递质传递完全不同。电突触的功能可能是促进不同神经元产生同步性放电，传递速度快，几乎不存在潜伏期。电突触可存在于树突与树突、胞体与胞体、轴突与胞体、轴突与树突之间。神经递质和其他刺激通过第二信使如 cAMP 或 Ca^{2+} 起作用，可导致间隙连接蛋白的磷酸化或去磷酸化，导致间隙连接通道的打开或关闭。例如，光通过视网膜神经元之间的缝隙连接导致离子电导在一些神经元中增加，在另一些神经元中减少。

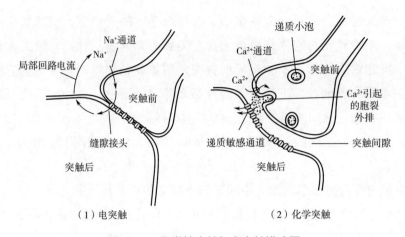

（1）电突触 　　　　　　　　（2）化学突触

图 10-3　化学性突触与电突触模式图

二、突触传递的过程、特点和原理

1. 突触传递的过程

冲动从一个神经元通过突触传递到另一个神经元的过程，称为突触传递（synaptic transmission）。

（1）化学性突触传递的基本过程　突触前神经元末梢兴奋→释放兴奋性递质→兴奋性突触后电位（突触后膜去极化）→突触后神经元兴奋；突触前神经元末梢兴奋→释放抑制性递质→抑制性突触后电位（突触后膜超极化）→突触后神经元抑制。

一旦神经递质分子从突触前轴突末梢释放出来，它们就迅速扩散穿过突触间隙并到达突触后膜。神经递质然后与作为突触后膜一部分的特定受体蛋白结合。受体蛋白对其神经递质具有高度特异性，神经递质是受体蛋白的配体。在这种情况下，配体指的是一种较小的分子（神经递质），它与较大的蛋白质分子（受体）结合并形成复合物。神经递质配体与其受体蛋白的结合导致突触后膜中的离子通道开放。因此，调节这些通道的门可以被称为化学调节（或配体调节）门，因为它们响应化学配体与其在突触后质膜中的受体的结合而打开。主要包括两大类门控离子通道：电压调节型和化学调节型。电压调节通道主要在轴突中发现；在突触后膜中发现了化学调节的通道。电压调节通道响应去极化而打开；化学调节通道响应突触后受体蛋白与其神经递质配体的结合而开放。

（2）电突触的传递　电突触的传递是通过电的作用，即突触前神经元的动作电位到达神经末梢时，通过局部电流的作用引起突触后膜发生动作电位，并以局部电流进行传播。

（3）非突触性化学传递　除了突触能进行化学传递外，还存在非突触性化学传递。实验观察到交感神经节肾上腺素能神经元的轴突末梢有许多分支，在分支上有大量结节状曲张体，是递质释放的部位，曲张体内含有大量的小泡（图 10-4）。但是，曲张体并不与效应器细胞形成突触联系，而是处在效应器附近。当神经冲动抵达曲张体时，递质从曲张体释放出来，通过弥散作用到达效应器细胞的受体，使效应细胞发生反应。由于这种化学传递不是通过突触进行的，故称为非突触性化学传递。在中枢神经系统内，已知存在着这样的传递方式，例如，在大脑皮层内有直径很细的无髓纤维，属于去甲肾上腺素能纤维，其纤维分支上有许多曲张体，能释放去甲肾上腺素，这种曲张体绝大部分不与支配的神经元形成突触，所以传递是属于非突触性化学传递方式。此外，中枢内5-羟色胺能纤维也能进行非突触性化学传递。

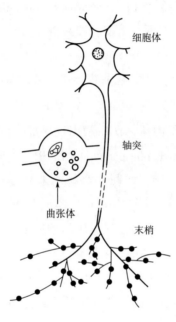

图 10-4 曲张体示意图

2. 突触传递的特点

（1）突触化学传递 由于一个神经元的树突或胞体可和多个神经元的轴突末梢构成突触，因此，它必然同时受到多个突触前神经元的影响。如果兴奋性影响大于抑制性影响，则呈现兴奋；反之则呈现抑制。在突触传递过程中，递质发生效应后迅速失活而停止作用。即被酶所破坏（如乙酰胆碱被胆碱酯酶破坏，去甲肾上腺素被儿茶酚胺氧位甲基转移酶和单胺氧化酶所破坏）或者被移走（如去甲肾上腺素大部分被突触前膜所摄取）。因此，一次冲动只引起一次递质释放，产生一次突触后电位的变化，呈现1：1的关系。

（2）非突触性化学传递 ①不存在突触前膜与突触后膜的特化结构。②不存在一对一的支配关系，即一个曲张体能支配较多的效应细胞。③曲张体与效应细胞间的距离至少在200nm 以上，距离大的可达几个微米。④递质的弥散距离大，因此传递花费的时间可大于1s。⑤递质弥散到效应细胞时，能否发生传递效应取决于效应细胞膜上有无相应的受体存在。

三、突触后电位

当神经冲动传至轴突末梢时，突触前膜兴奋，爆发动作电位，发生离子转移。此时突触前膜对 Ca^{2+} 的通透性加大，Ca^{2+} 由突触间隙顺浓度梯度进入突触小体，然后小泡内所含的化学递质以量子释放的形式释放出来，到达突触间隙。递质释放出来后，通过突触间隙，扩散到突触后膜，与后膜上的特殊受体结合，改变后膜对离子的通透性，使后膜电位发生变化。这种后膜的电位变化，称为突触后电位（postsynaptic potential）。由于递质及其对突触后膜通透性影响的不同，突触后电位有两种类型，即兴奋性突触后电位和抑制性突触后电位。

1. 兴奋性突触后电位

当动作电位传至轴突末梢时，使突触前膜兴奋，释放兴奋性化学递质（excitatory transmitter），递质经突触间隙扩散到突触后膜，与后膜的受体结合，使后膜对 Na^+、K^+、Cl^-，尤其是对 Na^+ 的通透性升高，Na^+ 内流，使后膜出现局部去极化，这种局部电位变化称为兴奋性突触后电位（excitatory postsynaptic potential，EPSP），如图 10-5 所示。EPSP 能以电紧张形式扩布，还能行使其总和功能。如同一突触前末梢连续传来多个动作电位（时间总和），或多个突触前末梢同时传来一排动作电位（空间总和）时，则兴奋性突触后电位就可叠加起来，足以将膜电位降低到轴突小丘处电压门控钠通道激活的阈值，使电位幅度加大，当达到阈电位时，即膜电位大约由 $-70mV$ 去极化达 $-52mV$ 左右时，便引起突触后神经元的轴突始段首先爆发动作电位，产生可扩布的动作电位，并沿轴突传导，传至整个突触后神经元，表现为突触后神经元的兴奋。此过程称兴奋性突触传递。

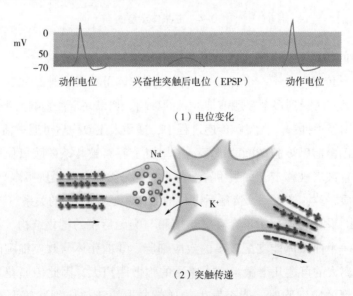

（1）电位变化

（2）突触传递

图 10-5　兴奋性突触后电位产生机制示意图

2. 抑制性突触后电位

当抑制性中间神经元兴奋时，其末梢释放抑制性化学递质（inhibitory transmitter），递质扩散到后膜与其上的受体结合，使后膜对 K^+、Cl^-，尤其是对 Cl^- 的通透性升高，K^+ 外流和 Cl^- 内流，使后膜两侧的极化加深，即呈现超极化现象，此超极化电位叫做抑制性突触后电位（inhibitory postsynaptic potential，IPSP），如图 10-6 所示。该电位也可以总和，最终使突触后神经元对其他刺激的兴奋性降低或表现为突触后神经元的抑制。

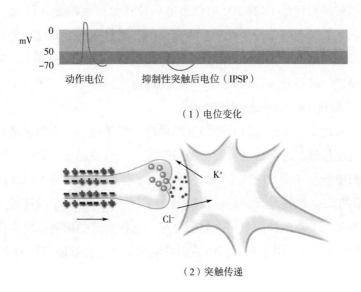

（1）电位变化

（2）突触传递

图 10-6　抑制性突触后电位产生机制示意图

第三节　中枢抑制

中枢神经系统产生兴奋后通过神经元突触传递刺激突触后神经元，而后神经元会产生抑制作用，即中枢抑制（central inhibition）。中枢神经系统的各类神经元在复杂的时间与空间多重相交与组合，产生兴奋与抑制两种基本的神经活动。只有兴奋与抑制作用相互协调才能保证神经元反射活动的协调进行。中枢抑制作用表现在其会使机体内某些反射活动减弱或停止，在中枢本身，表现为兴奋性降低，暂时失去传递兴奋的能力，电活动呈超极化状态。所以，抑制过程并不是简单的静止或休息，而是与兴奋过程相对立的主动的神经活动。中枢抑制有许多与中枢兴奋相类似的基本特征。例如，抑制的发生也需要由刺激引起，抑制也有扩散和集中、总和、后放等。根据中枢神经系统内抑制发生机制的不同，目前认为抑制可分为突触后抑制（postsynaptic inhibition）和突触前抑制（presynaptic inhibition）。

一、突触后抑制

在突触的传递中已经提到，如果突触后膜发生超极化，即产生抑制性突触后电位，使突触后神经元兴奋性降低，不易去极化而呈现抑制。这种抑制就称为突触后抑制（postsynaptic inhibition）。在哺乳动物中，所有的突触后抑制都是由一个称为抑制性中间神经元释放抑制性递质，使突触后神经元产生 IPSP，从而使突触后神经元产生抑制。因此，一个兴奋性神经元，通过突触联系能引起其他神经元产生兴奋，但不能直接引起其他神经元产生突触后抑制，它必须首先兴奋一个抑制性中间神经元，然后转而抑制其他的神经元。突触后抑制根据神经元联系方式不同，又可分为传入侧支性抑制和回返性抑制。

1. 传入侧支性抑制（collateral inhibition）

传入侧支性抑制是指一条感觉传入纤维的冲动进入脊髓后，一方面直接兴奋某一中枢神经元，另一方面通过其侧支兴奋另一抑制性中间神经元，然后通过抑制性中间神经元的活动转而抑制另一中枢神经元（图 10-7）。例如，运动时，伸肌的肌梭传入纤维的冲动进入中枢后，直接兴奋伸肌的 α-运动神经元，同时发出侧支兴奋一个抑制性中间神经元，转而抑制同侧屈肌的 α-运动神经元，导致伸肌收缩而屈肌舒张。这种形式的抑制不仅存在于脊髓内，也存在于脑内。其作用在于使不同中枢之间的活动协调起来。这种抑制被称为交互抑制（reciprocal inhibition）。

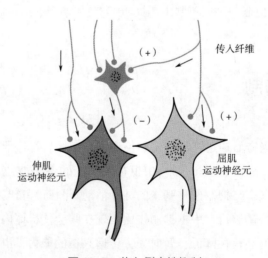

图 10-7　传入侧支性抑制

2. 回返性抑制（recurrent inhibition）

回返性抑制是指某一中枢神经元兴奋时，其传出冲动在沿轴突外传的同时，又经其轴突侧支兴奋另一抑制性中间神经元，后者的兴奋沿其轴突返回来作用于原先发放冲动的神经元。回返性抑制的结构基础是神经元之间的环式联系，其典型代表是脊髓内的闰绍细胞对运动神经元的反馈抑制，脊髓腹角运动神经元在发出轴突支配骨骼肌时，其轴突在尚未离开脊髓腹角灰质前发出侧支支配腹角灰质中的一个抑制性中间神经元——闰绍细胞，它兴奋时使原发放冲动的运动神经元发生抑制（图 10-8）。闰绍细胞轴突末梢释放的递质可能是甘氨酸，其作用可被士的宁和破伤风毒素所破坏。如果闰绍细胞的功能被破坏，将会出现强烈的肌肉痉挛。回返性抑制在中枢内广泛存在，它使神经元的兴奋能及时终止，起着负反馈的调节作用。

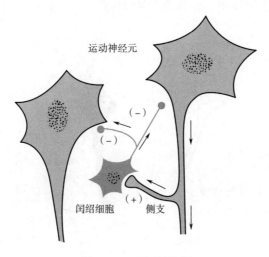

图 10-8 回返性抑制

二、突触前抑制

当突触后膜受到突触前轴突末梢的影响，使后膜上的兴奋性突触后电位减小，导致突触后神经元不易或不能兴奋而呈现抑制，称为突触前抑制（presynaptic inhibition）。突触前抑制广泛存在于中枢，尤其多见于感觉传入途径，对调节感觉传入活动有重要作用。

突触前抑制会显著降低运动神经元产生的 EPSP，导致运动神经元产生抑制却不反应。这种抑制发生不在突触后膜而在突触前膜，因为此时的突触后膜并不产生抑制性突触后电位，使突触后神经元的兴奋性降低。突触前抑制的结构基础为轴-轴突触，通过突触后膜活动而发生（图 10-9）。当轴突 I 与运动神经元构成轴-体突触，轴突 II 与轴突 I 构成轴-轴突触，轴突 II 不直接接触运动神经元。当轴突 II 单独兴奋时该运动神经元没有反应，但可使轴突 I 发生部分去极化，使静息电位变小。而当轴突 I 单独兴奋时，则可使运动神经元产生兴奋性突触后电位（约 10mV）。如果轴突 II 先兴奋，接着轴突 I 兴奋，则该运动神经元的兴奋性突触后电位将减小（约 5mV），可见轴突 II 的活动能抑制轴突 I 对运动神经元的兴奋作用。关于突触前抑制发生的原因，在兴奋性突触传递中已提到，动作电位是触发递质释放的因素，动作电位大递质释放量多，动作电位小递质释放量就少。而动作电位的大小又决定于跨膜静息电位的大小。跨膜电位大则产生的动作电位就大，反之则小。当轴突Ⅱ兴奋时，将引起轴突Ⅰ发生较小程度的去极化，使轴突Ⅰ的膜电位减小，因而轴突Ⅰ兴奋时所产生的动作电位就变小，释放的兴奋性递质也就减少，从而引起的兴奋性突触后电位也随之降低，达不到阈电位水平，故突触后神经元不能进入兴奋状态，而呈现抑制。因此，突触前膜的去极化程度越大，突触后膜上的兴奋性突触后电位就越小，抑制的程度也就越强。突触前抑制是由于突触前膜的去极化引起的，故也称去极化抑制。

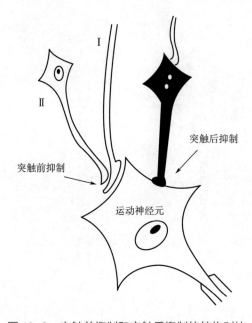

图 10-9　突触前抑制和突触后抑制的结构对比

现已证明，突触前抑制，一般存在于脊髓背角的感觉传入系统中，使初级传入神经末梢发生去极化。其递质为 γ-氨基丁酸，它能使初级传入神经末梢对某些离子的通透性增大。突触前抑制的作用在于：①当机体同时受到不同刺激时，通过它抑制那些次要的活动信息，以突出对机体最有意义的神经元活动。②大脑皮层、脑干、小脑等发出的后行纤维通过脑干和脊髓，也可分出侧支对感觉传入冲动发生突触前抑制，这可能是高级中枢控制感觉信息的传入以产生清晰感觉和"注意力"集中的原理之一。

第四节　神经系统的感觉功能

机体通过各种感受器接受内外环境的刺激，转化为神经冲动，沿着感觉神经传入中枢神经系统，经过多次交换神经元，最后到达大脑皮层的一定区域，产生感觉（sensation）。其中脊髓和脑干是接受感受器刺激的传入冲动的基本部位，丘脑是感觉机能的较高级部位，大脑皮层是感觉机能的高级部位。典型的刺激包括电磁量，如辐射热或光；机械量，如压力、声波或振动；以及化学性质，如酸度、分子形状和大小。

一、感受器及一般生理特征

感受器（receptor）能够接受内外环境的刺激，并将其转化为神经冲动，沿传入神经传入中枢神经系统。感官感受器是由环境中的刺激激活的。感受器的性质从一种感官模式到另一种感官模式是不同的。在视觉、味觉和听觉系统中，受体是特化的上皮细胞。在躯体感觉和嗅觉系统中，感受器是一级或初级传入神经元。尽管这些不同，感受器的基本功能是相同的，即转换刺激（例如，声波、电磁波或压力）。

1. 感受器的分类

感受器可分为外感受器（exteroceptor）和内感受器（interoceptor）两大类。每大类又可分为几小类（图10-10）。

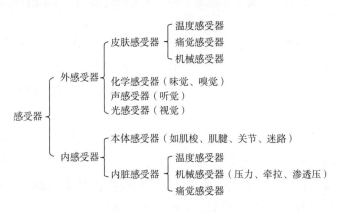

图10-10　感受器的分类

2. 感受器的一般生理特性

（1）适宜刺激　一般说来，每一种感受器都有它的适宜刺激（adequate stimulus）。如视网膜的适宜刺激为光波，内耳螺旋器的适宜刺激是机械波，皮肤上温度感受器的适宜刺激是温度变化等。除了适宜的刺激，大多数感受器都会对其他类型的刺激产生反应。然而，不适当刺激的门槛要高得多。例如，对眼睛施加压力将导致"眼冒金星"。

（2）感受器的阈值及其换能作用　感受器的关键生理功能是将环境能量的非电形式转化为可由神经系统传递和处理的神经动作电位。感受器接受刺激发生兴奋，使刺激的能量转化为神经上的电活动，这就是感受器的换能作用（transduction of receptor）。通过打开或关闭特定的离子通道来调节的。打开或关闭离子通道会导致感觉感受器膜电位的改变，或者是去极化，或者是超极化。感觉感受器膜电位的这种变化称为感受器电位。用微电极插到感受器细胞内，在刺激时，它的神经末梢首先出现一个无潜伏期、不传播、能总和而不受局部麻醉剂影响的局部电位，这个电位称为感受器电位或发生器电位。它随着刺激加强而增大，当增大到一定水平时，就能使感觉神经末梢去极化，产生动作电位并传播出去（图 10-11）。

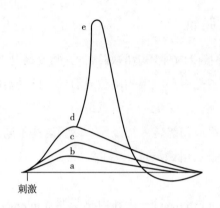

图 10-11 感受器电位和动作电位的产生

注：a、b、c、d 随刺激强度增加而产生的感受器电位——e 动作电位。

（3）刺激强度与神经冲动的关系 在一定刺激强度范围内，感受器受到刺激时，冲动发放的频率与刺激强度的对数成正比。较弱的阈上刺激，冲动发放频率较低，只能引起少数（感受性较高）感觉神经元兴奋；较强的阈上刺激，冲动发放频率较高，能使更多的感觉神经元（感受性较低）产生兴奋。

（4）感受器的适应 以恒定的刺激强度持续作用于感受器时，将引起它的传入神经纤维上的冲动频率逐渐降低，这一现象称为感受器的适应。不同感受器的适应速度不同。例如，痛觉感受器和颈动脉窦的压力感受器都是适应很慢的感受器，而嗅觉和触觉感受器的适应却很快。适应现象在防止"感觉过载"方面很重要，并允许不太重要或不变的环境刺激被部分忽略。

（5）感受器的反馈调节 感觉器官活动的自身调节是近年来才引起注意的问题之一。早已证明，在感受器或传入传导路的接替核，均有来自高位中枢的传出神经纤维存在。这些传出纤维对感受器的兴奋性或者对神经核的兴奋传导功能有调节作用。如在视网膜、耳蜗螺旋器、前庭器官的壶腹嵴、肌梭等感受器都证明有传出神经支配。这种传出神经纤维的调节作用，多数是属于抑制性的。它们是通过反馈作用实现的一种自身调节。

二、特异性投射系统和非特异性投射系统

脊髓与脑干的感觉传导通路可分为两大类：一类是浅感觉传导路（图 10-12），一类是

深感觉传导路（图10-13）。丘脑的感觉投射系统根据丘脑各核团向大脑皮层投射纤维特征的不同，可分为特异性投射系统和非特异性投射系统。

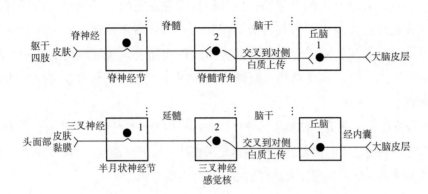

图 10-12 躯体、四肢、头面部的浅感觉传导路径

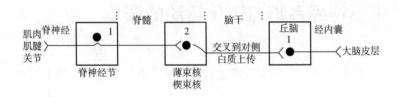

图 10-13 深感觉传导途径

1. 特异性投射系统

从机体各种感受器发出的神经冲动，进入中枢神经系统后，由固定的感觉传导路，集中到达丘脑的特定神经核（嗅觉除外），由此发出纤维投射到大脑皮层的各感觉区，产生特定感觉，具有点对点的投射关系。这种传导系统称为特异性投射系统（specific projection system）。此外，每种通道都有一种非特定形式的感觉传递，因为上升纤维的轴突向网状结构的细胞发送侧支。后者依次将轴突连接至丘脑层内核，丘脑层内核支配大脑皮层和边缘系统的大片区域。丘脑是特异性传导系统的一个重要接替站，它对各种传入冲动（嗅觉除外）进行汇集，并作初步的分析和综合，产生粗略的感觉，但对刺激的性质和强度，则不能进行精确的分析。

2. 非特异性投射系统

各种感觉冲动进入脑干网状结构后，经过许多错综复杂交织在一起的神经元的彼此相互作用，失去了各种感觉的特异性，投射到大脑皮层并不再产生特定的感觉。这个传导系统称为非特异性投射系统（unspecific projection system）。此系统的作用一是激动大脑皮层的兴奋活动，使机体处于醒觉状态，所以非特异性投射系统又称脑干网状结构上行激动系统（ascending activating system）。当这一系统的传入冲动增多时，大脑皮层的兴奋活动增强，使人体保持醒觉状态，甚至引起激动状态；当这一系统的传入冲动减少时，大脑皮层兴奋活动减弱，使人体处于相对安静状态，甚至大脑皮层的广大区域转入抑制状态而引起睡眠。二是调节大脑皮层各感觉区的兴奋性，使各种特异性感觉的敏感度提高或降低。如果这一系统受到损伤，使大脑皮层的兴奋活动减弱，人体将陷入昏睡。由于这一系统是一个多突触接替的前行系统，所以它易受麻醉药物的作用而发生传导障碍。有些麻醉药如冬眠灵等，就是作用于脑干网状结构，阻断了这条通路，降低了大脑皮层的兴奋性，从而引起安静和睡眠。

要在大脑皮层产生感觉，依赖于特异性和非特异性投射系统的互相配合。只有通过非特异性投射系统的冲动，才能使大脑皮层的感觉区保持一定的兴奋性。同时只有通过特异性投射系统的各种感觉冲动，才能在大脑皮层中产生特定的感觉。

第五节　中枢神经系统对躯体运动的调节

躯体运动是动物对外界反应的主要活动。任何形式的躯体运动，都是以骨骼肌的活动为基础的。不同肌群在神经系统的调节下，互相协调和配合，形成各种有意义的躯体运动。神经系统不同部位对躯体运动有着不同的作用。

一、脊休克

与高位中枢离断的脊髓，在手术后暂时丧失反射活动的能力；动物进入无反应状态，这种现象称为脊休克（spinal shock）。脊休克的主要表现为：在横断面以下的脊髓所支配的骨骼肌肌紧张性降低甚至消失，血压下降，外周血管扩张，发汗反射不出现，直肠和膀胱内粪、尿积聚，说明动物躯体与内脏反射活动均减退以致消失。脊休克现象只发生在切断水平以下的部分。

二、牵张反射

无论屈肌或伸肌，当其被牵张时，肌肉内的肌梭受到刺激，感觉冲动传入脊髓后，引起被牵拉的肌肉发生反射性收缩，从而解除被牵拉状态，这称为牵张反射（stretch reflex）（图 10-14）。这在伸肌表现得特别明显。牵张反射的感受器和效应器都存在于骨骼肌内，是维持动物姿势最基本的反射。一般分为腱反射和肌紧张。

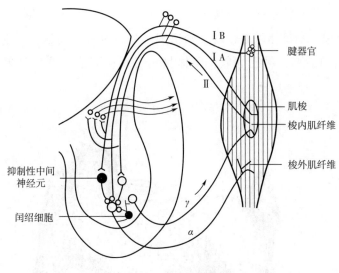

图 10-14 牵张反射示意图

1. 腱反射

腱反射是指快速牵拉肌腱时发生的牵张反射。例如，敲击股四头肌腱时，股四头肌发生收缩，膝关节伸直，这称为膝反射（knee jerk）。敲击跟腱时，引起腓肠肌收缩，跗关节伸直，这叫作跟腱反射。

2. 肌紧张

肌紧张是指缓慢地持续牵拉肌腱时所发生的牵张反射。即被牵拉的肌肉发生缓慢而持久的收缩，以阻止被拉长。肌紧张是通过同一肌肉内不同运动单位进行交替性收缩来维持的，故肌紧张活动能持久而不易疲劳。正常机体内，伸肌和屈肌都因发生牵张反射而维持一定的紧张性，但在动物站立时，由于重力影响，支持体重的关节，趋向于被重力所弯曲，关节弯曲势必使伸肌肌腱受到持续的牵拉，从而发生持续的牵张反射，引起该肌的收缩，以对抗关节的弯曲，而维持站立姿势。所以动物维持站立姿势时，伸肌的肌紧张处于主要地位。可见，牵张反射以伸肌最为显著是有一定生理意义的。牵张反射的发生，是通过脊髓中枢的兴奋性突触和抑制性突触的双重作用完成的。

（1）兴奋性突触的作用　位于骨骼肌纤维间的肌梭（muscle spindle），因突然被牵拉所产生的冲动，沿传入神经元进入脊髓，其中一部分纤维和脊髓腹角 α-运动神经元发生兴奋性突触联系，使 α-运动神经元产生大量冲动传到肌纤维，使之猛烈收缩，因而整条肌肉缩短。

（2）抑制性突触的作用　包括直接（传入侧支性抑制）和间接（回返性抑制）两种抑制方式（见本章中枢抑制）。

三、去大脑僵直

生理学为了分析脑各部位在协调躯体运动及内脏活动中的作用，常用分段切除脑的方法来观察其效应，如果将动物麻醉并暴露脑干，在中脑前、后丘之间切断，造成所谓去大脑动物，使脊髓仅与延髓、脑桥相联系，动物则出现全身肌紧张（特别是伸肌）明显加强。表现为四肢僵直，头向后仰，尾巴翘起，躯体呈角弓反张状态。这种现象称为去大脑僵直（decerebrate rigidity）（图 10-15）。

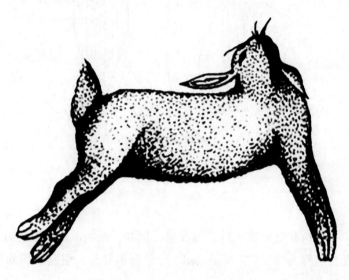

图 10-15　兔的去大脑僵直

1. 去大脑僵直的特征

全身所有抗重力的肌肉群都发生强直收缩。现认为这种现象发生的机制是：一方面，网状结构的后行抑制系统由于失去了大脑皮层和尾状核后行抑制性冲动的控制，其抑制作用相对减弱；另一方面，网状结构的易化系统和前庭核的活动又有所加强；两方面效应相结合，四肢伸肌及所有抗重力肌肉群的牵张反射便处于绝对的优势。

2. 两种去大脑僵直

从牵张反射的角度来分析，肌紧张加强的机制可以有两种。一种是由于高位中枢的后行性作用，直接或间接通过脊髓中间神经元提高 α-运动神经元的活动，从而导致肌紧张加强而出现僵直，称为 α-僵直。另一种是由于高位中枢的后行性作用，首先提高脊髓 γ-运动神经元的活动，使肌梭的敏感性提高而传入冲动增多，转而使脊髓 α-运动神经元的活动提高，从而导致肌紧张加强而出现僵直，称为 γ-僵直。由前庭核后传的作用主要是直接或间接促使 α-运动神经元活动加强，导致 α-僵直；由网状结构易化系统后传的作用主要使 γ-运动神经元活动提高，转而发生肌紧张加强，出现 γ-僵直。经典的去大脑僵直主要属于 γ-僵直，因为在消除肌梭传入冲动对中枢的作用后，僵直现象可以消失。

四、基底神经节对躯体运动的调节

1. 基底神经节的结构与运动功能

基底神经节由尾状核、壳核、苍白球、黑质、红核和丘脑下核组成。它们主要位于丘脑的外侧和周围，占据了两个大脑半球内部区域的很大一部分。基底神经节有重要的运动调节功能。基底神经节是一个辅助运动系统，其功能通常不是单独的，而是与大脑皮层和皮质脊髓运动控制系统密切相关。事实上，基底神经节从大脑皮层接收大部分输入信号，同时也将几乎所有输出信号返回到大脑皮层。它与随意运动的产生和稳定、肌紧张的调节、本体感受传入冲动信息的处理都有关系。

2. 有关基底核的疾病

基底神经节的主要功能是直接（通过红核、网状结构等）或间接（通过回路影响大脑皮层）地调节运动，对肌紧张有抑制作用。实验表明，基底神经节的环形通路对于及时停止或中断皮质发动的骨骼肌运动是重要的。如果损害这些抑制环路，则大脑皮层所发动的运动，就无法中断或停止。如马脑炎后期，若累及纹状体（尾状核和壳核又合称为纹状体），则病马倒地，就会出现持续不自主的四肢前后划动症状。临床上基底神经节损伤可引起一系列运动功能障碍，其临床表现主要分两大类：一类是运动过少而肌紧张亢进的综合征，如震颤麻痹（paralysis agitans）等；另一类是运动过多而肌紧张低下的综合征，如舞蹈病（chorea）。

五、小脑对躯体运动的调节

1. 小脑的结构概述

小脑是伴随着动物躯体运动的进化而发展起来的脑部，它是一个调节中枢，不是一个直接指挥肌肉活动的运动中枢。依进化的先后和机能差异，小脑可分为三个主要部分，前庭小脑、脊髓小脑和皮层小脑，各部分又再细分为若干小部分。

2. 小脑的功能

（1）前庭小脑——维持身体平衡 前庭小脑（vestibulocerebellum）主要由绒球小结叶构成，与身体姿势平衡功能有密切关系。动物切除绒球小结叶后，其四肢活动仍正常，但它却坐不稳，也不能平衡站立，陷于平衡失调状态，但其随意运动仍很协调，能很好地完成进食动作。

（2）脊髓小脑——调节肌紧张 脊髓小脑（spinocerebellum）由小脑前叶（包括单小叶）和后叶的中间带区（旁中央小叶）构成。这部分小脑主要接受脊髓小脑束传入纤维的投射，其感觉传入冲动主要来自肌肉与关节等处的本体感受器，但前叶也接受视觉、听觉的传入信息，而后叶的中间带区还接受脑桥纤维的投射。

前叶与肌紧张调节有关，如以电刺激一侧小脑前叶，即能抑制同侧伸肌的紧张性，单独切除动物的小脑前叶，会引起肌紧张亢进现象。在进化过程中，前叶的肌紧张抑制作用逐渐减退，而易化作用逐渐占主要地位。

后叶中间带也有控制肌紧张的功能，刺激该区能使双侧肌紧张加强，在执行大脑皮层发动的随意运动方面有重要作用。当切除或损伤这部分小脑后，随意动作的力量、方向及限度将发生紊乱，同时肌张力减退，表现为四肢乏力。这部分小脑的功能是在肌肉运动进行过程中起协调作用。

（3）皮层小脑——协调随意运动　皮层小脑（corticocerebellum）是指后叶的外侧部，它不接受外周感觉的传入信息，仅接受由大脑皮层广大区域（感觉区、运动区、联络区）传来的信息。皮层小脑与大脑皮层运动区、感觉区、联络区之间的联合活动和运动计划的形成及运动程序的编制有关。精巧运动是在学习过程中逐步形成并熟练起来的。在开始学习的阶段，大脑皮层通过皮层脊髓束和皮层脑干束所发动的运动是不协调的，这是因为小脑尚未发挥其协调功能。在动物学习过程中，大脑皮层与小脑之间不断进行联合活动，同时小脑不断接受感觉传入冲动的信息，逐步纠正运动过程中所发生的偏差，使运动逐步协调起来。在这一过程中，皮层小脑参与了运动计划的形成和运动程序的编制。精巧运动逐步熟练完善后，皮层小脑就贮存了一整套程序。当大脑皮层发动精巧运动时，首先通过下行通路从皮层小脑中提取贮存的程序，并将程序回输到大脑皮层运动区，再通过皮层脊髓束和皮质脑干束发动运动。这时所发动的运动可以非常协调而精巧，而且动作快速几乎不需要思考。

六、大脑皮层对躯体运动的调节

大脑皮层是通过锥体系统和锥体外系统来实现对躯体运动的调节，它是中枢神经系统控制和调节骨骼肌活动的最高中枢。

1. 大脑皮层的运动区

大脑皮层的某些区域与骨骼肌运动有着密切关系。如刺激哺乳动物大脑皮层十字沟周围的皮质部分，可引起躯体广泛部位的肌肉收缩，这个部位称为运动区。运动区对骨骼肌运动的支配有以下特点：①一侧大脑皮层支配对侧躯体的骨骼肌，两侧呈交叉支配的关系，但对头面部肌肉的支配大部分是双侧性的。②具有精细的功能定位，即对大脑皮层一定部位的刺激，引起一定肌肉的收缩。而这种功能定位的安排，总体呈倒置的支配关系，即支配下肢肌肉的定位区靠近中央，支配上肢和头部肌肉的定位区在外侧。③支配不同部位肌肉的运动区，可占有大小不同的定位区，运动较精细而复杂的肌群（如头部），占有较广泛的定位区，而运动较简单而粗糙的肌群（如躯干、四肢）只有较小的定位区。但这种运动区的功能定位并不是绝对的，当某一区域损伤后，其他区域可部分地代偿受损区域的功能。

2. 锥体系统及其功能

锥体系统（pyramidal system）是指由大脑皮层发出并经延髓锥体而后行达脊髓的传导束，即皮层脊髓束和皮层脑干束，皮层脑干束虽不通过锥体，但它在功能上与皮层脊髓束相同，故也包括在锥体系统的概念中（图 10-16）。

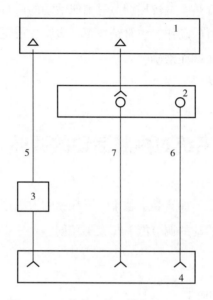

图 10-16　锥体系统和锥体外系示意图

1—大脑皮层　2—皮层下核团　3—延髓椎体　4—脊髓　5—锥体束　6—锥体外系　7—皮层起源的椎体外系

锥体系统是大脑皮层后行控制躯体运动的直接通路。皮层脊髓束的大部分纤维（80%）在延髓锥体穿到对侧而后行，其余部分则后行到脊髓后才穿到对侧，这两部分都与脊髓的腹角运动神经元接触。皮层脑干束的纤维到达脑干，分别与支配头面部肌肉的运动神经元相接触。过去认为锥体系统后行途径只包括两级运动神经元，一在皮层，一在脊髓或脑干。现在已证明：这种上、下位神经元的直接联系与动物在进化过程中技巧性活动的发展有关，大多数动物（除灵长类外）没有这种直接的单突触联系。锥体系统的后传冲动既可兴奋 α-运动神经元，使肌肉发生随意运动，又可通过 γ-环路使 α-运动神经元兴奋，来调整肌梭的敏感性以配合运动。通过二者的协同活动来控制肌肉的收缩，完成精细的动作。此外，锥体系统后行纤维与脊髓中间神经元也有突触联系，可改变脊髓颉颃肌运动神经元之间的对抗平衡，使肢体运动更具有合适的强度，使运动保持更好的协调性。

3. 锥体外系统及其功能

皮层下某些核团（如尾核、壳核、苍白球、黑质、红核等）有后行通路控制脊髓运动神经元的活动。其通路在延髓锥体之外，故称锥体外系统（extrapyramidal system）（图 10-16）。动物进化中，锥体外系统的发生比锥体系统早，其在皮层上的代表区更加广泛。

锥体外系统的后行通路不通过延髓锥体，不直接到达脊髓或脑神经的运动核。它对脊髓反射是双侧性的，主要作用是调节肌紧张，协调各部肌群的运动，保持正常姿势。由于锥体外系统后行路径中多次更换神经元，因此不像锥体系统那样指挥肢端的精细运动。当锥体外系统损伤后，各部分的肌紧张不能协调一致，以致随意运动缓慢，出现异常动作。

锥体系统和锥体外系统都是大脑皮层调节骨骼肌活动的后行途径。前者是调节单个肌肉的精细动作，后者是协调肌群的动作。正常情况下，大脑皮层发出的运动信息，通过这两个系统分别后传，使躯体运动协调而准确。

第六节 中枢神经系统对内脏活动的调节

在中枢神经系统不同部位，如脊髓、脑干、下丘脑和大脑边缘叶都存在着调节内脏活动的中枢，但是，它们对内脏活动的调节能力却大不相同。

一、脊髓对内脏活动的调节

交感神经和部分副交感神经起源于脊髓灰质的侧角内，因此，脊髓是调节内脏活动的最基本中枢，通过它可以完成简单的内脏反射活动。在脊髓颈第五节段以上离断的动物，脊休克以后，血压可以上升恢复到一定水平，说明脊髓中枢可以完成基本的血管张力反射，以维持血管的紧张性，保持一定的外周阻力；同时还可具有反射性排尿和排粪的能力，说明基本的排尿反射与排便反射可以在脊髓中枢内完成。但是这种反射调节功能是初级的，不能更好地适应生理机能的需要，在正常时脊髓受高级中枢的调制（modulation）。

二、低位脑干对内脏活动的调节

由延髓发出的自主神经传出纤维支配头部的所有腺体、心、支气管、喉头、食管、胃、胰腺、肝和小肠等；同时在延髓中还有许多重要的调节内脏活动的基本中枢。如调节呼吸运动的呼吸中枢；调节心血管活动的心血管运动中枢；调节消化管运动和消化腺活动的中枢等。因此，许多基本生命现象（如循环、呼吸等）的反射调节在延髓水平已能初步完成。延髓是循环系统和呼吸系统的反射中枢，一旦受到损伤，可导致各种生理活动失调，严重时可引起呼吸或心搏停止，因此延髓被称为"生命中枢"所在地。此外，中脑是瞳孔的对光反射中枢。

三、下丘脑对内脏活动的调节

下丘脑是大脑皮层下调节内脏活动的较高级中枢，可分为前区、内侧区、外侧区和后区，它与边缘前脑及脑干网状结构有关结构和功能联系，共同调节内脏活动，能够进行细微和复杂的整合作用，使内脏活动和其他生理活动相联系，以调节体温、水平衡、摄食等主要生理过程。

1. 体温调节

下丘脑是体温调节的基本中枢。哺乳类运动在下丘脑以下部位横切脑干后，即不能保持体温的相对稳定；而在间脑以上切除大脑皮层的动物，体温仍能基本保持相对稳定。当体内、外温度发生变化时，可通过体温中枢对产热或散热机能进行调节，使体温恢复正常和经常保持相对稳定状态。因此下丘脑的体温调节中枢，包括温度感受部分和控制产热和散热功能的整合作用部分。

2. 水平衡调节

下丘脑的视上核和室旁核是水平衡调节中枢，主要是通过控制抗利尿激素（antidiuretic hormone，ADH）的合成和分泌调节水平衡。另外还可以控制饮水，故又称为饮水中枢。如血浆渗透压异常升高时，可引起垂体后叶释放抗利尿激素进入血液，随血液循环到达肾脏，促进远曲小管和集合管对水分的重吸收，同时产生渴感，驱使动物大量饮水，共同调节水平衡。

3. 摄食行为调节

下丘脑外侧区和腹内侧核分别存在有摄食中枢（feeding center）和饱中枢（satiety center）。如果破坏摄食中枢，动物拒绝摄食；破坏饱中枢，动物食欲大增，逐渐肥胖。实验证明，单胃动物血糖水平的高低可能调节摄食中枢和饱中枢的活动，这主要取决定于神经元对葡萄糖的利用程度。

4. 对腺垂体等内分泌腺分泌活动的调节

下丘脑有些神经元（神经分泌小细胞）能调节腺垂体激素分泌的肽类物质，这些物质是：促甲状腺素释放激素、促性腺素释放激素、生长素释放抑制激素、生长素释放激素、促肾上腺皮质激素释放激素、促黑素细胞激素释放因子、促黑素细胞激素释放抑制因子、催乳素释放因子、乳素释放抑制因子等。这些肽类物质经轴突运输并分泌到正中隆起（灰白结节的内侧前部），由此经垂体门脉系统到达腺垂体，促进或抑制某种腺垂体激素的分泌。此处，下丘脑还有些神经元对血液中某些激素浓度的变化比较敏感，这些神经元称为监察细胞；例如，前区的某些神经元对卵巢激素敏感，内侧区的某些神经元对肾上腺皮质激素敏感，另有一些区域的某些神经元对各种垂体促激素很敏感，这些监察细胞在感受血液中激素浓度变化的信息后，可以反馈调节上述肽类物质的分泌，从而更好地控制腺垂体的激素分泌活动。

5. 生物节律控制

机体内的各种活动按一定的时间顺序发生变化，这种变化的节律称为生物节律（biorhythm）。下丘脑的视交叉上核是生物节律的控制中心。人和动物的生物节律，按其频率的高低，可分为高频（周期低于一天，如心动周期、呼吸周期等）、中频（日周期）和低频（周期长于一天，如月经周期）三种节律。日周期是最重要的生物节律。人及动物许多生理功能都有日周期节律，如血细胞数、体温、促肾上腺皮质激素分泌等。这种节律可能是生物在长期的进化及适应的过程中形成的。早期的研究发现，摘除大鼠所有的内分泌器官，其摄食、饮水、运动等日周期节律依然存在；而损毁局部脑区，当下丘脑腹内侧区被破坏后，大鼠的上述日周期节律即消失，因而证实日周期的振荡源在下丘脑；进一步的研究指出，下丘脑的视交叉上核可能是日周期节律的控制中心。例如，正常大鼠全天摄食量中白昼仅占10%；切断视交叉上核与摄食行为有关中枢之间的纤维联系，则白昼摄食量可增至50%。又如，在摘除双眼而处于自由行走的大鼠，其睡眠白昼多于夜间的节律仍然存在，如再破坏其视交叉上核，这种日周期节律则完全丧失。研究表明，视交叉上核可通过视网膜-视交叉上核束与视觉感受装置发生联系，因此外界的昼夜光照变化可影响视交叉上核的活动，从而使体内日周期节律和外环境的昼夜节律同步起来。如人为改变每日的光照和黑暗的时间，可使一些机体功能的日周期位相发生移动。

第七节　觉醒与睡眠

睡眠与觉醒是大脑活动的不同状态，而这些状态都是由大脑本身的神经元生物电活动引起的。因此，了解脑电活动的表现及产生机制，将有助于理解觉醒和睡眠等脑功能机制。

一、自发脑电活动

在无外源刺激的情况下，大脑皮层可以自发产生节律性电位变化，称为自发脑电活动（spontaneous electrical activity of brain）。用脑电图仪在头皮表面记到的自发电位波动称为脑电波，整个记录称为脑电图（electroencephalogram，EEG）。

1. 脑电图

从头皮表面记录到的脑电波强度范围为 $0 \sim 200 \mu V$，频率范围为每几秒钟 $1 \sim 50$ 次/s 或更多，用赫兹（Hz）表示。脑电波的特征取决于大脑皮层各部分的活动程度，在觉醒状态、睡眠状态和昏迷状态之间，波形会发生显著变化。

大多数时间，脑电波是不规则的，在脑电图中也看不出特定的模式。而在其他某些时候，则确实会出现不同的模式，其中一些是大脑特殊异常的特征，如癫痫。在一般健康人类的脑电图中，绝大多数波可分为 α 波、β 波、θ 波和 δ 波，如图 10-17 所示。

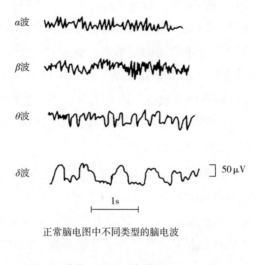

正常脑电图中不同类型的脑电波

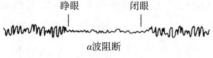

当睁眼时，异步、低电压的 β 节律代替 α 节律

图 10-17 正常脑电图波形和 α 波阻断

α 波是一种节律波，频率在 8~13Hz/s，幅度为 20~100μV，在几乎所有正常成年人的闭目、觉醒和安静状态时出现，为大脑的静息时的觉醒状态。α 波在枕叶区最为强烈，头皮的顶叶和额叶区域也可记录到。在深度睡眠期间 α 波消失。

当清醒的人的注意力被引导到某种特定类型的精神活动时，α 波会立刻消失，被频率更高但电压更低的 β 波所取代，这一现象称为 α 阻断。图 10-17 所示为在强光下仅睁开眼睛然后闭上眼睛对 α 波的影响。可以注意到，视觉感觉导致 α 波立即停止，并被 β 波取代。

β 波的频率最快，大于每秒 14Hz，最高可高达每秒 80Hz，幅度为 5~20μV。β 波可在大脑顶叶和额叶部分的特定激活过程中被记录到。

θ 波的频率在 4~7Hz，幅度为 100~150μV。它们通常发生在儿童的顶叶和颞叶区域，但在一些成年人困倦时或情绪波动时也会发生，特别是在失望和沮丧时。θ 波也发生在许多脑部疾病中，通常发生于大脑的退化状态。

δ 波包括脑电图中所有频率为 0.5~3Hz，它们的电压通常是大多数其他类型脑电波的 2~4 倍，幅度为 20~200μV。δ 波发生在婴儿正常时，成人深度睡眠期，或处于极度疲倦或麻醉时，以及严重的器质性脑病中，它们也出现在将动物大脑皮层与丘脑横断分离后的大脑皮层中，因此 δ 波发生在大脑皮层，而与大脑下部区域的活动无关。

2. 脑电波的形成机制

大脑中单个神经元或单个神经纤维的放电永远无法在头部表面被记录到，然而，数千甚至数百万个神经元或纤维必须同步放电，只有这样，来自单个神经元或纤维的电位总和才能达到足以记录整个颅骨的程度。因此，来自头皮的脑电波强度主要取决于彼此同步发射的神经元和纤维的数量，而不是大脑中电活动的总水平。事实上，由于极性相反，强烈的非同步神经信号通常会在被记录到的脑电波中相互抵消。图 10-17 显示当眼睛闭上时，大脑皮层中的许多神经元以 12 次/s 的频率同步放电，从而产生 α 波。然后当眼睛睁开时，大脑的活动大大增强，但信号的同步性变得极低，以至于大部分脑电波相互抵消，由此产生的效应为频率通常很高但不规则的极低电压波，即 β 波。

α 波的起因：若大脑皮层没有与丘脑的皮质连接，则 α 波不会在大脑皮层中发生。相反，刺激丘脑非特异性投射系统的神经核（髓板内核群），常在丘脑皮质系统中以 8~13 次/s 的频率产生电波，这是 α 波的自然频率。因此，人们认为 α 波是由弥散性丘脑皮质系统中的自发反馈波动引起的，可能还包括脑干中的网状激活系统。这种波动可能导致了 α 波的周期性以及在每一波中数百万个皮质神经元的同步激活。β 波的起因：从丘脑到大脑皮层的纤维束横断，阻止了丘脑皮质的激活，从而消除了 α 波，但并没有阻止皮质中的 β 波。这表明皮层神经元系统本身可能存在一些同步机制，大部分独立于大脑下部结构，从而产生 β 波。

二、觉醒与睡眠

觉醒（wakefulness）与睡眠（sleep）是我们人体所处的两种不同的状态，两者昼夜交替形成周期。人们在觉醒状态下从事学习和劳动，在睡眠状态下休息，使人的体力和精力得到恢复，因此稳定的睡眠——觉醒节律是保证机体正常生理功能的基础。

睡眠

睡眠被定义为一种可被感官或其他刺激唤醒的无意识状态。睡眠有别于昏迷（coma），昏迷是一种无法被唤醒的无意识状态。睡眠具有多个阶段，包括从非常浅的睡眠到非常深的睡眠。睡眠相关研究人员还将睡眠分为两个完全不同的类型，分别具有不一样的特点，如下所示。

在每晚的睡眠时间，人会经历两种互相交替的睡眠阶段，它们被称为慢波睡眠（slow-wave sleep，SWS）和快速眼动睡眠（REM sleep）。在慢波睡眠中，脑电波呈强度高而频率慢的状态。快速眼动睡眠中，尽管人仍然处于睡眠状态，但眼球会快速转动。每晚的大部分睡眠均为慢波睡眠，这是在人清醒相当的时间后，在入睡的第一个小时中所经历的深度且安宁的睡眠。而另一方面，快速眼动睡眠则占到一个年轻成年人睡眠的 25%，通常每 90min 发生一次，这种睡眠类型并不那么安宁，且一般与生动的梦境有关。

（1）慢波睡眠　慢波睡眠特也称为和非快速眼球运动睡眠（non-rapid eye movement sleep，NREM）。人们通过保持清醒24h以上然后入睡后第一个小时发生的深度睡眠来了解慢波睡眠的特征。这种睡眠相当安宁，并与外周血管张力及身体许多营养功能的降低有关，例如血压、呼吸频率与基础代谢率会下降10%~30%。尽管慢波睡眠常被称为"无梦睡眠"，但事实上此期也会发生梦，有时甚至是噩梦。慢波睡眠和快速眼动睡眠的梦的区别在于，快速眼动睡眠的梦更多的与身体肌肉活动有关，而慢波睡眠的梦通常不会被记住。也就是说，在慢波睡眠期间发生的梦，不会得到记忆的巩固。

警觉觉醒的特征是高频 β 波，而安静觉醒通常与 α 波相关，如图前两个脑电图所示。慢波睡眠分为四个阶段。在第一阶段，一个非常浅的睡眠阶段，脑电波的电压变得非常低，表现为低幅的 θ 波和 β 波；在慢波睡眠的第二、三、四阶段，脑电图的频率逐渐变慢，直到在第四阶段达到每秒仅1~3波的频率；这些是三角波。慢波睡眠以同步化脑电波为特征，在慢波睡眠中，由于没有感觉传入冲动，大脑皮层神经元的活动趋向于步调一致，脑电图中以频率逐渐减慢、幅度逐渐增高、δ 波所占比例逐渐增多的特征，表现出同步化趋势，所以慢波睡眠又称为同步化睡眠。在慢波睡眠阶段，身体各种系统活动随睡眠的加深而降低，且相当稳定。同时，腺垂体生长激素的分泌主要出现在慢波睡眠阶段。因此，慢波睡眠有利于促进生长和体力恢复。

（2）快速眼动睡眠　如图10-18所示，慢波睡眠之后，脑电的渐进性高波幅低频率的变化出现逆转，脑电图呈现与觉醒相似的不规则的 β 节律，显示皮层活动的去同步化，但行为上却显示睡眠状态，这是快速眼动睡眠，也称为异相睡眠。在正常的睡眠中，快速眼动睡眠通常每90min出现一次，每次持续5~30min。当人极度困倦时，每次快速眼动睡眠持续时间都很短，甚至可能不发生。相反情况下，快速眼动睡眠的持续时间会相应增加。

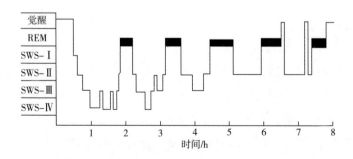

图10-18　睡眠中两种睡眠时相的转换

快速眼动睡眠的几个重要特征：

①其通常与活跃的做梦行为以及活跃的身体肌肉运动有关。②与深度慢波睡眠相比，快速眼动睡眠更难被感官刺激唤醒，但人们通常会在早晨的快速眼动睡眠期间自发醒来。③快

速眼动睡眠期全身肌肉张力表现为极度压抑，表明脊髓肌肉控制区受到强烈抑制。④心率与呼吸频率通常变得不规则，这是做梦状态的特征。⑤除了眼睛的快速运动外，尽管周围肌肉受到极度抑制，但仍会出现不规律的肌肉活动。⑥大脑在快速眼动睡眠中高度活跃，整个大脑的新陈代谢可能会增加20%。脑电图显示快速眼动睡眠中人体脑电波模式与清醒时的脑电波模式相似。尽管大脑有明显活动，但人仍然保持入睡，因此这种类型睡眠也被称为反常睡眠。综上所述，快速眼动睡眠是一种大脑处于非常活跃状态的睡眠类型，但大脑活动并没有被引导至正确的方向，人没有充分认识到他/她周围的环境，因此仍处于真正睡眠的状态。

在快速眼动睡眠期间被唤醒，大多数人会诉说正在做梦，而在慢波睡眠期间被唤醒只有7%的人能回忆起梦的情景，说明快速眼动睡眠及其所表现的眼球运动、呼吸和循环等功能变化可能与梦境有联系。在快速眼动睡眠期间，大脑内蛋白质合成加快，脑的耗氧量和血流量增多。因此，快速眼动睡眠与幼儿神经系统的发育及新突触联系的建立有密切关系，可能和学习、记忆和精力恢复有关。此外，由于在快速眼动睡眠期间会间断、阵发性地出现某些生理活动的改变，这可能与某些疾病易于在夜间发作有关，如哮喘、心绞痛阻塞性肺气肿缺氧发作等。

第八节　脑的高级功能

大脑皮层是中枢神经系统的最高级部位，它不但对机体的非条件反射起着重要的调节作用，而且还能形成条件反射，一般把后者的神经活动称为高级神经活动（higher nervous activity）。

一、学习与记忆

学习和记忆是神经系统的更高级别的功能。学习是一个人因经历而改变其行为的神经机制。记忆是存储所学到的东西的机制。

1. 联合型学习和非联合型学习

学习的分类方法有多种，按学习的形式通常可分为非联合型学习和联合型学习两类。

（1）非联合型学习　非联合型学习（nonassociative learning）不需要在刺激和反应之间建立某种明确的联系，因此是一种比较简单的学习形式。由突触可塑性引起的习惯化和敏感化符合非联合性学习模式。习惯化（habituation）是指人和动物对某一反复出现的温和性刺激的反应逐渐降低的过程。例如，人刚到一个嘈杂环境的人在早上可能会被惊醒，但最终这些噪声将被忽视。因为该刺激对机体不能产生有意义的影响，经过多次重复刺激后，动物就会失去对这一刺激的反应性。而习惯化的对立面是敏感化，当人们了解到刺激很重要时，刺激就会导致强烈的反应。敏感化是指人和动物收到某些强烈性或伤害性刺激后对该刺激的反应增强。通过敏感化的形成可使人和动物注意避开伤害性刺激。

（2）联合型学习 联合型学习（associative learning）指两个刺激或是一个事件和一个刺激在极短的时间间隔内重复发生，最后在脑内逐渐形成某种联系。如经典的条件反射和更为复杂的操作式条件反射的建立过程即属于这一类学习方式。人类的学习方式多数是联合型学习，其特点是可利用语言、文字进行学习和思维，依靠语言、文字建立相关联系，既简化了学习过程，又提高了学习的效果。

①条件反射：条件反射是动物在出生后的生活过程中，适应于个体所处的生活环境而逐渐建立起来的反射，它没有固定的反射途径，容易受环境影响而发生改变或消失。因此，在一定的条件下，条件反射可以建立，也可以消失，条件反射的建立，需要有大脑皮层的参与，是比较复杂的神经活动，从而也就提高了动物适应环境的能力。条件反射是建立在非条件反射基础上的，以猪吃食来说，食物进入口腔引起唾液分泌，这是非条件反射。在这里，食物是引起非条件反射的刺激物，叫作非条件刺激，如果食物入口之前或同时，都响以铃声，最初铃声和食物没有联系，只是作为一个无关的刺激出现，铃声并不引起唾液分泌。但由于铃声和食物总是同时出现，经过反复多次结合之后，只给铃声刺激也可以引起唾液分泌，形成了条件反射。这时的铃声就不再是吃食的无关刺激了，而成为食物到来的信号。可见，形成条件反射的基本条件为：第一，无关刺激与非条件刺激在时间上的反复多次结合。这个结合过程叫做强化（reinforcement）；第二，无关刺激必须出现在非条件刺激之前或与其同时出现；第三，条件刺激的生理程度比非条件刺激要弱。另外，必须保证动物健康、清醒并保持良好食欲状态，环境避免嘈杂。例如动物饥饿时，由于饥饿加强了摄食中枢的兴奋性，食物刺激的生理强度就大大提高，从而容易形成条件食物反射。引起未学习反应时，条件刺激和非条件刺激存在着一种时间关系。

②操作式条件反射：在操作式条件反射中，它的反应是受意志控制的、一种更为复杂的条件反射，动物必须通过自己完成某种动作或操作后才能得到强化，一个消极或者积极的刺激都可能会改变应有的反应结果。

2. 记忆

人或动物通过视、听和触等感觉器官认知外界的事物，该事物在脑中产生的印象可以长期储存，大脑将这种巩固获得的信息在某种条件下将其再现的过程，这就是记忆。记忆是人脑对所获得信息进行编码、储存和提取的过程，根据记忆的持续时间，可将记忆分为短时程记忆（short-term memory）和长时程记忆（long-termmemory）两类。

（1）人的记忆过程 人类的记忆过程可相应地分成四个阶段，即感觉性记忆、第一级记忆、第二级记忆和第三级记忆。前两个阶段相当于短时程记忆，后两个阶段相当于长时程记忆。这两种记忆不仅在处理信息，保存时间和数量等方面有所不同，而且保存方式也不相同；但两者之间有密切的关系，建立长时程记忆必须经过短时程记忆的阶段（图10-19）。

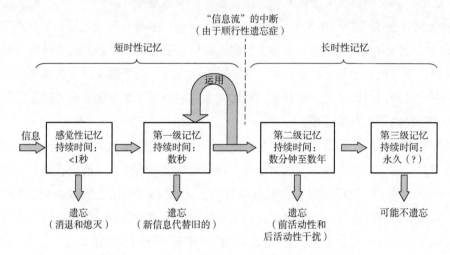

图 10-19　从感觉记忆至第三记忆的信息传递图解

（2）短时程记忆　记忆的四个阶段的前两个阶段，感觉性记忆和第一级记忆即是短时记忆。短时记忆的一个特点就是比如在持续想着一个电话号码时，只能记住电话号码中的 7 到 10 个数字（或者是 7 到 10 件零散的小事情）数秒到几分钟。许多生理学家猜测这种短期记忆是神经信号通过在混响神经元回路中的临时反复被激活引起持续神经活动而形成的。但是目前可能还无法证明这一理论。

（3）长期记忆　长期记忆的特点是记忆保存时间长，几小时、几天、几年甚至终生。长期记忆通常被认为是结构上发生了实质上的改变，而不仅仅是突触信号传导增强或者抑制的这种化学改变。在低等动物身上进行的实验可能会更有助于我们理解形成长期记忆的可能机制。介于长期记忆与短期记忆之间的长期记忆可能会持续好几分钟甚至几周，最后这些记忆会丢失掉。如果记忆痕迹被完全激活，那么他们就会变得更持久，之后就转换为长期记忆。在动物身上做的实验表明，中长期记忆类型可能是由于短暂的物理或者化学变化又或者是两者同时变化引起的。发生这种改变时，突触前膜后端和突出后膜前端的变化会持续上几分钟甚至几周。

长期记忆中涉及的突触结构的变化：从无脊椎动物身上拍摄的电子显微镜照片显示，在长期记忆痕迹的发展过程中，许多突触有多种物理结构的变化。如果给一种药物来阻断突触前神经元蛋白质合成，那么就不会发生结构变化。因此储存的记忆信息也不会被激活。

种种迹象显示，真正的长期记忆的发展依赖于突触自身的物理重组，从而改变它们传递神经信号的敏感性。所发生的重要生理结构有：递质物质分泌的囊泡释放位点的增加，释放的递质囊泡数量增加，突触前终端的数量的增加，树突结构的发生变化等，这些改变促使更强的信号的传递。因此，在几种不同方式作用下，传递信号的突触结构功能发生改变，以建立长期记忆的激活信息。

（4）记忆的巩固 将短期记忆转换为可以在数周甚至数年后被回忆起来的长期记忆，这一过程称为记忆的巩固。短期记忆若是被数次激活，就会激活与长期记忆有关的突触的化学、物理和结构变化。这一过程需要至少 5~10min 巩固一次，而效果更好的巩固需要一小时甚至更久的时间。例如，如果在大脑上留下了强烈的感觉印象，但在 1min 左右内又出现电诱发的脑痉挛，那么这一感觉印象将不会被记住。同样，脑震荡、突然应用深度的全身麻醉或任何其他暂时阻断大脑动态功能的事情，都可以影响记忆。

（5）记忆丢失 记忆可能会全部或者部分被遗忘。但是，随着年龄的增长，记忆丢失也被认为是正常现象。脑外伤、中风、脑膜炎和癫痫可以引起记忆突然丧失。但是大脑的创伤并不是突然丧失记忆的唯一原因。在化疗中治疗癌症的细胞毒性药物或用来降低血液胆固醇的药物副作用也可以造成记忆丢失。突发性的记忆丧失可能是永久性的也有可能是短暂的。例如，当记忆丢失是由其他疾病引起的，如阿尔茨海默病或帕金森病，记忆丧失是逐渐的并往往是永久性的丢失。胆碱能神经支配在记忆中起着重要的作用，乙酰胆碱（acetyl-cholino，ACh）是认知功能、学习和记忆中的主要的神经递质。痴呆、记忆障碍、记忆丧失、抽象思维和判断力失常与胆碱能功能的丧失有关。

二、大脑的语言功能

通过语言、口头和书面方式进行交流的能力，是最难研究的认知功能之一。因为只有人类才具备这些技能。因此，我们对大脑中语言功能的了解是从失语症患者的临床数据中推断而来的。在脑损伤、手术原因或其他大脑皮层损伤后，会产生语言理解的障碍。

Wernicke 区（在上颞叶）和 Broca 区（在额叶）在语言理解能力和说话中起着关键作用，这两个区域都位于关联皮层，紧挨着语言交流中至关重要的皮层区域。Wernicke 区位于顶叶-颞叶-枕叶关联皮层，这是处理来自躯体感觉、视觉和听觉皮层的感觉信息的主要关联区域。Broca 区域位于前额叶关联皮层，毗邻调节口腔、舌头和喉咙肌肉运动的运动皮层的部分（制造声音的结构），弓状束连接 Wernicke 区和 Broca 区，以协调理解和执行语言和语言技能的各个方面（图 10-20）。

临床证据表明，Wernicke 区域对于单词和语言的理解、识别和构建是必不可少的，而 Broca 区域对于语音的机械产生是必不可少的。证据表明 Broca 区有缺陷的患者可以理解一个口头或书面的单词，但说不出来这个词。相比之下，Wernicke 区受损的患者可以言语，但往往表达不出自己想说的话。

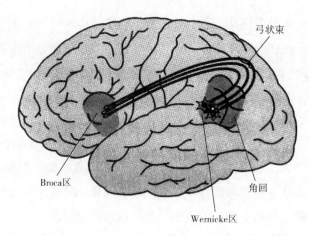

图 10-20 大脑皮层与语言功能有关的主要区域

思考题

1. 简述神经元的基本结构和功能。

2. 简述神经纤维的传导特征。

3. 简述轴浆运输的特征。

4. 神经胶质细胞有什么生理功能？如何理解它们对神经细胞所起的保护作用？

5. 突触是如何进行分类的？

6. 根据突触传递的机理和特征，阐明中枢神经系统是如何传递、分析和整合信息的？

7. 感受器有哪些生理特征？神经系统如何产生感觉？

8. 何为牵张反射？其类型与产生原理如何？

9. 去大脑僵直产生的原因是什么？α 僵直与 γ 僵直有何区别？

10. 大脑皮层运动区有哪些功能特点？

11. 比较锥体系和锥体外系的生理功能特点？

12. 简述如何让知识保持长期记忆？背后的机制可能是什么？

本章思维导图

拓展阅读素材：神经递质乙酰胆碱及去甲肾上腺素的发现

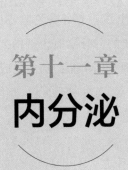

第十一章
内分泌

学习目标

1. 了解人体内分泌器官、主要功能及与神经系统和免疫系统的关系；
2. 掌握激素的概念、分类及作用的一般特征，激素作用的机制、激素分泌的调节；
3. 熟悉下丘脑和垂体的结构、分泌的激素、内分泌功能及激素调节；
4. 熟悉甲状腺激素、甲状旁腺激素、降钙素的合成与代谢、结构与功能；
5. 熟悉胰腺的内分泌功能；
6. 熟悉胰岛素、胰高血糖素的生理作用与调节；
7. 熟悉肾上腺皮质、肾上腺髓质激素的生理作用与调节等。

第一节　内分泌概述

神经系统和内分泌系统二者共同调节，以维持人体内环境的稳态和各种生理功能的发挥与协调。内分泌调节借助内分泌腺或内分泌细胞分泌的激素（hormone），通过体液途径来调节机体的新陈代谢活动、维持内环境的稳态、保证器官的正常生长发育和功能活动等。此外，内分泌系统还与神经系统及免疫系统相互联系，相互协调，共同构成神经-内分泌-免疫调节网络，完成机体功能活动的高级整合，共同调节机体的各种生理活动，并维持内环境的稳态。

一、内分泌和激素的概念

1. 内分泌的方式

内分泌（endocrine）是指内分泌腺或内分泌细胞将产生的激素直接分泌到细胞外液中，

通过组织液和血液运输到靶细胞，并调节其功能的一种调节方式。内分泌腺（endocrine gland）是体内的内分泌细胞集中的组织，与外分泌腺不同，它没有固定的释放腺体分泌物的管道结构，因此也称无管腺。经典的内分泌概念是指，从内分泌腺分泌的激素经血液循环输送到远处的靶组织或靶细胞，并调节其功能，从而完成细胞之间的长距离通信，因此这种调节方式也称为远距分泌（telecrine）。有些神经元（如下丘脑神经元）能通过其轴突末梢，将所产生的神经激素直接释放到血液中再发挥调节作用，这种方式称为神经内分泌。具有内分泌功能的神经元称为神经内分泌细胞。此外，有些激素不经血液运输，仅通过组织液扩散而作用于自身或邻近的细胞，这两种方式分别称为自分泌（autocrine）和旁分泌（paracrine），如图 11-1 所示。

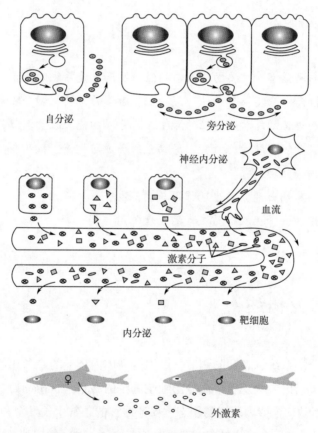

图 11-1　细胞或个体间激素信息传递的途径

内分泌现象不仅见于垂体、甲状腺、甲状旁腺、肾上腺、胰岛、性腺和松果腺等具有典型腺体结构的内分泌腺，也见于很多散在的非腺体结构的组织细胞，如下丘脑的某些细胞可分泌神经激素、肾脏的球旁细胞分泌肾素、胃肠道黏膜细胞可分泌多种消化道激素、体内大多数组织都可分泌前列腺素等。女性还存在短暂性内分泌系统，可调节妊娠、分娩和泌乳的启动，包括由胎盘分泌的人绒毛膜促性腺激素、催乳素等。

2. 激素的分类

激素（hormone）一词来自希腊语 horman，意指兴奋或唤醒。激素不仅可以刺激，也可抑制某一生理反应。激素的种类很多，根据其化学结构可分为胺类、多肽和蛋白质类以及脂类激素三大类，其中胺类激素与多肽和蛋白质类激素统称为含氮类激素（表 11-1）。胺类激素包括去甲肾上腺素、肾上腺素和甲状腺激素等，多为氨基酸的衍生物。多肽和蛋白质类激素主要有下丘脑调节肽、腺垂体激素、胰岛素、甲状旁腺激素和消化道激素等。脂类激素是指以脂质为原料合成的激素，包括类固醇激素（又称甾体激素），如皮质醇和睾酮、胆固醇衍生物 1,25-二羟胆钙化醇、廿烷酸等。廿烷酸类激素结构上为含 20 个碳原子的不饱和脂肪酸衍生物，包括前列腺素（prostaglandins）、血栓素（thromboxanes）和白细胞三烯（leukotrienes）等。

表 11-1　激素的主要来源和靶器官及化学性质

主要来源	激素名称（英文缩写）	主要靶器官	化学性质
下丘脑	促甲状腺激素释放激素（TRH）	腺垂体	3 肽
	促肾上腺皮质激素释放激素（CRH）	腺垂体	41 肽
	促性腺激素释放激素（GnRH）	腺垂体	10 肽
	生长激素释放抑制激素/生长抑素（GHRIH/SS）	腺垂体	14 肽
	生长激素释放激素（GHRH）	腺垂体	44 肽
	催乳素释放因子（PRF）	腺垂体	肽类
	催乳素释放抑制因子（PIF）	腺垂体	多巴胺
	促黑（素细胞）激素释放因子（MRF）	腺垂体	肽类
	促黑（素细胞）激素释放抑制因子（MIF）	腺垂体	肽类
	血管加压素/抗利尿激素（VP/ADH）	肾、血管	9 肽
	催产素（OXT）	子宫、乳腺	9 肽
腺垂体	促肾上腺皮质激素（ACTH）	肾上腺	39 肽
	促甲状腺激素（TSH）	甲状腺	双链糖蛋白
	卵泡刺激素（FSH）	性腺	双链糖蛋白
	黄体生成素/间质细胞刺激素（LH/ICSH）	性腺	双链糖蛋白
	生长激素（GH）	骨、软组织	蛋白质
	催乳素（PRL）	乳腺等	蛋白质
	β-促脂素（β-LPH）	脂肪细胞	蛋白质
	促黑（素细胞）激素（MSH）	黑素细胞	肽类
甲状腺	甲状腺素（T_4）	全身组织	胺类
	三碘甲腺原氨酸（T_3）	全身组织	胺类
甲状腺 C 细胞	降钙素（CT）	骨、肾等	32 肽

续表

主要来源	激素名称（英文缩写）	主要靶器官	化学性质
甲状旁腺	甲状旁腺激素（PTH）	骨、肾等	84 肽
胰岛	胰岛素	多种组织	51 肽，双链
	胰高血糖素	肝、脂肪组织	29 肽
	生长抑素（SS）	消化器官等	14 肽
	胰多肽（PP）	消化器官	36 肽
肾上腺皮质	糖皮质激素（如皮质醇）	多种组织	类固醇
	盐皮质激素（如醛固酮）	肾等	类固醇
肾上腺髓质	肾上腺素（E）	多种组织	胺类
	去甲肾上腺素（NA）	多种组织	胺类
睾丸间质细胞	睾酮（T）	生殖器官及多种组织	类固醇
睾丸支持细胞和卵巢颗粒细胞	抑制素	腺垂体	双链肽类
卵巢颗粒细胞	雌二醇（E_2）、雌三醇（E_3）	生殖器官等多种组织	类固醇
卵巢黄体细胞	孕酮（P）	子宫和乳腺等	类固醇
卵巢	松弛素	子宫颈和盆腔韧带	53 肽，双链
胎盘	人绒毛膜促性腺激素（hCG）	卵巢	双链糖蛋白
	绒毛膜生长催乳素（CS）	胎儿	蛋白质
消化道、脑	促胃液素（也称胃泌素）	消化器官	17 肽
	缩胆囊素（CCK）/促胰酶素	消化器官	33 肽
	促胰液素	消化器官	27 肽
松果体	褪黑素（MT）	多种组织	胺类
胸腺	胸腺素	T 淋巴细胞	肽类
心房	心房钠尿肽（ANP）	肾脏、血管	21 肽、23 肽
肝	生长介素/胰岛素样生长因子（SM/IGF）	多种组织	70/67 肽
肾	1,25-二羟维生素 D_3 [1,25-$(OH)_2D_3$]	小肠、骨、肾等	固醇类
	促红细胞生成素（EPO）	骨髓	165 肽
血浆	血管紧张素 II	心血管、肾	8 肽
各种组织	前列腺素（PG）	全身组织	脂肪酸衍生物

二、激素作用的一般特征

激素虽然种类很多，作用复杂，但在对靶细胞发挥调节作用的过程中具有一些共同的特征。

1. 信使作用

激素在细胞与细胞之间进行信息传递时仅起着"信使"作用，并不涉及成分的添加和能量的提供。激素将生物信息传递给靶细胞，调节细胞固有的生理生化反应，加速或减慢细胞内新陈代谢的速度。

2. 特异作用

体液中的激素与体内大部分细胞相接触，但只选择性地作用于某些靶器官、靶组织和靶细胞。有些激素选择性地作用于某一内分泌腺体，称为激素的靶腺。激素作用的特异性与靶细胞是否存在该激素的特异性受体有关。有些激素作用的特异性很强，只作用于某一个靶腺体，如促甲状腺激素只作用于甲状腺。而有些激素的作用范围极为广泛，无特定的靶腺，如生长激素和甲状腺激素，几乎可作用于全身细胞。激素作用的特异性并不是绝对的，有些激素与受体的结合表现出交叉现象，只是亲和力有所不同。

3. 高效作用

体液中激素的浓度通常很低，一般为 $10^{-12} \sim 10^{-6}$ g/mL。如此低水平的激素可发挥很强的生物学效应，这就是激素的高效性。其原因在于激素与其受体结合后，在细胞内发生一系列酶促级联放大作用，经过逐级放大而形成一个高效的生物放大系统。例如，1 分子肾上腺素通过蛋白激酶、糖原磷酸化酶等多种酶的催化作用，促进骨骼肌细胞内糖原的分解，其效应放大了上万倍。

4. 相互作用

当多种激素共同参与调节某一生理活动时，激素与激素之间通常存在着协同或拮抗作用，以维持生理活动的相对稳定。例如，胰高血糖素、肾上腺素和糖皮质激素都能提高血糖浓度，在升糖效应上存在协同作用。胰岛素则能降低血糖浓度，与上述激素的升糖效应具有拮抗作用。激素间的协同或拮抗作用可发生在受体水平或受体后的信号转导过程。有的激素本身并不能对靶细胞直接产生生理效应，却能增强另一种激素的作用，其存在是其他激素发挥生理作用的必要条件，这种现象称为允许作用（permissive action）。例如，糖皮质激素本身对心肌和血管平滑肌的收缩并无调节作用，但可加强儿茶酚胺对心血管活动的调节作用，这就是糖皮质激素对儿茶酚胺类激素的允许作用。

三、激素作用的机制

1. 激素的受体

（1）受体的性质 激素与其靶细胞的相应受体结合后，经过一系列的信号转导作用，最终产生各种生物学效应。激素的受体（receptor）是指靶细胞上能识别并特异性结合某种激素，继而引起各种生物学效应的蛋白质，存在于细胞表面或细胞内部，分别称为细胞表面受体和细胞内受体（后者包括胞浆受体和核受体）。受体与激素的结合具有高度的特异性和亲和力。可与受体特异性结合的物质统称为配体，包括激素、生长因子、细胞因子和神经递质等生物活性物质。

（2）膜受体 除甲状腺激素外，其他的含氮激素（肽类和蛋白质激素、胺类激素）的受体都在细胞膜上，称为膜受体。膜受体的分子结构可分为细胞外区、跨膜区和细胞内区三部分。细胞外区段含有糖基，是识别激素并与之结合的部位。膜受体的肽链可以一次或多次跨膜形成一个或多个跨膜 α-螺旋。由于这类受体与激素结合后，必须通过胞膜中的 G 蛋白介导，才能调节细胞膜内侧的效应器酶的活性，进而引起生物效应，所以将这类激素受体称为与 G 蛋白偶联受体（G-protein-coupled receptor，GPCR）。胰岛素与一些生长因子的受体本身具有酪氨酸蛋白激酶（protein tyrosine kinase，PTK）活性，当激素与其受体结合后，可使位于膜内区段上的 PTK 激活，进而使自身肽链和膜内蛋白质底物中的酪氨酸残基发生磷酸化，进一步诱发细胞内效应。这类受体称为酪氨酸蛋白激酶受体。

（3）细胞内受体 类固醇激素的细胞内受体可分为胞浆受体与核受体。存在于靶细胞胞浆中的胞浆受体能特异性地与相应的激素结合，形成激素-受体复合物，然后从胞浆转移至核内发挥作用。存在于核内的核受体可与相应的激素直接相结合，调节基因的转录过程。核受体属于由激素调控的一大类转录调节因子，种类繁多，可分为Ⅰ、Ⅱ两大类型。Ⅰ型核受体也称类固醇激素受体，Ⅱ型核受体包括甲状腺激素受体、维生素 D_3 受体和维甲酸受体等。

（4）受体数量的调节 靶细胞的受体数量变化很大，处于不断合成与降解的动态平衡之中，受多种生理和病理因素的影响。受体调节一般是指对受体数量及亲和力的调控，调节形式分为上调（up-regulation）和下调（down-regulation）。上调是指激素水平升高时可引起相应受体的数量或亲和力增加，如高水平的生长激素使肝脏的自身受体增加。而下调是指激素水平升高时引起相应受体的数量或亲和力下降，如高水平胰岛素可使靶细胞上的特异性受体减少。受体数量的多少与激素的量相适应，从而准确调节靶细胞对激素的敏感性与反应强度。

2. 膜受体介导的激素作用机制

（1）第二信使 Sutherland 在 1965 年提出第二信使学说，认为激素是第一信使，与靶细胞膜上具有立体构型的专一性受体结合后，激活膜上的腺苷酸环化酶（adenylyl cyclase，AC），AC 催化 ATP 转变为环腺苷一磷酸（cAMP），再由 cAMP 作为第二信使（second messenger），激活依赖 cAMP 的蛋白激酶 A（protein kinase A，PKA），继而激活细胞内各种底物发生磷酸化反应，从而引起细胞特定的生理效应，如活化各种酶反应、腺细胞分泌、肌细胞收缩，细胞膜通透性改变、细胞增殖和分化等。cAMP 在完成第二信使作用后，被细胞内的磷酸二酯酶（phosphodiesterase）降解成为 $5'$-磷酸腺苷而灭活。环磷酸鸟苷（cGMP）、三磷酸肌醇（inositol-1，4，5，triphosphate，IP_3）、二酰甘油（diacylglycerol，DG）和 Ca^{2+} 也可作为第二信使。

（2）信号转导 膜受体接受激素的信号后，将激素作用的信息经胞内信号转导（signal transduction）而产生各种生物学效应。根据下游的信号转导途径，细胞膜受体可分为离子通道受体（ion channel receptor）、G 蛋白偶联受体和酶偶联受体（enzyme-linked receptor）三大类（图 11-2）。

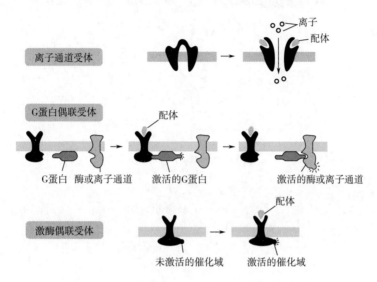

图 11-2　细胞膜受体介导的跨膜信号转导方式

①离子通道受体介导的信号转导：在膜受体介导的跨膜信号转导途径中，受体本身就是离子通道，受体的激活可直接引起离子跨膜流动。例如在 N_2-ACh 受体分子中，ACh 与受体结合后，离子通道分子构象发生改变，引起通道开启及 Na^+ 和 K^+ 跨膜流动，产生终板电位，从而将 ACh 的信息转化为细胞的生物电信息。5-羟色胺、谷氨酸、γ-氨基丁酸和甘氨酸等都有对应的离子通道受体。离子通道受体介导的跨膜信号传递具有速度快但反应较局限等特点。

②G 蛋白偶联受体介导的信号转导：与鸟苷酸结合蛋白（guanine nucleotide binding regulatory protein，简称为 G 蛋白）相偶联的受体称为 G 蛋白偶联受体。G 蛋白偶联受体与配体结合后，通过激活所偶联的 G 蛋白，将细胞外激素和细胞内第二信使相关联，从而实现信号传递。

G 蛋白具有 7 次跨膜的结构，由 α、β 和 γ 三个亚基组成。激素与受体的结合可引起 α 亚基与 β 和 γ 亚基脱离，进而激活或抑制效应器酶如 AC，从而改变胞浆内第二信使的浓度，引发细胞内一系列变化。G 蛋白分为兴奋型 G 蛋白（Gs）和抑制型 G 蛋白（Gi）。兴奋性激素与膜上 Gs 结合后激活 AC，使 cAMP 生成增多；而抑制性激素与 Gi 结合后抑制 AC，使 cAMP 生成减少（图 11-3）。

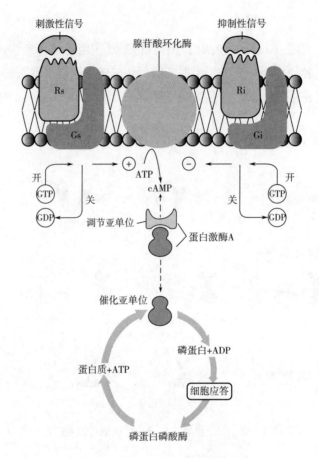

图 11-3 膜受体-cAMP 信号转导系统

Rs：兴奋性受体　Ri：抑制性受体　Gs：兴奋型 G 蛋白　Gi：抑制型 G 蛋白

细胞内第二信使下游起信号转导作用的蛋白激酶除 PKA 外，还有蛋白激酶 C（PKC）、蛋白激酶 B（PKB）和蛋白激酶 G（PKG）等。激素作用于膜受体后使其活化，经 G 蛋白的偶联作用，激活膜内的磷脂酶 C（phospholipase C，PLC），将膜磷脂酰肌醇（PI）转变为磷脂酰二磷酸肌醇（PIP$_2$），后者分解为 IP$_3$ 和 DG。DG 留在膜中，在 Ca^{2+} 存在时可激活 PKC，使多种蛋白质或酶发生磷酸化，进而调节细胞的功能活动。IP$_3$ 进入胞浆，与内质网膜上的受体结合，使内质网内的 Ca^{2+} 释放到胞浆，使胞浆中 Ca^{2+} 浓度增加。Ca^{2+} 与钙调蛋白（calmodulin，CaM）结合，激活蛋白激酶并促进蛋白质磷酸化，进而调节细胞的各种功能活动（图 11-4）。

③酶偶联受体介导的信号转导：这类受体可分两类：一类受体分子的胞内区自身就具有激酶的活性，如酪氨酸激酶受体（tyrosine kinase receptor）和鸟苷酸环化酶受体（guanylate cyclase receptor）；另一类是酶关联受体，肽键中没有蛋白激酶的结构域，本身无酶活性，但一旦与配体结合，即可吸附细胞内的具有酪氨酸蛋白激酶活性的成分，并使之激活，完成细胞内信号的传递。生长激素、催乳素、促红细胞生成素和许多细胞因子都通过这一类受体实现跨膜信号转导。

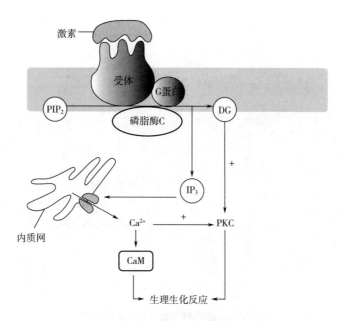

图 11-4　磷脂酰肌醇信号转导系统

PIP$_2$—磷脂酰二磷酸肌醇　DG—二酰甘油　IP$_3$—三磷酸肌醇　PKC—蛋白激酶 C　CaM—钙调蛋白

　　酶偶联受体分子不与 G 蛋白相偶联，而是与激酶的激活有关。例如，酪氨酸激酶受体也称受体酪氨酸激酶，受体分子的膜内侧部分具有酪氨酸激酶活性，此类受体包括胰岛素、IGF-1、EGF 和 PDGF 等一些肽类激素和大部分生长因子的受体。配体与酪氨酸激酶受体结合可使其发生自身磷酸化，受体自身磷酸化形成了靶蛋白结合位点，再经过一些中间过程将信号转导至细胞核内，调节基因的表达。

　　另一种酶偶联受体鸟苷酸环化酶受体与配体结合后可激活 GC，催化 GTP 生成 cGMP，后者激活依赖 cGMP 的蛋白激酶 G（cGMP-dependent protein kinase G，PKG），通过对底物蛋白的磷酸化而实现信号转导。心房钠尿肽（atrial natriuretic peptide，ANP）和脑钠尿肽（brain natriuretic peptide，BNP）都是鸟苷酸环化酶受体配体，可刺激肾脏排出 Na$^+$ 和水。

3. 核受体介导的激素作用机制

　　与含氮类激素作用机制不同的是，大多数类固醇激素在血液中与载体蛋白结合，只有小部分以游离的方式存在。游离的类固醇激素能快速穿过细胞膜和核膜，与特异性受体结合后启动或抑制基因的表达，引起相应的生物效应（图 11-5）。有些类固醇激素如糖皮质激素，进入细胞后先与胞质受体结合而形成激素-受体复合物，受体蛋白发生构象变化，从而使激素-受体复合物获得进入核内的能力，二者共同穿过核膜，通过核受体调节基因的表达。

　　核受体多为单链结构，含有三个功能结构域：激素结合结构域、DNA 结合结构域、转录激活结构域。核受体通常需要活化后才能通过其激素结合结构域与激素相结合，从而形成激素-受体复合物，其活化过程常需要分子伴侣（molecular chaperone）家族的 HSP90 和 HSP70 等热休克蛋白（heat shock protein）的参与。DNA 结合结构域中有一段特异氨基酸序

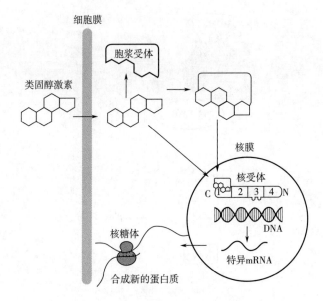

图 11-5　类固醇激素作用机制示意图

1—激素结合结构域　2—核定位信号结构域　3—DNA 结合结构域　4—转录激活结构域

列，称为"锌指"（zinc finger）。在未结合激素的核受体中，"锌指"被热休克蛋白遮盖，受体与 DNA 的亲和力较低；而在结合激素的核受体上，热休克蛋白发生解离，暴露"锌指"位点，此时受体可以结合 DNA。激素–受体复合物与 DNA 序列上称为激素反应元件（hormone response element，HRE）的特定片段相结合，之后通过其转录激活结构域发挥作用，影响特异 mRNA 的生成，从而影响功能性蛋白的生成。

　　激素作用所涉及的细胞信号转导机制十分复杂。以上两种模式只是含氮类激素和类固醇激素简要的作用机制。应该指出，含氮类激素还可作用于转录和翻译水平而影响蛋白质的生成，而有些类固醇激素也可作用于细胞膜上，引起一些非基因组效应。甲状腺激素虽属含氮激素，但其作用机制却与类固醇激素相似，它进入细胞后直接与核受体结合调节转录过程。有些激素则可通过多种机制发挥不同的作用。

　　激素对靶细胞的调节作用完成之后其信息必须及时减弱或终止，否则靶细胞的功能就会出现异常。激素作用可通过多种方式终止，包括内分泌细胞停止分泌激素、激素与受体分离，终止信号转导过程、激素或其受体被清除或灭活。

四、激素分泌的调节

　　新陈代谢是个不断变化的动态过程，因此激素的合成与分泌活动必须受到精确的调控，可因机体的需要而适时、适量地合成并分泌。激素的分泌有本身的分泌规律，如基础分泌、昼夜节律、脉冲式分泌等，还受到神经和体液的调节。许多激素的分泌具有节律性，有频率和幅度的波动，这种脉冲式释放常可导致血浆中激素的浓度增高 2~5 倍，甚至 10~20 倍。

1. 激素分泌的节律

激素分泌的节律有一天内出现多次短时脉冲日间节律（ultradian），如腺垂体一些激素的脉冲式分泌；一昼夜内出现分泌峰的昼夜节律（circadian），时间与地球的自转周期相匹配，如褪黑素和皮质醇的分泌；脉冲重复时间超过 24h，但短于 1 年的超昼夜节律（infradian），如女性性激素的周期性分泌。激素的节律性分泌特征与年龄、激素类型和内分泌疾病等因素有关，还受到体液和神经的精确调节。

2. 体液调节

每种激素的分泌都有各自的体液调控机制，但最普遍的是封闭式的负反馈调节。此外，靶细胞产生的代谢产物（或激素）在血液中积聚到一定浓度后可反过来抑制上游激素的分泌。如在下丘脑、腺垂体与肾上腺、甲状腺或性腺三者之间就构成了三条下丘脑-垂体-靶腺轴（hypothalamus-pituitary-target gland axis），每条轴的三种内分泌腺之间存在着复杂的反馈回路。在这些调节环（loop）中，激素的分泌不仅表现出调控层次，同时还受海马、大脑皮层等高级中枢的调控。一般情况下，高位激素对低位内分泌细胞的活动具有刺激性调节作用，而低位激素对高位内分泌细胞的活动多表现为负反馈调节作用。在三大轴系中，腺体之间分别形成长反馈（long-loop feedback）、短反馈（short-loop feedback）和超短反馈（ultra-short-loop feedback）等闭合的自动控制环路。在轴系反馈调节中，正反馈调节方式很少见。在卵泡成熟的最后阶段，卵巢分泌的雌激素在血液中达到一定水平后，可正反馈地引起 LH 分泌高峰，引起排卵。此外，体液中代谢物可反过来反馈调节相应激素的分泌。例如，采食后血中高水平的葡萄糖可直接刺激胰岛 B 细胞分泌胰岛素，使血糖降低，而血糖降低则可抑制胰岛素的分泌，从而维持血糖水平的稳态。

3. 神经调节

神经系统也可调节激素的分泌。例如，内、外环境各种形式的刺激经神经系统整合后可影响下丘脑神经内分泌细胞的分泌活动。在应激状态下，交感神经系统活动增强可刺激肾上腺髓质分泌儿茶酚胺类激素，以增强交感神经系统的功能。

第二节　下丘脑和垂体

下丘脑位于丘脑的腹部，第三脑室周围，可分为三个区：①前区或称视上区，包括视交叉上核、视上核、室旁核等。②中区或称结节区，包括正中隆起、弓状核、腹内侧核等。③后区或称乳头区，包括背内侧核、乳头体等。下丘脑视上核和室旁核的神经元轴突延伸终止于神经垂体，形成下丘脑-垂体束。下丘脑的许多神经元除保持典型的神经细胞功能外，还具有内分泌功能，可分泌神经激素。这些神经细胞将从大脑或中枢神经系统其他部位传来的神经信息转变为激素信息，通过垂体门脉系统联系垂体，从而以下丘脑–垂体为枢纽，把神经调节与体液调节紧密联系起来（图11-6）。因此，下丘脑与垂体在结构和机能上的联系非常密切，可作为下丘脑–垂体功能单位。

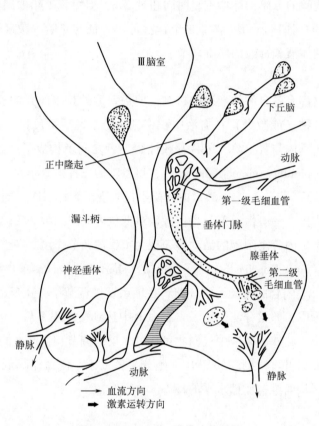

图 11-6　下丘脑–垂体功能单位

一、下丘脑的内分泌功能

1. 下丘脑调节肽

下丘脑许多核团的神经元具有内分泌功能，称为下丘脑神经内分泌细胞，可分泌肽类激素或神经肽，因而统称为肽能神经元。下丘脑的肽能神经元主要存在于视上核、室旁核和"促垂体区"核团内，包括由视上核和室旁核组成的大细胞肽能神经元、由下丘脑底部的许多核团内的小型神经内分泌细胞组成的小细胞肽能神经元。

下丘脑促垂体区的肽能神经元分泌的肽类激素统称为下丘脑调节肽（hypothalamic regulatory peptide，HRP），包括各种释放激素和释放抑制激素，分别促进或抑制腺垂体激素的分泌活动。下丘脑促垂体区分泌的激素进入第一级毛细血管网，经垂体门静脉运送至腺垂体第二级毛细血管网，进而对腺垂体的分泌进行调节。已知的下丘脑调节肽有 9 种（表 11-2），下丘脑调节肽除在下丘脑促垂体区产生外，还可在中枢神经系统其他部位和体内许多组织中生成，这些肽具有复杂的垂体外作用。各种下丘脑调节肽与腺垂体靶细胞的膜受体结合后分别调节腺垂体相应激素的释放，有的以 cAMP 为第二信使，如 GHRH；有些则以 IP_3-DG 为第二信使，如 TRH、GnRH 及生长抑素等；有的则二者均有，如 CRH。

表 11-2　下丘脑调节肽的化学性质与主要作用

种类	化学性质	主要作用
促甲状腺激素释放激素（thyrotropin-releasing hormone，TRH）	3 肽	促进 TSH 和 PRL 释放
促肾上腺皮质激素释放激素（corticotropin-releasing hormone，CRH）	41 肽	促进 ACTH 释放
促性腺激素释放激素（gonadotropin-releasing hormone，GnRH）	10 肽	促进 LH 与 FSH 释放（以 LH 为主）
生长激素释放激素（growth hormone-releasing hormone，GHRH）	44 肽	促进 GH 释放
生长激素释放抑制激素/生长抑素（growth hormone release-inhibiting hormone，GHRIH/somatostatin，SS）	14 肽	抑制 GH 释放
促黑（素细胞）激素释放因子（melanophore-stimulating hormone releasing hormone，MRF）	肽	促进 MSH 释放
促黑（素细胞）激素抑制因子（melanophore-stimulating hormone releasing-inhibiting hormone，MIF）	肽	抑制 MSH 释放
催乳素释放肽（prolacin-releasing peptide，PRP）	31 肽	促进 PRL 释放
催乳素释放抑制因子（prolacin-releasing inhibiting factor，PIF）	多巴胺	抑制 PRL 释放

2. 下丘脑调节肽分泌的调节

下丘脑调节肽的分泌受神经和激素的调节，还受到更高位中枢和外周传入信息的影响。

（1）神经调节　内外环境变化的各种刺激通过神经系统传到下丘脑，影响下丘脑调节肽的分泌。如在应激状态下，多种应激刺激可促进下丘脑 CRH 的释放；吮吸乳头可反射性刺激下丘脑 PRF 分泌并抑制 PIF 的分泌。

下丘脑肽能神经元与来自中枢神经系统其他部位如中脑、边缘系统和大脑皮层的神经纤维有着广泛的突触联系，其神经递质主要有两大类：一类递质是单胺类物质，主要有多巴胺（DA）、去甲肾上腺素（NE）和 5-羟色胺（5-HT），它们对下丘脑调节肽分泌的调节作用见表 11-3；另一类递质是肽类物质，如脑啡肽、β-内啡肽、神经降压素、P 物质、血管活性肠肽及缩胆囊素等。

此外，动物的下丘脑中有一种能激活腺垂体细胞腺苷酸环化酶的肽，称为垂体腺苷酸环化酶激活肽（pituitary adenylate cyclase activating polypeptide，PACAP），包含 38 个氨基酸残基，通过垂体门脉系统作用于滤泡星形细胞，激活腺苷酸环化酶，使细胞内 cAMP 的水平升高，从而促进某些生长因子或细胞因子的生成，以旁分泌方式调节腺垂体细胞的发育和分泌活动。

表 11-3 神经递质对几种下丘脑调节肽分泌的影响

递质	TRH	GnRH	GHRH	CRH	PRF
去甲肾上腺素	↑	↑	↑	↓	↓
多巴胺	↓	↓ (−)	↑	↓	↓
5-羟色胺	↓	↓	↑	↑	↑

注：↑增加分泌，↓减少分泌，(−) 不变。

（2）激素调节　下丘脑调节肽调节腺垂体细胞的分泌功能，腺垂体分泌的激素又可调节下游靶组织的活动，在机体内构成了下丘脑、腺垂体与三大靶腺（甲状腺、肾上腺皮质和性腺）组成的三级水平的功能轴，即下丘脑-垂体-甲状腺轴、下丘脑-垂体-肾上腺（皮质）轴以及下丘脑-垂体-性腺轴（图 11-7）。在三个功能轴的各环节中，既有下丘脑对腺垂体、腺垂体对靶腺的下行调节关系，又有下游靶腺的长反馈、短反馈和超短反馈三个层次的上行反馈调节。长反馈指靶腺或靶组织所分泌的激素对上级腺体活动的反馈调节作用，如血中皮质醇浓度升高时对 CRH、ACTH 分泌的抑制；短反馈指腺垂体分泌的激素对下丘脑肽能神经元分泌活动的调节作用，如 ACTH 对 CRH 分泌的抑制作用；超短反馈指下丘脑调节肽调节肽能神经元自身的分泌活动。

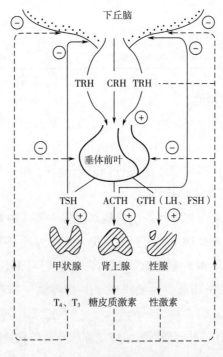

图 11-7　下丘脑-腺垂体-靶腺三大功能轴

二、腺垂体激素

1. 垂体的结构

垂体分腺垂体和神经垂体两部分。腺垂体是腺组织，包括远侧部、中间部和结节部三部分。远侧部含有多种具有内分泌功能的腺细胞、丰富的毛细血管网和少量的网状纤维，是腺垂体的主要部分。远侧部的细胞可分为两大类：一类为有内分泌功能的颗粒型细胞，目前定论的有五种，即生长素细胞、催乳素细胞、促甲状腺激素细胞、促肾上腺皮质激素细胞和促性腺激素细胞；另一类为无内分泌功能的无颗粒型细胞，主要是滤泡星形细胞和未分化的细胞。神经垂体属于神经组织，分神经部和漏斗部二部分。远侧部和神经部一般分别称为垂体前叶和垂体后叶。腺垂体和神经垂体的内分泌功能不同，但都与下丘脑有着结构和功能上的密切联系。神经垂体的部分血液可通过短门脉血管流向腺垂体。

2. 垂体分泌的激素

在腺垂体分泌的激素中，促甲状腺激素（thyroid-stimulating hormone，TSH）、促肾上腺皮质激素（adrenocorticotropic hormone，ACTH）、卵泡刺激素（follicle-stimulating hormone，FSH）与黄体生成素（luteinizing hormone，LH）均有各自的靶腺，分别形成下丘脑-垂体-甲状腺轴、下丘脑-垂体-肾上腺皮质轴和下丘脑-垂体-性腺轴。腺垂体的这些激素均可促进靶腺分泌激素，所以这些激素统称为"促激素"。腺垂体还分泌生长激素（growth hormone，GH）、催乳素（prolactin，PRL）与促黑（素细胞）激素（melanophore-stimulating hormone，MSH）。它们直接作用于靶细胞，从而调节物质代谢、个体生长、乳腺发育与泌乳功能以及黑色素代谢等。此外，中间部的阿黑皮素原（pro-opiomelanocortin，POMC）是 ACTH、MSH 和 β-促脂素等激素的前体。

（1）生长激素

生长激素（GH）的化学结构与 PRL 相似，故二者的作用有交叉。

血液中 GH 以游离型和结合型两种形式存在，后者占 GH 总量的 40%～45%，结合于特异性的 GH 结合蛋白（GH-binding protein，GHBP）。根据分子大小以及与 GH 结合的特性，可将 GHBP 分为两种：分子质量为 61ku 的高亲和力 GHBP 和分子质量为 100ku 的低亲和力 GHBP。高亲和力 GHBP 与 GH 结合形成复合物，是血浆 GH 的主要存在形式，肝脏可能是产生高亲和力 GHBP 的主要场所。血中 GH 的半衰期为 6～20min，肝和肾是 GH 降解的主要部位。

GH 通过其靶细胞膜上的特异性受体而发挥其作用。GH 受体（growth hormone receptor，GHR）同属催乳素、促红细胞生成素、细胞因子受体超家族，是由 620 个氨基酸组成的跨膜单链糖蛋白。机体许多细胞有 GH 受体，如肝、脑、骨骼肌、心、肾、肺、胃、肠、软骨、胰腺、睾丸、卵巢和子宫等。在胎儿期和新生儿期，各类细胞上的 GH 受体数量较多，所以对 GH 的反应非常敏感。

①GH 的生理作用：GH 的主要生理作用是促进物质代谢和生长发育。GH 对机体各组织器官均有影响，特别是对骨骼、肌肉及内脏器官的作用尤为显著，因此也称为躯体刺激素（somatotropin）。GH 还参与机体的应激反应。GH 促进骨、软骨、肌肉及其他组织细胞分裂增殖，促进蛋白质合成。幼年时若缺乏 GH，则生长发育停滞，会患侏儒症（dwarfism）；而生长激素过多则会患巨人症（gigantism）。成年期若生长激素分泌过多，由于长骨的骨骼已钙化不能再生长，只有软骨成分较多的部位如面部骨骼、手足肢端骨恢复生长，以致出现手足粗大、鼻大唇厚、下颌突出，内脏器官如肝和肾等增大，称肢端肥大症（acromegaly）。

GH 不仅可直接作用于靶细胞，还可作用于肝脏使其分泌生长介素（somatomedin，SM），再作用于靶细胞。SM 是分子质量为 4ku 的多肽，因其化学结构与胰岛素相似并具有其活性，故又称为胰岛素样生长因子（insulin-like growth factor，IGF）。目前已分离出两种生长介素，即 IGF-Ⅰ 和 IGF-Ⅱ，分别含 70 个和 67 个氨基酸残基，其分子组成的氨基酸有 70% 是相同的。GH 的促生长作用与 SM 密切相关，SM 以内分泌的形式作用于各种组织器官，且主要由 IGF-Ⅰ 介导，而 IGF-Ⅱ 则主要在胚胎期生成，对胎儿的生长发育起重要作用。肝脏作为 GH 重要的靶组织，是产生 IGF-Ⅰ 的最主要的部位，因此认为下丘脑-垂体-肝脏轴作为生长轴的主轴是调控生长发育的关键。肝外组织也有 IGF-Ⅰ 合成和分泌，以近距离方式发挥作用，构成了生长轴的旁轴。

GH 还可促进代谢活动。GH 通过 IGF 促进氨基酸进入细胞，加强 DNA、RNA 的合成进而促进蛋白质合成，减少尿氮排出，促进机体呈正氮平衡。同时，GH 抑制糖的消耗，促进脂肪分解，增强脂肪酸氧化，特别是使肢体组织脂肪含量减少，使机体的能量来源由糖转向脂肪。GH 还可抑制外周组织摄取和利用葡萄糖，减少葡萄糖消耗，提高血糖水平。GH 分泌过多可造成血糖过高，出现垂体性糖尿。GH 还可增强钠、钾、钙、磷、硫等重要元素的摄取和利用，此外，GH 促进胸腺基质细胞分泌胸腺素，参与机体免疫功能的调节。

②GH 分泌的调节：GH 分泌受到下丘脑的下行调节和 GH 的反馈调节。下丘脑通过 GHRH 和 GHRIH 双重调节 GH 的分泌。GHRH 经常性地促进 GH 的分泌，而 GHRIH 则抑制其分泌。GH 呈脉冲式分泌，这是 GHRH、GHRIH 共同协调作用的结果。在整体条件下，GHRH 对 GH 分泌的促进作用占主要地位。GH 对下丘脑 GHRH 和腺垂体 GH 的分泌有负反馈调节作用，GHRH 对其自身释放也有负反馈调节作用。IGF-Ⅰ 可通过刺激下丘脑释放 GHRIH 而抑制 GH 的分泌，还能直接抑制腺垂体 GH 的基础分泌。

除了上述因素，还有许多因素可影响 GH 的分泌。如低血糖、血中氨基酸和脂肪酸增多、运动、饥饿及应激刺激，均可促进 GH 分泌。某些激素如甲状腺激素、雌激素、雄激素等促进 GH 分泌，而皮质醇则抑制 GH 的分泌。昼夜节率和年龄变化也可影响 GH 的分泌。白天觉醒时，血中 GH 的水平较低，夜间深睡时，血中 GH 水平可升高若干倍。GH 分泌增多有利于机体的生长发育和体力的恢复。GH 分泌还有明显的年龄变化，新生儿的血浆中

GH 比母体高。此外，胃黏膜和下丘脑等处可生成类似 GHRH 作用的生长激素释放肽（growth hormone-releasing peptide，ghrelin），可促进 GH 的分泌，并可刺激食欲，从多方面参与机体能量平衡的调节。

（2）催乳素 催乳素（PRL）结构上与 GH 相似，也是一种单链蛋白质，其氨基酸残基数为 199 个。

①PRL 的生理作用：PRL 的主要作用是促进乳腺的发育和乳汁的生成，还可促进生长、调节水盐代谢和性腺功能。PRL 能促进男性前列腺及精囊的生长，增强 LH 对间质细胞的作用，使睾酮的合成增加，促进性成熟。血液中高浓度 PRL 则抑制性腺的发育和功能活动。在应激状态下，血液中 PRL 与 ACTH、GH 浓度同时增加，共同参与应激反应。此外，PRL 可协同一些细胞因子共同促进淋巴细胞增殖，直接或间接促进 B 淋巴细胞分泌 IgM 和 IgG，从而发挥其免疫调节作用。

②PRL 分泌调节：PRL 的分泌主要受下丘脑 PRF 和 PIF 的双重调节。PRF 促进 PRL 的分泌，PIF 抑制 PRL 的分泌，通常以 PIF 的抑制作用为主。TRH 对 PRL 分泌也有促进作用。血中高水平的 PRL 可反馈性地促进下丘脑正中隆起分泌多巴胺，抑制 PRF 和 PRL 的分泌。PIF 虽然还未分离成功，但已证明多巴胺可能是一种 PIF。哺乳类哺乳或挤乳时，由于吮吸或按摩乳头，可经下丘脑反射性地刺激 PRL 的分泌。此外，脑内的 5-羟色胺、阿片肽、血管活性肽、血管紧张素 II 等均可刺激 PRL 的分泌。雌激素可刺激 PRL 细胞增殖并促进 PRL 的分泌，而甲状腺激素则起抑制作用。

（3）促激素 促激素包括 TSH、ACTH、FSH 和 LH，其中 TSH、FSH 和 LH 均为双链糖蛋白，三者都有一条相同的 α-链，激素的特异性由 β 链所决定。TSH 的生理作用是促进甲状腺的生长和合成、释放甲状腺激素的功能活动。ACTH 是一个含 39 个氨基酸的多肽，由阿黑皮素原（POMC）经酶分解而来，其生理作用主要是促进肾上腺皮质增生和肾上腺皮质激素的合成与释放。FSH 和 LH 统称促性腺激素（gonadotropin）。FSH 又名促卵泡激素（follitropin）。在 LH 和性激素的协同作用下，FSH 可促进雌性动物卵泡生长发育并分泌卵泡液；作用于雄性动物睾丸，促进生精上皮的发育、精子的生成与成熟。LH 与 FSH 协同作用可促进卵巢合成雌激素、卵泡发育成熟并排卵以及排卵后的卵泡转变成黄体。LH 又称间质细胞刺激素（ICSH），可促进睾丸间质细胞增殖并合成雄激素。

（4）促黑（素细胞）激素 MSH 是低等脊椎动物（鱼类、爬行类和两栖类）垂体中间部产生的一种肽类激素。人类垂体中间部退化后只留有痕迹，产生 MSH 的细胞分散于腺垂体远侧部内。MSH 是阿黑皮素原（proopiomelanocortin，POMC）的衍生物，分 α-MSH（14 肽）、β-MSH（18 肽）和 γ-MSH（12 肽）三种。

MSH 的主要生理作用是促使黑素细胞生成黑色素以及黑色素颗粒的分散。体内黑素细胞分布于皮肤、毛发、眼球虹膜及视网膜色素层内。位于表皮与真皮之间的黑素细胞的胞浆中有特殊的黑色素小体内含酪氨酸酶，可催化酪氨酸转变成黑色素。在黑暗背景中，MSH

使两栖类黑素细胞中的黑素颗粒在细胞内分散而使肤色加深，利于动物在黑暗处隐蔽。而在白色背景中，MSH 的释放受到抑制，动物的颜色变浅。MSH 促进哺乳动物和人黑色素的合成，使皮肤与毛发的颜色加深。此外，MSH 还可能参与 GH、CRH、LH、胰岛素和醛固酮等激素分泌的调节，并可抑制摄食行为。

MSH 的分泌主要受下丘脑 MRF 和 MIF 的调控。MRF 促进 MSH 的分泌，MIF 则有抑制作用，平时以 MIF 的抑制作用占优势。MSH 也可通过反馈调节腺垂体 MSH 的分泌。

三、神经垂体激素

神经垂体不含腺体细胞，自身不能合成激素。神经垂体激素由下丘脑视上核和室旁核神经元合成，包括血管加压素（vasopressin，VP）和催产素（oxytocin，OXT）。这两种激素与神经垂体激素运载蛋白（neurophysin）形成复合物后包装于囊泡中，以轴浆运输的方式经下丘脑-垂体束运送并贮存在神经垂体。

在适宜的刺激下，神经垂体激素和运载蛋白以出胞的方式释放到血液中。神经垂体激素运载蛋白有两种：与 OXT 结合并释放入血的运载蛋白 I，由 92 个氨基酸组成；与 VP 结合的运载蛋白 II，由 97 个氨基酸组成。神经垂体激素主要在肾和肝中酶解而被灭活，也可在肌肉和子宫等组织中被灭活。妊娠时催产素酶活性增强，可防止催产素浓度过高而影响妊娠。VP 在血中的半衰期为 6~10min，OXT 为 3~4min。

1. 血管加压素

血管加压素（VP）又称抗利尿激素（antidiuretic hormone，ADH），与 OXT 的结构相似，均为 9 肽，内部都有一个二硫键，连接 N-端第 1 位与第 6 位的两个半胱氨酸成胱胺酸（图 11-8）。人和牛、绵羊、骆驼等大多数动物的 VP 是 8-精氨酸加压素（arginine vasopressin，AVP），而猪、野猪和河马则是 8-赖氨酸加压素（lysine vasopressin，LVP）。8-精催产素（vasotocin）也是 9 肽激素，保留 OXT 的 6 肽环和 VP 的 3 肽链结构，但其作用不同。Vasotocin 由 VP 的字首和 OXT 的字尾组成，以其侧链的 8 位为精氨酸残基而名。AVT 通过抑制下丘脑 GnRH 和垂体促性腺激素的合成和释放而抑制生殖活动。

VP 的作用包括抗利尿作用和升血压作用，可促进肾远曲小管和集合管对水的重吸收，使尿量减少。并使小动脉的平滑肌收缩，引起血压升高。在生理状态下，血中 VP 的浓度很低，不能引起血管收缩。但在机体脱水或失血时，VP 的释放量明显增加，可使血管广泛收缩，特别是内脏血管，从而维持血压的稳定。此外，VP 还有增强记忆、调制疼痛等作用。

血浆晶体渗透压升高和循环血量降低，可分别通过脑内渗透压感受器和心房及肺容量感受器调节 VP 的释放。当动脉血压升高时，颈动脉窦压力感受器受到刺激，可反射性地抑制 VP 的释放，相反则促进 VP 的释放（图 11-9）。

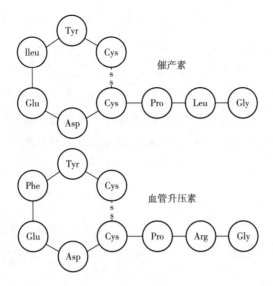

图 11-8 两种神经垂体激素

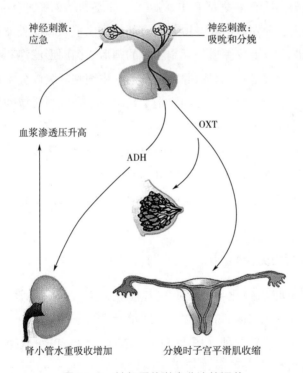

图 11-9 神经垂体激素分泌的调节

2. 催产素

催产素（OXT）与 VP 的生理作用有交叉，但较弱。OXT 的作用包括催产和排乳效应，促进子宫在交配和分娩时收缩，前者促使精子通过雌性生殖道到达受精部位，后者促使胎儿产出。并使乳腺腺泡周围的肌上皮细胞收缩，将乳汁排出。在临床上，OXT 在分娩困难时可用来助产，也可用于产后子宫止血。

OXT 通过神经-体液途径参与排乳反射。哺乳或挤乳对乳头的刺激通过乳头和皮肤的感受器将刺激传至下丘脑，增加 OXT 的合成和释放，引起乳腺腺泡肌上皮细胞收缩，促使乳汁排出，同时对乳腺还有营养作用。交配或分娩时对阴道或子宫颈的机械性刺激可反射性地引起 OXT 的释放。雌激素可增加子宫肌对 OXT 的敏感性，孕激素的作用则相反。此外，OXT 对神经内分泌、学习记忆、痛觉调制、体温调节等生理功能也有一定的作用。在卵巢内也存在高浓度的 OXT，由颗粒细胞与黄体细胞合成，参与卵泡生长、成熟、排卵和黄体功能的调节。

第三节　甲状腺激素

从圆口类到哺乳类，所有动物都有甲状腺，但形态和结构有所不同。甲状腺位于喉后方，气管的两侧和腹面，分左右两叶，中间由峡部相连。甲状腺的外面包有一薄层结缔组织膜，内部有很多由单层立方上皮围成的大小不等的圆形或椭圆形滤泡和滤泡间细胞团，滤泡周围有丰富的毛细血管和淋巴管。腺泡腔内充满了上皮细胞的胶体分泌物，主要成分是含有甲状腺激素的甲状腺球蛋白。腺泡上皮细胞是甲状腺激素合成与释放的部位，而腺泡腔的胶体是激素的贮存库。腺泡上皮细胞在功能活跃时呈柱状，腔内胶体减少；功能减弱时，细胞呈扁平状，胶体增多。胶体有贮存甲状腺素的作用，使甲状腺素成为机体唯一的一种贮存于细胞外的激素，可保证机体长时间（50~120d）的代谢需求。

在甲状腺腺泡之间和腺泡上皮细胞之间有滤泡旁细胞，又称 C 细胞，可分泌降钙素。

一、甲状腺激素的合成与代谢

甲状腺激素是酪氨酸的碘化物，是唯一含卤族元素（碘）的激素，主要有四碘甲腺原氨酸（$3,5,3',5'$-tetraiodothyronine，T_4），即甲状腺素（thyroxine）和三碘甲腺原氨酸（$3,5,3'$-triiodothyronine，T_3）两种（图 11-10）。在组织中，T_4 可脱掉一个碘原子成为活性更强的 T_3。甲状腺也可合成少量逆三碘甲腺原氨酸（$3,3',5'$-T_3，rT_3），但无生物活性。T_4、T_3 和 rT_3 分别占分泌总量的 90%、9% 和 1%。

1. 甲状腺激素的合成

合成甲状腺激素的主要原料是碘和甲状腺球蛋白。碘主要从食物中摄取，滤泡上皮细胞可从血液中摄取碘，甲状腺球蛋白由腺泡上皮细胞合成，其中的酪氨酸经过碘化后生成甲状腺激素，并以胶体的形式大量储存于腺泡腔。甲状腺过氧化物酶是甲状腺激素合成的关键酶。甲状腺激素的合成过程包括聚碘、活化、碘化与缩合四个环节（图 11-11）。

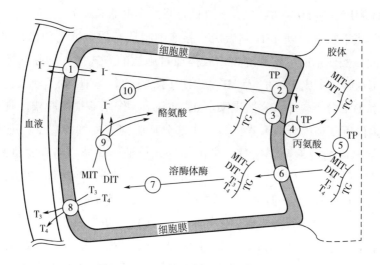

图 11-10 甲状腺激素的化学结构

1—碘的获取 2—碘的氧化 3—甲状腺球蛋白（TG）胞吐 4—TG 的碘化 5—碘化酪氨酸的偶联 6—TG 的胞吞

7—TG 的水解 8—T_3 和 T_4 的释放 9—脱碘与 MIT 和 DIT 的形成 10—碘的循环。TP：甲状腺过氧化物酶。

（1）聚碘 由肠主动吸收的碘以 I- 的形式存在于血液中，甲状腺内 I- 浓度比血液中高 20～25 倍。在甲状腺腺泡上皮细胞基底膜上存在钠-碘同向转运体（sodium-iodide symporter，NIS）依赖钠泵活动所提供的势能，I- 与 Na+ 以 1∶2 的比例经同向转运将 I- 转运到细胞内，然后通过细胞顶端膜的碘转运蛋白将其转运到滤泡腔中。TSH 促进甲状腺的聚碘过程。

（2）I- 的活化 进入腺泡上皮细胞内的 I- 在细胞顶端微绒毛与腺泡腔交界处，甲状腺过氧化酶（thyroperoxidase，TPO）将无机碘 I- 催化为有机碘 I°。

（3）碘化 碘化（iodination）是指甲状腺球蛋白（thyroglobulin，TG）分子中酪氨酸残基苯环上的氢在 TPO 催化下被活化碘取代的过程。碘化发生在细胞与胶体的界面。TG 在粗面内质网中合成，转移到高尔基复合体后再以膜泡的形式移至细胞的顶端。在细胞表面，通过胞吐方式将膜泡的内容物排到滤泡腔。如果只取代苯环 3 位上的 H+，则生成一碘酪氨酸（monoiodotyrosine，MIT），如果取代苯环 3,5 位上的 H^+，则生成二碘酪氨酸（diiodotyrosine，DIT）。

（4）缩合　缩合是在 TPO 催化下，同一 TG 分子内的 MIT 与 DIT 偶合成 T_3，以及少量的 rT_3，两分子 DIT 偶联生成 T_4。在一个甲状腺球蛋白分子上，T_4 与 T_3 之比为 20∶1。当甲状腺内碘化活动增强时，DIT 含量增加，T_4 含量也相应增加；缺碘时 MIT 增多，则 T_3 含量明显增加。

TPO 的活性受 TSH 的调控，大鼠摘除垂体 48h 后，TPO 的活性消失，注射 TSH 后此酶活性再现。硫氧嘧啶与硫脲类药物可抑制 TPO 活性，从而抑制甲状腺激素的合成，可用于治疗甲状腺功能亢进症。

2. 甲状腺激素的贮存、释放、运输与代谢

（1）储存　甲状腺激素在腺泡腔内以胶体的形式储存于细胞外（腺泡腔内），且储存量很大，可供机体利用长达 50~120d 之久，是储存量最多的激素。

（2）释放　当甲状腺受到 TSH 刺激后，腺泡细胞顶端的微绒毛伸出伪足，将含有 T_4、T_3 及其他碘化酪氨酸残基的甲状腺球蛋白胶体通过胞饮的方式摄入到腺细胞内，随即被溶酶体蛋白水解酶水解，生成 T_4、T_3 及 MIT、DIT（图 11-11）。TG 分子较大，不易进入血液循环，而 MIT 和 DIT 分子较小，在脱碘酶（deiodinase）作用下很快脱碘。脱下的碘大部分储存在甲状腺内供重新利用合成激素，另一小部分从腺泡上皮细胞释出，进入血液。T_4 和 T_3 对腺泡上皮细胞内的脱碘酶不敏感，可迅速进入血液。此外，尚有微量的 rT_3、MIT 和 DIT 可从甲状腺释放入血。脱掉 T_4、T_3、MIT 和 DIT 的 TG 则在溶酶体被降解。甲状腺激素中 T_4 量约占总量的 90% 以上，但 T_3 的生物活性比 T_4 约大 5 倍。

（3）运输　甲状腺激素释放入血后，几乎 99% 的 T_4 与蛋白质相结合，其中 60% 与肝脏合成的甲状腺素结合球蛋白（thyroxine binding globulin，TBG）结合，30% 与前清蛋白结合，10% 与清蛋白结合。T_3 主要以游离的形式存在。结合和游离状态的激素之间可互变，但只有游离的激素才能进入细胞内，发挥生理作用。

（4）代谢　血浆中 T_3 的半衰期为 16~48h，而 T_4 可达 2~6d。约 80% 的 T_4 在外周组织 5′-脱碘酶或 5-脱碘酶的作用下，变为 T_3（占 45%）或 rT_3（占 55%）。T_3 主要由外周组织的 T_4 脱碘而来，占 75%，其余来自甲状腺；rT_3 仅有极少量由甲状腺分泌，绝大部分是在组织内由 T_4 脱碘而来。由于 T_3 的活性比 T_4 大 5 倍，所以脱碘酶的活性决定了 T_4 在组织内发挥作用的大小。由于脱碘酶中含有硒，当硒缺乏时 T_4 脱碘成 T_3 的过程受阻，会导致外周组织中 T_3 含量减少。T_3 或 rT_3 可再经脱碘变成二碘、一碘以及不含碘的甲腺原氨酸而失活。此外，还有 20% 的 T_4 和 T_3 在肝内降解，形成葡萄糖醛酸或硫酸盐的代谢产物，经胆汁排入小肠，随粪排出。肾亦能降解少量的 T_4 和 T_3，代谢产物随尿排出。

二、甲状腺激素的生理作用

甲状腺激素的作用极为广泛，主要有代谢性效应和生长发育效应，其特点是范围广、持续时间长、作用机制复杂。甲状腺激素与核受体结合而影响转录过程，对线粒体的生物氧化作用以及膜的转运等功能均有影响。

1. 调节新陈代谢

（1）增强能量代谢　甲状腺激素可促进糖和脂类的分解代谢，使大多数组织如肝、肾、心脏和骨骼的耗氧量和产热量增加，提高基础代谢率，但对大脑、性腺、脾和子宫等组织无此作用。甲状腺激素调节机体的代谢水平以维持哺乳动物和鸟类体温的恒定，因此在冷环境中生活的哺乳动物摄食量较大，大部分食物被用于产热。T_3 的产热作用比 T_4 强 3~5 倍，但持续时间较短。甲状腺激素的产热效应与靶组织细胞 Na^+-K^+ ATP 酶活性的升高有关。如用哇巴因抑制此酶活性，则甲状腺激素的产热效应被消除。此外，甲状腺激素还能促进脂肪酸氧化，产生大量热能。

甲状腺激素分泌过多时，机体的代谢率过高，出现烦躁不安、心率加快，对热环境难以忍耐、体重降低。与此相反，甲状腺激素分泌不足时，机体的代谢率降低，产热量减少，出现智力迟钝、心率降低、肌肉无力、对冷环境异常敏感、体重增加。

（2）调节物质代谢　生理剂量的甲状腺激素促进蛋白质的合成，尿氮减少，而高剂量的甲状腺激素则促进蛋白质的分解，特别是加速骨骼肌蛋白质的分解，使肌酐含量降低，肌肉无力，尿酸含量增加，并可促进骨中蛋白质分解，导致血钙升高和骨质疏松，氮的排出量增加。甲状腺激素促进小肠黏膜对糖的吸收，增强肝糖原分解，抑制糖原合成，并可增强肾上腺素、胰高血糖素、皮质醇和 GH 的升血糖作用。甲状腺激素还可加强外周组织利用糖，因此也有降血糖作用。甲状腺激素促进脂肪酸氧化，增强儿茶酚胺和胰高血糖素对脂肪的分解作用，但对胆固醇的作用有双重性，一般分解作用要强于合成作用。甲状腺功能亢进时，T_3 或 T_4 过多导致脂肪和蛋白质分解而引起氮的负平衡，肌肉发生萎缩、糖原分解增加。因此，甲状腺功能亢进患者往往身体消瘦，而甲状腺功能减退患者趋于肥胖。

（3）调节水和电解质更新　甲状腺激素对毛细血管正常通透性的维持和细胞内液的更新有重要作用。甲状腺功能低下时，毛细血管通透性明显增大，可见组织特别是皮下组织发生水盐潴留，同时有大量黏蛋白沉积而表现黏液性水肿（myxedema），补充甲状腺素后水肿可消除。

2. 促进生长发育

甲状腺激素是机体生长、发育和成熟的重要因素，特别是对脑和骨骼的发育尤为重要。由于 T_3、T_4 或 TSH 都不能穿过胎盘屏障，T_3 和 T_4 必须由胎儿的甲状腺供应。胚胎期缺碘可导致甲状腺激素合成不足或出生后甲状腺功能低下，以致脑的发育受阻，智力低下，长骨生长停滞，身材矮小，表现为呆小症即克汀病（cretinism）。甲状腺激素调节发育的例证之一就是可以诱导蝌蚪的变态，表现为尾部被吸收，并向成体方向发育，蝌蚪的甲状腺如被破坏则停止发育，不能变态成蛙，若及时给予甲状腺激素，又可恢复生长发育。甲状腺激素刺激骨化中心发育和软骨骨化，促进长骨和牙齿的生长。甲状腺激素对生长和发育的影响与动物的年龄有关，年龄越小，其影响越显著。甲状腺激素分泌不足还可使动物的生殖功能发生障碍，如生精过程受损、受精率降低、发情周期紊乱、流产和死胎等。

3. 调节器官和系统的功能

甲状腺激素对中枢神经系统的发育以及功能有重要影响。甲状腺功能亢进时，中枢神经系统的兴奋性增高，表现为不安、过敏、易激动、失眠多梦及肌肉颤动等。而甲状腺功能低下时，中枢神经系统兴奋性降低，出现感觉迟钝、行动迟缓、记忆力减退、嗜睡等症状。此外，甲状腺激素对心血管系统的活动也有明显的影响。甲状腺激素可使心率加快、心肌收缩力增强、心输出量与心做功增加。甲状腺激素对器官/系统功能活动的主要影响见表11-4。

表 11-4 甲状腺激素基本作用和分泌异常出现的效应

效应	基本生理作用	分泌过度的效应	分泌不足的效应
代谢	↑组织能量代谢、基础代谢率	产热、基础代谢率↑、耐热力↓	产热、基础代谢率、耐寒力↓
	↑肝、肾和肌肉蛋白质合成	蛋白分解↑、肌肉无力；体重↓	蛋白合成↓、肌肉无力；组织黏蛋白↑，出现黏液性水肿，体重↑
	↑小肠黏膜吸收糖、糖原分解、糖异生、血糖、外周组织利用糖、糖氧化	餐后血糖↑、糖尿	血糖↓
	↑脂肪分解、脂肪酸氧化，胆固醇降解>胆固醇合成	血胆固醇↓	血胆固醇↑
生长发育	↑胚胎生长发育尤其是脑和骨、骨质吸收和骨质形成	骨质疏松	出生后生长发育障碍、痴呆
消化系统	↑肠蠕动、食欲	食欲、进食量↑	食欲、进食量↓
神经系统	↑中枢神经系统的兴奋性 ↑细胞对儿茶酚胺反应性	烦躁不安、注意力分散、肌肉颤动等	迟钝、嗜睡等

注：↑促进或增强，↓抑制或减弱。

三、甲状腺激素分泌的调节

甲状腺激素的分泌受下丘脑-垂体-甲状腺轴调节。下丘脑分泌的 TRH 刺激腺垂体分泌 TSH，TSH 刺激甲状腺激素的分泌。甲状腺激素反馈调节下丘脑 TRH 和垂体 TSH 的分泌。在下丘脑、垂体和甲状腺三者之间存在着复杂的下行和上行调节机制。此外，甲状腺还可进行一定程度的自身调节。

1. 下丘脑腺垂体对甲状腺的调节

下丘脑 TRH 神经元释放 TRH，经垂体门脉系统作用于腺垂体，促进 TSH 的合成和释放。TSH 对甲状腺功能活动的调节包括促进甲状腺细胞增生、腺体肥大和甲状腺激素的合成与释放。环境因素的刺激可通过神经系统向下丘脑 TRH 神经元传递信息，进而调节 TSH 和甲状腺激素的合成和释放（图 11-12）。在寒冷环境下，下丘脑体温中枢受到刺激而对机体进行调节的同时，TRH 神经元也接受信息，增强 TRH 的释放。

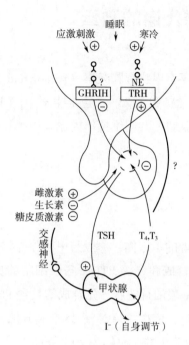

图 11-12　甲状腺激素分泌的调节

⊕表示促进或刺激　⊖表示抑制

2. 甲状腺激素的反馈调节

血液中游离的 T_4 和 T_3 浓度的改变对腺垂体 TSH 的分泌起着经常性反馈调节作用。T_4 和 T_3 浓度增高可使 TSH 的合成与分泌减少，降低腺垂体对 TRH 的敏感性。T_3 对腺垂体 TSH 分泌的抑制作用强于 T_4。有些激素也可影响腺垂体 TSH 的分泌，如雌激素可增强腺垂体对 TRH 的反应，使 TSH 的分泌增加，而 GH 和糖皮质激素则抑制 TSH 的分泌。

3. 自身调节

甲状腺自身具有因碘供应的变化而调节碘的摄取与合成甲状腺激素的能力，这是一种较为缓慢而有限度的调节系统，涉及甲状腺激素合成和分泌的每一个步骤。当血碘浓度升高时，起初甲状腺激素的合成有所增加，但当碘量超过一定限度时，甲状腺激素在维持一段时间的高水平合成之后，随即明显下降。如果持续加大碘量，则抑制摄碘的作用就会消失，激素的合成再次增加，出现对高碘的适应。相反，当血碘含量不足时，甲状腺可增强摄碘作用，并加强甲状腺激素的合成。食物中长期缺碘可引起甲状腺激素分泌不足，导致甲状腺组织发生代偿性增生，称地方性甲状腺肿或单纯性甲状腺肿。山区或缺少海产品地区的人或动物易患甲状腺肿，通过在食盐中加碘可预防此病。此外，肾上腺素能纤维兴奋可促进甲状腺激素的合成与释放，胆碱能纤维兴奋则抑制甲状腺激素的分泌。

第四节 调节钙与磷代谢的激素

参与钙与磷代谢的激素主要有甲状旁腺激素（parathyroid hormone，PTH）、甲状腺 C 细胞分泌的降钙素（calcitonin，CT）和 1,25-二羟维生素 D_3（1,25-dihydroxycholecalciferol），三者作用于骨、肾小管和小肠黏膜，共同维持体内血浆中钙和磷的稳态。三者统称为钙调节激素（calcium regulating hormones）。

一、甲状旁腺激素

甲状旁腺是位于甲状腺附近的小腺体，一般与甲状腺并列，通常有两对，甲状旁腺由主细胞和嗜酸细胞组成。主细胞合成和分泌 PTH，嗜酸细胞的功能尚不清楚。甲状旁腺主细胞分泌的 PTH 是含有 84 个氨基酸的直链肽。先合成的是含 115 个氨基酸的前甲状旁腺激素原（prepro-parathyroid hormone），依次脱掉 N 端 25 肽和 6 肽，生成 90 肽的甲状旁腺激素原（pro-PTH）和 PTH。PTH 在血浆中的半衰期为 20~30min，主要在肝灭活，代谢产物经肾排出体外，肾也有灭活 PTH 的作用。

1. 甲状旁腺激素的生理作用

PTH 是调节血钙和血磷水平最重要的激素，可使血钙升高，血磷降低。

（1）对骨的作用 PTH 使骨钙溶解进入血液，使血钙升高。当血钙浓度下降时，PTH 在数分钟内即可刺激破骨细胞溶解其周围的骨盐，使血钙迅速恢复到正常水平，这是 PTH 升血钙作用的快速效应。PTH 还可促进破骨细胞的生成并加强其活性，并抑制成骨细胞的活动，使钙、磷大量进入血，产生升血钙作用的延迟效应，在 PTH 作用后 12~14h 出现，通常要在几天或几周后方达高峰。

（2）对肾的作用 PTH 促进肾小管的远球小管和髓袢细段对钙的重吸收，使尿钙减少；抑制近球小管对磷的重吸收，尿中磷酸盐增加，血磷降低。PTH 对肾的作用是通过 cAMP-PKA 信号传递途径而发挥作用的。

（3）对小肠的作用 TH 激活肾 1α-羟化酶，促进 25-OH-D_3 转变为活性更高的 1,25-$(OH)_2$-D_3，进而促进小肠对钙和磷的吸收，使血钙升高。

2. PTH 分泌的调节

PTH 的分泌主要受血浆钙浓度变化的调节。甲状旁腺主细胞对低血钙极为敏感，血钙只要有轻微下降，PTH 可在 1min 内迅速增加分泌，使骨钙释放，肾小管重吸收钙活动增强，血钙浓度迅速回升。相反，血浆钙浓度升高时，PTH 分泌减少（图 11-13）。长时间的高血钙可使甲状旁腺发生萎缩，而长时间的低血钙则可使甲状旁腺增生。

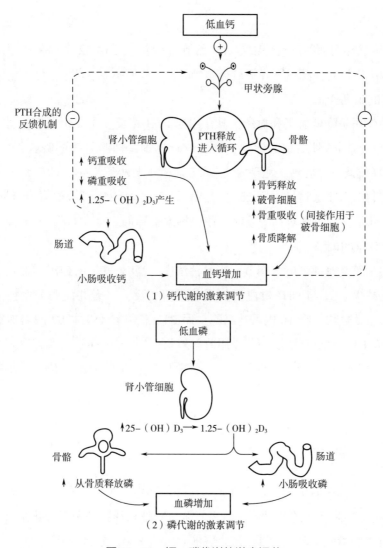

图 11-13　钙、磷代谢的激素调节

研究证明，在人和多种动物的甲状旁腺细胞膜上存在由 1078 个氨基酸组成的钙受体，它有一个较大的膜外区段，上有 Ca^{2+} 结合位点，跨膜区为返转 7 次的 α 螺旋肽链，膜内区段上有 4 个 PKC 的磷酸化位点。钙受体对 Ca^{2+} 有较高的亲和力，可感受细胞外 Ca^{2+} 浓度的变化。当细胞外 Ca^{2+} 水平升高时，Ca^{2+} 与钙受体结合并使之活化，通过 G 蛋白偶联而激活 IP_3 和 DAG-PKC 系统，使胞浆中 Ca^{2+} 水平升高，从而抑制 PTH 的分泌。

此外，血磷升高可使血钙降低，从而刺激 PTH 的分泌。血镁浓度降低可使 PTH 分泌减少。儿茶酚胺和 PGE_2 可促进 PTH 分泌，$PGF_{2\alpha}$ 使其分泌减少。

二、降钙素

降钙素由甲状腺内部的滤泡旁细胞（C 细胞）分泌，是由 32 个氨基酸组成的多肽。CT 的血浆半衰期小于 1h，主要在肾降解后排出。

1. 降钙素的生理作用

CT 的主要作用是降低血钙和血磷，其作用与 PTH 相反。主要靶器官是骨，对肾也有一定的作用。CT 可抑制破骨细胞的活动，增强成骨过程，抑制骨钙的吸收，导致骨组织钙、磷沉积增加、释放减少，血钙、血磷降低。CT 能减少肾小管对钙、磷、钠及氯等离子的重吸收，增加其排出。CT 通过抑制肾 1α-羟化酶活性，减少 25-羟维生素 D_3 转变为 1,25-二羟维生素 D_3，间接抑制小肠对钙的吸收，使血钙水平降低。

2. 降钙素分泌的调节

CT 的分泌主要受血钙浓度的调节。当血钙浓度升高时，CT 的分泌增加；血钙浓度降低时，CT 的分泌减少。CT 与 PTH 对血钙的调节作用相反，二者共同调节血钙浓度的相对稳定。CT 的分泌启动较快，在 1h 内可达高峰，而 PTH 需几个小时。CT 只对血钙水平产生短期调节作用，而 PTH 对血钙浓度调节作用时间较长。

促胃液素、促胰液素和胰高血糖素等激素都可促进 CT 的分泌，其中以促胃液素的作用最强。

三、 1,25-二羟维生素 D_3

维生素 D_3 是胆固醇的衍生物，也称胆钙化醇，除来源于食物之外，主要由皮肤中的 7-脱氢胆固醇经阳光中紫外线的照射转变而来，需在肝脏和肾脏经两次羟化生成 1,25-二羟维生素 D_3 才具有生物活性。肝脏的 25-羟化酶催化维生素 D_3 成 25-羟维生素 D_3，再在肾脏由 1α-羟化酶催化生成 1,25-二羟维生素 D_3 [1,25-$(OH)_2D_3$]，其活性比 25-羟维生素 D_3 高 500~1000 倍。各种形式的维生素 D_3 在血中运输时，需要与维生素 D 结合蛋白相结合。1,25-$(OH)_2D_3$ 主要在靶细胞内以侧链氧化或羟化的方式灭活，代谢产物在肝脏与葡萄糖醛酸结合后随胆汁排出，其中部分在小肠内被吸收入血液，从而形成维生素 D_3 的肝肠循环。

1. 1,25-$(OH)_2D_3$ 的生理作用

（1）对小肠的作用 1,25-$(OH)_2D_3$ 促进小肠上皮吸收钙所必需的钙结合蛋白（calcium binding protein，CaBP）的合成，由 CaBP 与 Ca^{2+} 结合并转运 Ca^{2+} 进入血液。1,25-$(OH)_2$-D_3 也促进小肠对磷的吸收。

（2）对骨的作用 1,25-$(OH)_2D_3$ 维持骨的正常更新，溶解并吸收老的骨质，提高血钙、血磷水平；并可通过刺激成骨细胞的活动参与新骨的钙化。骨质中存在一种主要由成骨细胞合成的含 49 个氨基酸组成的骨钙素（osteocalcin），能与钙结合，是骨基质中含量最丰富的非胶原蛋白，占骨蛋白含量的 1% ~ 2%，可调节并维持骨钙含量，其分泌受 $1,25-(OH)_2D_3$ 的调节。

（3）对肾的作用　促进肾小管对钙和磷的重吸收，减少尿中钙和磷的排出。

2. $1,25-(OH)_2D_3$ 分泌的调节

低血钙、低血磷和 PTH 均能增强肾 1α-羟化酶的活性，使 25-羟维生素 D_3 转化为 $1,25-(OH)_2D_3$。$1,25-(OH)_2D_3$ 增多可反馈抑制 1α-羟化酶的活性。此外，PRL 与 GH 可促进 $1,25-(OH)_2D_3$ 的生成，糖皮质激素则有抑制作用。

第五节　胰岛内分泌

胰腺既有外分泌功能，又有内分泌功能。由胰岛构成的内分泌部分只占胰腺总质量的 1%~2%。胰岛细胞依其形态、染色特点和功能的不同可分为：分泌胰岛素（insulin）的 B 细胞，约占 60%~70%；分泌胰高血糖素（glucagon）的 A 细胞，约占 20%；分泌生长抑素（SS）的 D 细胞。此外，还有少量分泌胰多肽（pancreatic polypeptide，PP）的 PP 细胞和分泌血管活性肠肽的 D_1 细胞（图 11-14）。

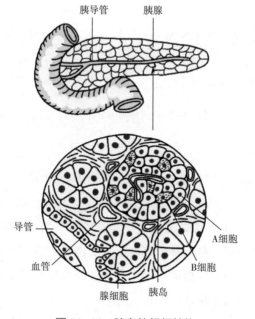

图 11-14　胰岛的组织结构

一、胰岛素

　　胰岛素是含 51 个氨基酸的双链蛋白，由 21 肽的 A 链和 30 肽的 B 链组成，两链之间有两个二硫键（图 11-15），还有一个链内二硫键，如果二硫键被打开，胰岛素则失去活性。胰岛 B 细胞先合成的是较大的前胰岛素原，再加工成 86 肽的胰岛素原，经水解成为胰岛素和无胰岛素活性的连接肽（C 肽）。由于 C 肽是在胰岛素合成过程中产生的，其数量与胰岛素的分泌量呈平行关系，因此测定血中 C 肽含量可反映出 B 细胞的分泌功能。胰岛 B 细胞也分泌少量胰岛素原进入血液，但其生物活性只有胰岛素的 3%~5%。胰岛素在血液内既可与血浆蛋白结合而运输，也可以游离的形式存在，但只有游离型的胰岛素具有生物活性。在血浆中胰岛素的半衰期只有 5min，主要在肝脏灭活，肾与肌肉组织也有灭活作用。

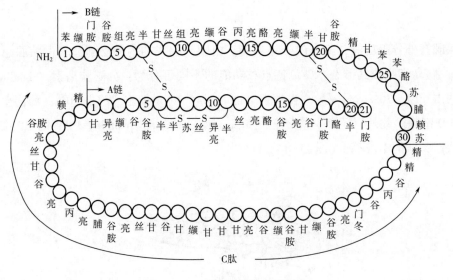

图 11-15　人胰岛素的化学结构

1. 胰岛素的生理作用

　　胰岛素是促进合成代谢、维持血糖相对稳定的重要激素，其生理作用主要有以下几方面。

　　（1）对糖代谢的作用　胰岛素促进全身组织，特别是肝、肌肉和脂肪组织对葡萄糖的摄取和利用，加速葡萄糖合成为糖原并贮存在肝和肌肉中，抑制糖异生，促进葡萄糖转变为脂肪酸，贮存于脂肪组织，结果使血糖水平下降。胰岛素缺乏时血糖浓度升高，如超过肾糖阈，糖就会从尿中排出，引起糖尿病。

　　（2）对脂肪代谢的作用　胰岛素抑制脂肪组织中脂肪酶活性，减慢脂肪分解，同时又促进肝脏合成脂肪酸并储存于脂肪细胞内，还能促进糖转变为脂肪。胰岛素缺乏时因糖利用受阻而由脂肪分解供能，结果生成大量酮体，引起酮血症和酸中毒；脂肪代谢紊乱可使血脂增加，引起动脉硬化，导致心、脑血管功能异常。

（3）对蛋白质代谢的作用　胰岛素既促进蛋白质合成，又抑制蛋白质分解。它可促进细胞摄取氨基酸，增加 DNA 和 RNA 的生成及蛋白质的合成、抑制蛋白质的分解和肝脏糖异生，利于细胞的生长。胰岛素对机体生长的促进作用是与腺垂体生长激素的作用相辅相成的。

近年来，有关胰岛素受体的研究受到人们的普遍关注，这主要是与人类的糖尿病有关。通常人的糖尿病可分为两类：胰岛素依赖性糖尿病（因胰岛素缺乏引起，又称 I 型糖尿病）和非胰岛素依赖性糖尿病（因胰岛素受体功能下降引起，又称 II 型糖尿病）。

胰岛素需与其受体结合后再发挥其作用。胰岛素受体是一种跨膜糖蛋白，由两个 α 亚单位和两个 β 亚单位构成的四聚体。α 亚单位由 719 个氨基酸残基组成，完全裸露在细胞膜外，是受体结合胰岛素的主要部位。β 亚单位是由 620 个氨基酸残基组成，膜内侧为蛋白激酶结构域，有酪氨酸蛋白激酶活性。胰岛素与受体结合可激活酪氨酸蛋白激酶，使受体内的酪氨酸残基磷酸化，从而产生跨膜信息传递、调节细胞功能。

2. 胰岛素分泌的调节

（1）血中代谢物质的作用　胰岛素的分泌主要取决于血糖水平。进食之后血糖升高，血糖可直接刺激胰岛 B 细胞分泌胰岛素，同时也作用于下丘脑，通过迷走神经增加胰岛素的分泌。当血糖水平下降时，胰岛素的分泌减少。许多氨基酸可刺激胰岛素的分泌，以精氨酸和赖氨酸的作用最强。血糖正常时，氨基酸只能使胰岛素分泌少量增加。如果血糖也升高，过量的氨基酸则使血糖引起的胰岛素分泌量加倍。氨基酸刺激胰岛素分泌的生理意义在于使餐后吸收的氨基酸可在胰岛素的作用下迅速被肌肉或其他组织摄取并合成蛋白质，同时使体内的蛋白质分解减慢。血中游离脂肪酸、酮体增多也可促进胰岛素的分泌。

（2）激素的作用　促胃液素、促胰液素、缩胆囊素、抑胃肽和胰高血糖样多肽-1（gluca-gon-like peptide 1，GLP-1）等胃肠道激素均可促进胰岛素的分泌，其中以抑胃肽和 GLP-1的作用最强。GH、甲状腺激素、糖皮质激素等可通过升高血糖浓度而间接引起胰岛素的分泌。因此，长期大剂量应用这些激素有可能造成 B 细胞衰竭而导致糖尿病。胰岛 A 细胞分泌的胰高血糖素和 D 细胞分泌的生长抑素均可通过旁分泌途径分别促进或抑制 B 细胞分泌胰岛素。肾上腺素和去甲肾上腺素也可抑制胰岛素的分泌。

（3）神经调节　胰岛受迷走神经与交感神经的双重支配。迷走神经通过乙酰胆碱作用于 M 受体，促进胰岛素的分泌，还可通过刺激胃肠道激素而间接促进胰岛素的分泌。交感神经则通过去甲肾上腺素作用于 α 受体，抑制胰岛素的分泌。

二、胰高血糖素

胰高血糖素是由胰岛 A 细胞分泌的含 29 个氨基酸的直链多肽，在血浆中的半衰期为 5~10min，主要在肝内灭活，在肾中也可降解。

1. 胰高血糖素的生理作用

胰高血糖素的作用与胰岛素相反，可促进肝糖原分解和糖异生作用，使血糖水平升高。它还可促进脂肪和蛋白质的分解，增强心肌收缩力，但抑制胃肠道平滑肌的运动。另外，胰高血糖素可通过旁分泌方式促进胰岛素和生长抑素的分泌。

2. 胰高血糖素分泌的调节

（1）血中代谢物质的作用　血糖是调节胰高血糖素分泌最重要的因素。低血糖可促进其分泌，这对维持血糖水平，保证脑的代谢和能量供应具有重要意义。高蛋白饲料或静脉注射氨基酸可刺激胰高血糖素的分泌。

（2）激素的作用　胰岛素可通过降低血糖间接引起胰高血糖素的分泌。胰岛内各种激素之间存在旁分泌作用。胰岛素和 D 细胞分泌的生长抑素直接作用于邻近的 A 细胞，抑制胰高血糖素的分泌。胃肠道激素中，缩胆囊素和促胃液素可刺激胰高血糖素分泌，促胰液素则有抑制作用。

（3）神经调节　交感神经通过 α 受体促进胰高血糖素的分泌，迷走神经则通过 M 受体抑制胰高血糖素的分泌。

三、胰岛分泌的其他激素

胰岛 D 细胞分泌的生长抑素有 SS14 和 SS28 两种，二者可通过旁分泌方式抑制胰岛 A、B 和 PP 三种细胞的分泌活动，负向调节胰岛激素的分泌。胰岛 PP 细胞分泌的胰多肽是含 36 个氨基酸残基的直链多肽，在人类有减慢食物吸收的作用，但其确切的生理作用尚不清楚。

第六节　肾上腺

肾上腺位于肾脏的前缘，其截面显示有两个主要区域，即边缘的皮质（cortex）和中心的髓质（medulla）。皮质起源于中胚层，由外向内分别由球状带（占皮质的 25%）、束状带（占60%）和网状带（占 15%）组成，三层细胞的形态和所含酶不同，合成和分泌的激素也不同。髓质起源于外胚层，性质上属于神经细胞，不能再生（皮质细胞在化学损伤后可再生），与皮质之间存在血管联系，但二者无论在胚胎发生、形态结构、激素种类、生理作用以及功能的调节等各方面都不相同，是两种不同的内分泌腺。皮质对于个体生存是必不可少的，而髓质并非如此。

一、肾上腺皮质

1. 肾上腺皮质激素

肾上腺皮质分泌的皮质激素分盐皮质激素（mineralocorticoid）、糖皮质激素（glucocorticoid）和性激素（sex steroids）三类，分别由球状带、束状带和网状带的细胞所分泌，网状带细胞也能分泌少量的糖皮质激素。这些激素均以胆固醇为前体，在线粒体内膜或内质网中的裂解酶和羟化酶等酶系的催化下经过一系列反应生成的（图 11-16）。

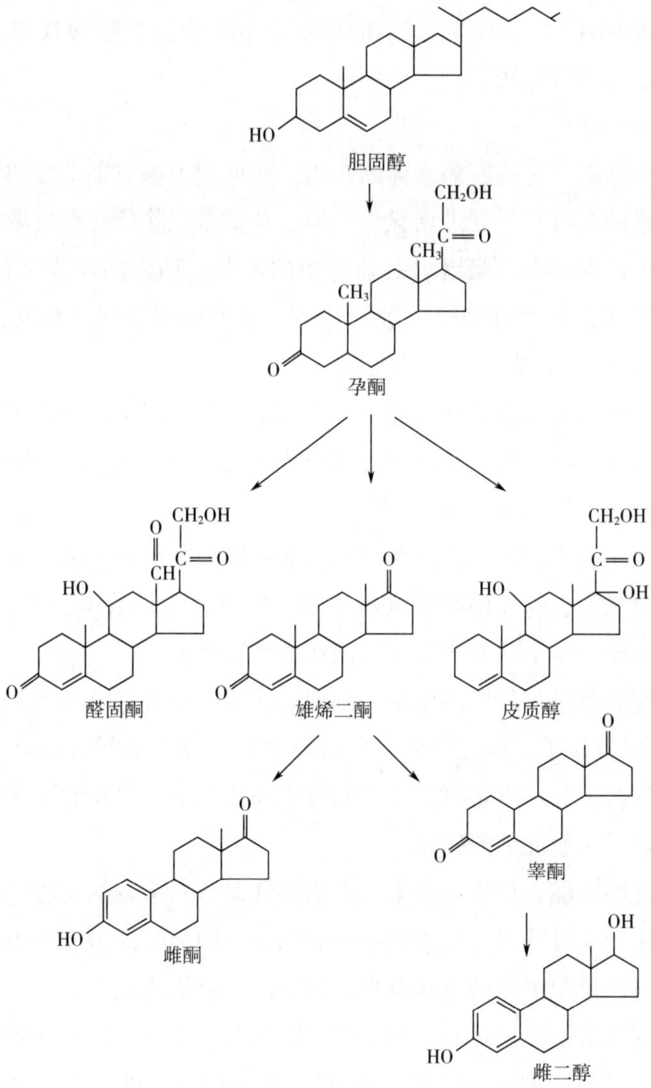

图 11-16　类固醇激素的生物合成途径

糖皮质激素主要有皮质醇（cortisol）和皮质酮（corticosterone）。血中皮质酮的含量仅为皮质醇的 5%～10%，生物活性仅为皮质醇的 35%。皮质醇进入血液后，75%～80% 与皮质类固醇结合球蛋白（corticosteroid binding globulin，CBG）相结合，15% 与血浆清蛋白结合，游离的皮质醇占 5%～10%，但只有游离的糖皮质激素才具有生物学活性。

盐皮质激素主要包括醛固酮（aldosterone）和 11-脱氧皮质酮（deoxycorticosterone，DOC），DOC 的盐皮质激素作用只有醛固酮的 3%。醛固酮与血浆清蛋白及 CBG 的结合力很弱，主要以游离状态存在和运输。

血浆中皮质醇的半衰期为 70min，醛固酮为 20min。二者都在肝脏中被降解，代谢产物与葡萄糖醛酸或硫酸结合，随尿排出。

2. 肾上腺皮质激素的生理作用

（1）糖皮质激素的作用 糖皮质激素的作用非常广泛，在物质代谢、免疫反应和应激反应中起着非常重要的调节作用。

①对物质代谢的影响。

糖代谢：糖皮质激素具有抗胰岛素样的作用，能抑制组织对葡萄糖的利用，降低肌肉和脂肪等组织对胰岛素的反应性，促进糖异生，但心和脑组织除外。在应激情况下，虽然糖皮质激素增多，但仍可以保证心、脑组织对葡萄糖的需要。糖皮质激素分泌过多（如柯兴氏综合征）或服用此类激素药物过多时，血糖升高，甚至出现糖尿。相反，肾上腺皮质功能低下患者（如阿狄森氏病），则可出现低血糖。

蛋白质代谢：糖皮质激素促进肝外组织，特别是肌肉组织中蛋白质的分解，加速氨基酸转移至肝，生成肝糖原。糖皮质激素分泌过多会引起动物生长停滞、肌肉消瘦、骨质疏松、皮肤变薄、淋巴组织萎缩等现象。

脂肪代谢：糖皮质激素促进脂肪分解和脂肪酸在肝内的氧化，利于糖异生。肾上腺皮质功能亢进时，糖皮质激素引起体内脂肪重新分布，使四肢脂肪减少，躯干和面部脂肪增多，以致呈现出面圆、背厚、躯干部发胖而四肢消瘦的特殊体形。

水盐代谢：糖皮质激素有较弱的保钠、排钾的作用，对肾远球小管和集合管重吸收 Na^+ 和排出 K^+ 有轻微的促进作用。糖皮质激素还可增加肾小球血流量并提高肾小球滤过率，促进水的排出。糖皮质激素分泌不足时，机体的排水功能低下，严重时可导致水中毒、全身肿胀，补充糖皮质激素后可使此症状缓解。

②影响器官系统的功能：糖皮质激素可影响多种器官和系统的功能。

血细胞：糖皮质激素可通过增加骨髓的造血功能，增加红细胞、血小板和中性粒细胞的数量，并通过抑制淋巴组织细胞的有丝分裂，使淋巴细胞生成减少。

血管系统：糖皮质激素能增加心肌和血管平滑肌上肾上腺素能受体的数量，提高血管平滑肌对儿茶酚胺的敏感性（即允许作用），来保持血管的紧张性，维持血压。糖皮质激素还可降低毛细血管壁的通透性，减少血浆的滤出，利于血容量的维持。

神经系统：糖皮质激素可提高中枢神经系统的兴奋性。当肾上腺皮质功能低下，糖皮质激素分泌不足时，动物表现出精神萎靡。

消化系统：糖皮质激素促进多种消化液和消化酶的分泌。在胃消化活动中，糖皮质激素能增加胃酸及胃蛋白酶原的分泌，还能提高胃腺细胞对迷走神经和促胃液素的反应性。此外，糖皮质激素还有促进胎儿肺表面活性物质的合成、增强骨骼肌的收缩力、抑制骨的形成而促进其分解等作用。在临床上可使用大剂量的糖皮质激素及其类似物用于抑制免疫、抗炎、抗过敏、抗中毒和抗休克等的治疗。

③参与应激反应：应激（stress）是指机体遭受到来自内、外环境的伤害性刺激如创伤、精神紧张等，导致的垂体-肾上腺皮质轴激活，糖皮质激素分泌增加的非特异性反应。引起应激反应的刺激因子称应激源（stressor）。应激反应的意义在于机体从多方面调整对应激刺激的适应性和抵御能力，从而保护其自身。发生应激反应时，血中儿茶酚胺含量也相应增加，还伴有其他激素如 GH、PRL、胰高血糖素、β-内啡肽、抗利尿激素及醛固酮等的分泌增加，说明应激反应是以 ACTH 和糖皮质激素分泌增加为主，多种激素参与的使机体抵抗力增强的适应性反应。

（2）盐皮质激素的作用　盐皮质激素可促进肾远曲小管及集合管重吸收钠、水和排出钾，即保钠、保水和排钾作用，进而调节细胞外液和循环血量的相对稳定。醛固酮还增加汗腺、唾液和肠腺中 Na^+ 的重吸收。当醛固酮分泌过多时，将使 Na^+ 和水潴留，引起高血钠、高血压和低血钾。相反，若醛固酮缺乏则 Na^+ 与水排出过多，血 Na^+ 减少，血压降低，而尿 K^+ 排出减少，血 K^+ 升高。

此外，盐皮质激素与糖皮质激素都具有允许作用，能增强血管平滑肌对儿茶酚胺的敏感性，其作用比糖皮质激素更强。

3. 肾上腺皮质激素分泌的调节

（1）糖皮质激素分泌的调节　无论机体处于正常状态还是应激状态，下丘脑-垂体-肾上腺皮质轴的功能活动都非常重要，糖皮质激素都受到腺垂体分泌的 ACTH 的调控。ACTH 的分泌则受下丘脑 CRH 的控制与糖皮质激素的反馈调节。

各种应激刺激作用于神经系统的不同部位，通过神经递质将信息汇聚于下丘脑 CRH 神经元，合成并释放的 CRH 刺激腺垂体 ACTH 细胞，促进其合成并释放 ACTH，进而促进肾上腺皮质合成并释放糖皮质激素。ACTH 还可刺激束状带与网状带细胞的生长发育。糖皮质激素对上游激素有负反馈调节作用。当皮质醇在血中浓度升高时，可反馈性作用于下丘脑 CRH 神经元和腺垂体 ACTH 细胞，减少 CRH 和 ACTH 的合成。ACTH 也可反馈性地抑制 CRH 神经元的活动（图 11-17）。

有实验表明，海马在正常状态和应激状态时都参与下丘脑-垂体-肾上腺皮质轴的调节活动。皮质醇也可通过海马影响下丘脑-垂体-肾上腺皮质轴的活动。

下丘脑、垂体与肾上腺皮质组成一个密切联系、协调统一的功能轴，以维持血中糖皮质

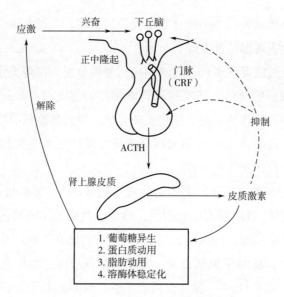

图 11-17　糖皮质激素分泌的调节

激素浓度的相对稳定，及其在不同状态下的适应性变化。

（2）盐皮质激素分泌的调节　醛固酮的分泌主要受肾素-血管紧张素系统的调节。另外，血中 K^+ 和 Na^+ 浓度变化可以直接作用于球状带细胞，影响醛固酮的分泌（详见第八章）。ACTH 在一般情况下对醛固酮的分泌不起显著作用，但在应激情况下可使其分泌量稍有增加。

二、肾上腺髓质

1. 肾上腺髓质激素的合成与代谢

肾上腺髓质细胞与交感神经节均来自神经嵴，实质上是没有纤维的交感神经节后神经元，其分泌活动受交感神经节前纤维的激活，分泌物直接进入血液。髓质的嗜铬细胞可分泌结构上相似的两种激素：肾上腺素（epinephrine）和去甲肾上腺素（norepinephrine），后者也是交感节后神经元的递质，都属于儿茶酚胺类化合物。

髓质激素的合成与交感神经节后纤维合成去甲肾上腺素的过程基本相同，不同之处是嗜铬细胞的胞浆中存在大量苯乙醇胺-N-甲基移位酶（phenylethanolamine-N-methyltransferase，PNMT），可使去甲肾上腺素甲基化而生成肾上腺素，而交感神经节后纤维末梢不含 PNMT，因而不能合成肾上腺素（图 11-18）。髓质激素合成后储存在细胞的囊泡内，当细胞受到刺激时再分泌到细胞外。髓质中肾上腺素与去甲肾上腺素的比例大约为 4：1。血液循环中的肾上腺素主要来自肾上腺髓质，而去甲肾上腺素除由髓质分泌外，主要来自肾上腺素能神经纤维末梢。二者在体内通过单胺氧化酶（monoamine oxides，MAO）及儿茶酚-O-位甲基转换酶（catechol-O-methyltransferase，COMT）的作用而被灭活。

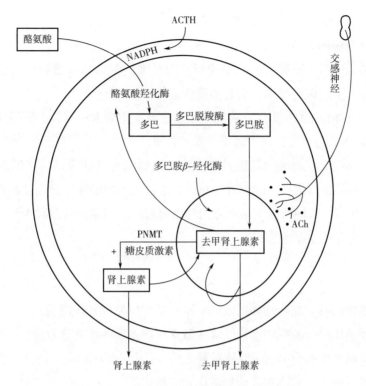

图 11-18　肾上腺髓质激素的生物合成途径

2. 髓质激素的生理作用

肾上腺髓质与交感神经系统组成交感-肾上腺髓质系统，髓质激素的作用与交感神经的活动紧密联系。髓质激素的作用非常广泛，与交感神经类似，主要有以下作用。

（1）作用于中枢神经系统，提高其兴奋性，使机体处于警觉状态，反应灵敏。

（2）兴奋心脏和缩血管作用，使心输出量增加，血压升高，内脏血管收缩，骨骼肌血管舒张且血流量增多，全身血液重新分配，以利于应急时重要器官得到更多的血液供应。

（3）加深呼吸，使支气管舒张以增大肺通气量。

（4）加速肝糖原分解，使血糖水平升高，加速脂肪分解，使血中游离脂肪酸增多，葡萄糖与脂肪酸氧化过程增强，以适应机体在应急情况下对能量的需要。

（5）使胃肠道平滑肌舒张，但使竖毛肌和睫状肌收缩，导致动物毛发竖立、瞳孔放大。当机体遭遇紧急情况时，因交感-肾上腺髓质系统功能的紧急动员而引起的适应性反应，称为应急反应（emergency reaction），结果是动员机体的能量储备，加速心血管和呼吸功能，情绪上表现出高度兴奋。这些反应都是由于交感神经系统兴奋和髓质激素快速释放入血所引起的。应急反应与应激反应有着类似的刺激因素，如畏惧、焦虑、剧痛、创伤、失血、脱水、缺氧、寒冷和剧烈运动等。应激反应主要是加强机体对伤害刺激的基础耐受能力，而应急反应更偏重于提高机体的警觉性和应变能力。机体受到外界强烈刺激时，两种反应往往同时发生以维持机体的适应能力。肾上腺髓质嗜铬细胞还可分泌一种 50 肽的肾上腺髓质素，对机体有广泛的生理作用，如扩张血管、降低血压、排水排钠等。

3. 髓质激素分泌的调节

（1）交感神经　肾上腺髓质受交感神经节前纤维支配，其末梢释放的乙酰胆碱作用于髓质嗜铬细胞的 N 型胆碱能受体，引起髓质激素的释放。

（2）ACTH 的调节　ACTH 可直接或间接通过糖皮质激素提高肾上腺髓质细胞中的多巴胺 β-羟化酶和 PNMT 的活性，促进髓质激素的合成。

（3）自身反馈调节　血液中髓质激素可负反馈抑制自身的分泌。当细胞内去甲肾上腺素或多巴胺的量增加到一定程度时，可抑制酪氨酸羟化酶的活性。肾上腺素合成增多时，也能抑制 PNMT 的作用。当髓质激素从细胞内释入血液后，胞浆内含量减少，解除了上述的负反馈抑制，激素的合成随即增加。

思考题

1. 为什么激素的作用具有准确性和高效性？激素是如何发挥其作用的？
2. 腺垂体和神经垂体可分泌哪些激素？这些激素可产生哪些生物学效应？
3. 食物中长期缺碘为什么会引起甲状腺的肿大？
4. 激素是如何维持血液中 Ca^{2+} 和葡萄糖浓度相对恒定的？
5. 肾上腺皮质和髓质可分泌哪些激素？各有什么生理作用？

本章思维导图

拓展阅读素材：激素的发现；肾上腺皮质激素（可的松）的发现和使用

第十二章

泌 乳

学习目标

1. 掌握乳腺的发育及其调节、泌乳的生理过程；
2. 熟悉排乳过程中的神经-体液调节；
3. 了解初乳及其对婴儿的生理意义。

乳腺（mammary glands）及其泌乳活动是女性最突出的形态生理特征，为其子代的生长发育提供了最基础的营养保障。泌乳的器官为乳房，由皮肤、皮下组织、肌肉和腺体等构成，腺体的导管汇聚于同一区域，称为乳头。乳汁内含有脂肪、蛋白质、糖类等丰富的营养成分及母源抗体成分，对于初生婴儿来说无疑是最适合的营养物质。

第一节 泌乳的概念

泌乳（lactation）包括乳的分泌（milk secretion）和乳的排出（milk ejection）两个独立而相互制约的过程。乳腺在女性青春期启动发育，妊娠期达到完全发育，分娩后开始分泌乳汁，分娩后乳腺持续分泌乳汁的时期称为泌乳期。在此期间，乳腺分泌细胞从血液中摄取营养物质，生成乳汁后分泌入腺泡腔内的过程称为泌乳。当哺乳时，蓄积在腺泡和导管系统内的乳汁迅速流向乳窦的过程称为排乳。

乳房主要有两种组织，一种是由乳腺腺泡和导管系统构成的腺体组织或实质；另一种是由结缔组织和脂肪组织构成的间质，保护和支持腺体组织。

乳房的外面被覆着柔软的皮肤，皮下有浅筋膜，其下面为深筋膜，深筋膜与结缔组织和脂肪组织包围整个乳腺。结缔组织和脂肪组织延伸至腺体内部将乳腺分为若干叶和小叶，各小叶间的结缔组织中含有丰富的弹性纤维。

乳腺腺泡和导管系统是乳腺的基本结构（图12-1）。腺泡是分泌乳汁的部分，由一层分泌上皮构成。乳房腺体由15~20个腺叶组成，每个腺叶又分成若干个腺小叶，每个腺小叶由10~100个腺泡构成。每一个腺泡类似一个小囊，有一条细小的乳导管与导管系统相通，整个导管系统呈放射状，靠体腔侧与这些腺泡相连，靠体表侧走向乳头，在近乳头处形成膨大的输乳管窦来储存乳汁，末端变细开口于乳头。腺泡的数目决定乳腺的泌乳能力，腺泡越多，泌乳能力越强。

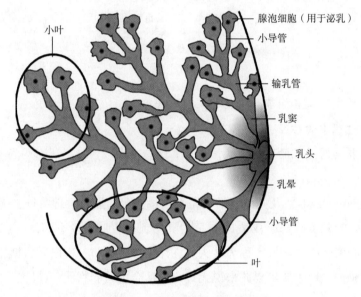

图 12-1　乳腺的基本结构示意图

乳导管系统由一系列复杂的管道组成，包括与腺泡腔相通的细小乳导管、小叶间乳导管和输乳管（图12-2）。乳汁从腺泡分泌出来，流入与之相通的细小乳导管，经过小叶间乳导管再汇入到腺叶输乳管，最后汇入乳池，开口于乳头。位于乳房下部储藏乳汁的较大腔道，称为输乳管窦（Lactiferous Sinuses）。乳窦经乳头末端的乳头管向外界开口。乳腺腺泡和细小乳导管的外层，有一层肌上皮细胞围绕，并相互连结成网状。当这些细胞收缩时，可使腺泡中蓄积的乳汁排出。较大的乳导管和乳窦由平滑肌构成，其收缩参与乳的排出过程。乳头管周围的平滑肌纤维在乳头末端排列成环形，构成乳头括约肌，使乳头管在不排乳时保持闭锁状态，排乳时保持松弛状态。

乳腺的血液供应极为丰富，每个腺泡都被稠密的毛细血管网包围着（图12-3），因此，血液可以充分将营养物质和氧带给腺泡，以供乳腺生成乳汁的需要。女性处于不同的发育时期，其腺泡和导管的发育状态也不同（图12-4）。

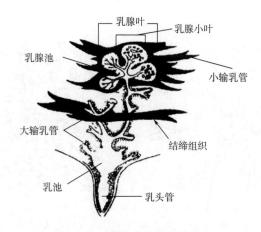

图 12-2 乳腺的容纳系统模式

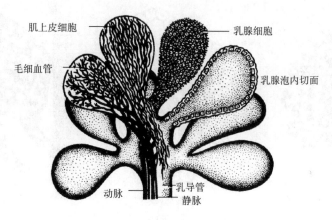

图 12-3 乳腺腺泡丛简图

乳腺中的静脉系统比动脉系统发达，静脉的总横断面比动脉大若干倍。因此血液缓慢地流过乳腺，为腺泡生成乳汁提供有利条件，乳腺中的血液主要沿着左右腹壁皮下静脉及阴部外静脉流出（图 12-3）。乳腺也有淋巴循环。

乳腺中有丰富的传入和传出神经。传入神经主要为感觉神经纤维，来自第一和第二腰神经的腹支、腹股沟神经和会阴神经。这些神经的分支进入乳腺，并在各腺泡间形成稠密的神经丛。乳腺的传出神经属于交感神经，其神经纤维支配乳腺内的血管、乳窦和大乳导管周围的平滑肌，兴奋时引起平滑肌收缩。乳腺内的平滑肌对肾上腺素、去甲肾上腺素极其敏感，刺激交感神经使乳腺内的血液循环量显著减少，泌乳量也相应下降，这是哺乳期女性受到惊扰等神经刺激时泌乳量明显下降的主要原因。但是乳腺的腺泡上皮及其周围的肌上皮细胞不受神经支配。

乳腺各部分有多种内、外感受器。乳房，特别是乳头皮肤及乳腺内的腺泡、血管、乳导管等处有着丰富的机械、温度感受器和化学、压力等内感受器，这些感受器对泌乳的反射性调节起着重要作用。

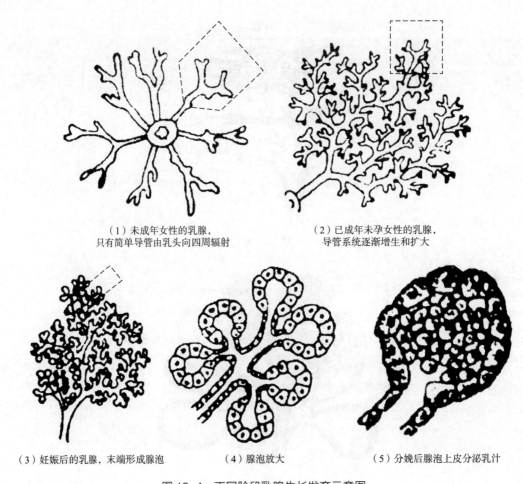

（1）未成年女性的乳腺，
只有简单导管由乳头向四周辐射

（2）已成年未孕女性的乳腺，
导管系统逐渐增生和扩大

（3）妊娠后的乳腺，末端形成腺泡　　　　（4）腺泡放大　　　　（5）分娩后腺泡上皮分泌乳汁

图 12-4　不同阶段乳腺生长发育示意图

第二节　乳腺的发育及其调节

一、乳腺的发育

幼年时乳腺尚未发育通常呈盘状结构，男性和女性的乳腺也没有明显差异。随着生长发育，乳腺中的结缔组织和脂肪组织逐步增加（图 12-3）。女性乳腺在青春期增生，12 岁左右开始发育，整个乳腺、乳晕、乳头都相继增大。一年以后可在乳头下触及明显盘状物，少数可由单侧开始。月经开始后，乳腺发育已近成熟。非妊娠期为静止期乳腺，妊娠期乳腺增生，沁乳期分泌旺盛，为活动期乳腺。

妊娠后，乳腺组织生长比较迅速，乳腺导管的数量继续增加，并且在每个导管的末端开始形成没有分泌腔的腺泡；在妊娠中期，腺泡渐渐出现分泌腔，腺泡和导管的体积不断增大，逐渐代替脂肪组织和结缔组织，乳房内的神经纤维和血管数量也显著增多；妊娠后期，腺泡的分泌上皮开始具有分泌机能，乳房的结构也达到了活动乳腺的标准形态；分娩前腺泡分泌初乳；分娩后乳腺开始正常的泌乳活动。

经过一定时期的泌乳活动后，腺泡的体积又重新逐渐缩小，分泌腔逐渐消失，与腺泡直接相连的细小乳导管重新萎缩，腺体组织被结缔组织和脂肪组织所代替，乳房体积缩小。乳腺的这种生理变化过程称为乳腺的回缩（mammary involution）。乳腺回缩通常是在泌乳后期出现的渐进性过程，最终导致乳腺活动停止，进入干乳期。乳腺的生长发育呈现明显的周期性变化，这些变化与性周期中卵巢的发育和妊娠期内分泌腺的活动密切相关。

二、乳腺发育的调节

乳腺发育既受内分泌腺活动的控制，又受中枢神经系统的调节。乳腺的发育和泌乳是由多种激素和神经系统协同作用的结果。

在青春发育期，卵巢的卵泡成熟后分泌的大量雌激素（estrogen），属于类固醇激素，可促进乳腺导管的上皮增生，乳管及小叶周围结缔组织发育，使乳管延长并分枝，并能使乳腺血管扩张、通透性增加，还可刺激脂肪沉积于乳腺组织。

孕激素（progesterone）属于类固醇类激素，其中最具生理活性的是孕酮（P_4），其对乳腺生长发育的主要作用为：促进乳腺小叶及腺泡的发育，在雌激素刺激乳腺导管发育的基础上使乳腺发育得更充分。

雌激素和孕激素对乳腺发育均有调节作用。起关键作用的是两者在乳腺发育时期的比例。催乳素（prolactin）的主要作用为促进乳腺生长发育，发动和维持泌乳，催乳素和乳腺上皮细胞上的催乳素受体结合，可产生一系列反应，包括刺激 α-乳清蛋白的合成、尿嘧啶核苷酸转化、乳腺细胞钠离子的转换及脂肪酸的合成，刺激乳腺腺泡发育和促进乳汁的生成和分泌。在分娩期间，雌激素与催乳素有协同作用，可促进乳腺发育和乳汁分泌；与孕酮协同作用于乳腺腺泡发育；与皮质类固醇一起则可激发和维持发育完成乳腺泌乳。

第三节 乳的生成过程

乳腺组织的分泌细胞，从血液中摄取营养物质生成乳汁后，分泌入腺泡腔内，这一过程称为乳的分泌（milk secretion）。母乳中含有乳铁蛋白、碳水化合物、蛋白质、脂肪、维生素、矿物质、脂肪酸和牛磺酸等成分。

一、乳的生成过程

乳的生成过程是在乳腺腺泡和细小乳导管的分泌上皮细胞内进行的。生成乳汁的各种原料都来自血液，其中球蛋白、酶、激素、维生素和无机盐等均由血液进入乳中，是乳腺分泌上皮对血浆选择性吸收和浓缩的结果；乳中的乳蛋白、乳脂和乳糖等则是上皮细胞利用血液中的原料，经过复杂的生物合成而来的（图 12-5）。

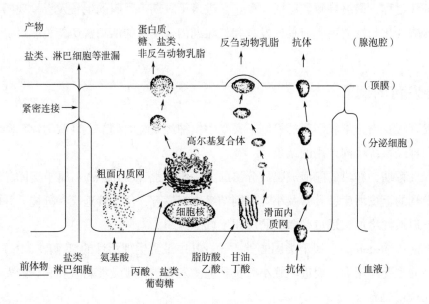

图 12-5　乳的分泌过程

1. 乳蛋白的合成

乳中的主要蛋白质有酪蛋白和乳清蛋白，乳清蛋白又包括 β-乳球蛋白和 α-乳清蛋白，是乳腺分泌上皮的合成产物，其合成原料来自血液中的氨基酸。氨基酸由上皮细胞吸收后，被核糖体聚合成短肽链，移行至高尔基体。在高尔基体内的肽进一步缩合，形成各种不溶性酪蛋白颗粒以及可溶性 β-乳球蛋白。然后含有酪蛋白的颗粒由高尔基体移行至细胞表面。少量乳蛋白（占总乳蛋白 5%～10%，如免疫球蛋白和血清清蛋白）可从血液中直接摄取。

2. 乳糖的合成

乳糖是乳中特有的糖类，有 α-乳糖和 β-乳糖两种异构体，其主要原料是来自血液中的葡萄糖。在乳糖合成酶的催化下，一部分葡萄糖在乳腺内先转变成半乳糖，然后再与葡萄糖结合生成乳糖。乳糖合成酶有两种成分，一种是 A 蛋白（即半乳糖转化酶），存在于上皮细胞的高尔基体中；另一种是 B 蛋白（即 α-乳清蛋白），在内质网形成后移行至高尔基体，再与 A 蛋白结合形成复合体，即乳糖合成酶。

3. 乳脂的合成

乳脂几乎完全呈现甘油三酯状态。它在上皮细胞的颗粒性内质网中形成脂肪小球。脂肪小球从细胞内排出时，由薄质膜包裹。构成甘油三酯的脂肪酸是 $C_4 \sim C_{18}$ 饱和脂肪酸以及不饱和脂肪酸——油酸。脂肪酸的比例随饮食不同而不同，牛和山羊乳中的 $C_4 \sim C_{18}$ 脂肪酸的前体物一般来自甘油三酯和脂蛋白的裂解产物。而瘤胃发酵产生的乙酸和羟丁酸可在一定程度上被乳腺细胞利用，转变为 $C_4 \sim C_{18}$ 脂肪酸，但乳腺细胞不能利用葡萄糖合成脂肪酸。甘油三酯中的甘油主要是由葡萄糖转变而来，也可来自血液中的甘油三酯。乳汁中还有少量类脂成分，如磷脂类，由甘油、脂肪酸、磷酸和含氮物质组成，以及固醇类，主要为胆固醇。

4. 免疫球蛋白的合成与分泌

在整个泌乳期中，乳中免疫球蛋白的含量变化幅度很大。初乳中的免疫球蛋白质量浓度最高可达 120g/L，以后迅速下降，在泌乳高峰期的质量浓度为 0.5 ~ 1.0g/L。人初乳中的免疫球蛋白主要是 IgA。这类球蛋白并不是来源于血液，而是由淋巴细胞——浆细胞在腺泡附近合成。在干乳期内，乳腺中有大量淋巴细胞和巨噬细胞浸润。其中的 B 淋巴细胞在受到抗原刺激后被激活而转为浆细胞，分泌 IgA。IgA 不能直接进入乳中，必须先与腺上皮合成的一种特殊多肽结合才能转移至乳中。免疫球蛋白和其他血浆蛋白可能是以"转运泡"的形式从组织液穿过腺泡上皮进入乳中。转运泡由腺泡上皮基部的细胞内陷形成。

乳腺腺泡合成乳的过程是一个复杂的生化过程。它需要 ATP 提供能量，还需要酶的催化才能完成。女性在泌乳期的生理活动也发生相应的变化，以适应乳腺的活动。

二、乳分泌的发动和维持

在泌乳期间，乳的分泌包括发动泌乳和维持泌乳两个过程，这两个过程均受神经-体液调节。

1. 发动泌乳及其调控

发动泌乳是指伴随分娩而发生的乳腺开始分泌大量乳汁的活动。在妊娠期间，由于胎盘和卵巢分泌大量的雌激素和孕激素，因此腺垂体不释放催乳素。而在分娩前后，孕激素和雌激素水平明显下降并维持在较低的水平，从而解除了对下丘脑和腺垂体的抑制作用，引起催乳素迅速释放，催乳素强烈促进乳的生成，在发动泌乳的过程中起主要作用（此后血中的催乳素保持一定水平，以维持泌乳），同时肾上腺皮质激素含量增加，与催乳素协同作用发动泌乳。研究表明，单独给予催乳素或肾上腺皮质激素对乳汁生成不起作用，二者共同作用才能产生发动泌乳的效应。

2. 维持泌乳及其调控

发动泌乳后，乳腺能在相当长的一段时间内持续进行泌乳活动，这就是维持泌乳。乳汁分泌的维持，必须依靠下丘脑的调控及多种激素的协同作用。一定水平的催乳素、肾上腺皮质激素、生长激素、甲状腺激素是维持泌乳所必需的，此外，乳腺导管系统内压也是重要的影响因素。甲状腺激素能提高机体的新陈代谢，对乳生成有显著的促进作用；肾上腺皮质激素对机体蛋白质、糖类、无机盐和水的代谢都有显著的调节作用，因此对乳生成具有一定影响。

甲状腺激素和肾上腺皮质激素对乳生成的调节作用，分别受腺垂体的促甲状腺激素和促肾上腺皮质激素的调控。

如果停止哺乳，由于缺乏吮乳反射的刺激，腺垂体释放的催乳素、促甲状腺激素、促肾上腺皮质激素、生长激素减少，神经垂体释放的催产素也减少，从而抑制泌乳和排乳。

第四节　初乳及其对婴儿的生理意义

乳汁主要由乳腺腺泡上皮细胞所分泌，高度发育的细小乳导管也能分泌极少量的乳汁。乳汁中含有婴儿生长发育所必需的营养物质，也是理想的营养物质。乳可分为初乳（colostrum）和成熟乳（mature milk）。

一、初乳

在分娩期或分娩后最初 3~5 天内乳腺产生的乳称为初乳（colostrum）。初乳是乳腺上皮细胞紧密连接开放后所产生的早期母乳，较黏稠，浅黄，如花生油样，稍有咸味和臭味，煮沸时凝固。

初乳中各种成分（表 12-1）的含量和成熟乳具有显著不同，其中干物质含量较高，可超出成熟乳数倍之多。初乳内含有丰富的球蛋白和清蛋白。初生婴儿吸吮初乳后，蛋白质能透过肠壁而被吸收，有利于增加其体内血浆蛋白质的浓度；初乳中含有大量的免疫抗体、酶、维生素及溶菌素等，特别是由于一般胎盘不能转送抗体，新生儿主要依赖初乳中的抗体或免疫球蛋白形成体内的被动免疫，以增加其抗病力。初乳中的维生素 A 和维生素 C 的含量比常乳多约 10 倍，维生素 D 比常乳多 3 倍。初乳中含有较多的无机盐，其中的镁盐有轻泻作用，可促进肠道排出胎粪。初乳是目前已知最有效的天然免疫促进剂，含有超过 13 种生长因子，68 种细胞因子，415 种蛋白质，超过 200 种寡聚糖，其中分泌型免疫球蛋白 A（secreted immunoglobulin A，SIgA）、寡聚糖、乳铁蛋白、细胞因子和生长因子、胃饥饿素及瘦素等生物活性物质对婴幼儿的生长发育有重要意义，尤其在新生儿胃肠道和呼吸系统的保护方面具有重要作用。

表 12-1　人初乳成分

成分	含量/（g/L）
水分	870
脂肪	29
乳糖	53
蛋白质	27
无机物	5

分泌型免疫球蛋白 A 主要存在于外分泌液（如唾液、泪液、胃肠液、乳汁及呼吸道分泌液）中，是人体黏膜免疫中的主要抗体。在哺乳的早期阶段，SIgA 更像是免疫活性细胞为新生儿不成熟的免疫系统提供的额外支持。初乳中 SIgA 含量最丰富，可达 10g/L，5 天后其浓度下降到不足 1g/L。服用初乳的新生儿患腹泻、泌尿道感染、新生儿败血症和坏死性肠炎的概率明显降低，都与之相关。

寡聚糖是一类聚合物，结构多种多样，由五个基本的单糖（葡萄糖、半乳糖、N-乙酰葡萄糖胺、岩藻糖和唾液酸）成分组成，存在乳汁中，量多，由乳腺产生和转运，具有多种有益的生物成分，如益生元、抗菌成分、肠道上皮细胞和免疫系统的调节剂，能促进婴儿消化道特定细菌的定植。这些有益成分还能干扰病菌与口腔黏膜吸附以预防中耳炎和下呼吸道感染，加强肠道和大脑发育等。

乳铁蛋白是乳汁中一种重要的非血红素铁结合糖蛋白，中性粒细胞颗粒中具有杀菌活性的单体糖蛋白，主要由乳腺上皮细胞表达和分泌。在初乳中浓度为 6~8g/L，而成熟乳中的含量为 2~4g/L。其作用与 SIgA 等作用成分类似，能抑制致病菌吸附口腔黏膜。乳铁蛋白还可减轻炎症反应以预防败血症。

细胞因子和生长因子是具有广泛生物学作用的多肽类物质。生长因子的主要作用是调节细胞的增殖与分化，细胞因子主要调节免疫功能，两者都是多功能性的。生长因子有生长促进因子，如血小板源生长因子、成纤维生长因子、胰岛素样生长因子、内皮细胞生长因子、白细胞介素-1/白细胞介素-6、血管紧张素-Ⅱ、内皮素、表皮生长因子等；还有生长抑制因子，如前列环素、内皮细胞舒张因子、硫酸类肝素、转化生长因子-β等；还有具有生长调节作用的血管活性物质，如血管紧张素-Ⅱ、内皮素、缓激肽、心钠素等。产后这些物质在母乳中的含量均以不同的速度下降，初乳中所有生长因子的含量要比常乳中的含量高得多，初乳和常乳中的细胞因子和生长因子在产后早期的新生儿发育中具有独特的生物学作用。如白细胞介素-6 能增加 SIgA 的生成，还能刺激早产儿口腔黏膜的淋巴系统免疫细胞，从而发挥免疫调节效应。表皮生长因子能被消化道吸收，促进远端器官生长。

胃饥饿素能够促进食欲，增加食物摄入，维持能量的动态平衡，促进脂肪沉积和体重增加，初乳中胃饥饿素含量为 $2.8\mu g/L$。初乳中胃饥饿素水平与初生婴儿体重、身长、头围呈正相关。

1997 年首次发现母乳中存在瘦素，主要是以脂肪球的方式由乳腺的上皮细胞分泌，母乳中瘦素水平在 $0.2\sim73.22\mu g/L$。初乳中瘦素水平高于成熟乳。母乳中的瘦素水平与母体瘦素水平、母亲体脂指数及母体体脂含量呈正相关，同时母乳中的瘦素水平与婴儿瘦素水平也呈正相关。瘦素主要参与食物摄取和能量利用的调节，因此在促进婴儿生长和脑发育方面发挥重要作用。初乳几乎是初生婴儿不可替代的食物。喂给初生婴儿以初乳，对保证其健康成长具有重要意义。

二、成熟乳

初乳期过后乳腺所分泌的乳汁称为成熟乳（mature milk），也称常乳（ordinary milk）。成熟乳通常是指女性产后 14 天之后分泌的乳汁，到产后 30 天左右成分逐渐稳定。其干物质含量为 11%~13%。成熟乳中的一些成分与血浆中的成分以同样的形式存在，但乳中的酪蛋白及乳糖是体内其他部位所没有的。人体常乳中含水、蛋白质、脂肪、糖、无机盐、酶和维生素等（表 12-2）。蛋白质主要是酪蛋白，占蛋白质总量 40%，其次是清蛋白和球蛋白，两者共占蛋白质含量 60%，是构成乳清蛋白的主要成分。

表 12-2　人成熟乳中的化学成分

成分	水	脂肪	蛋白质	乳糖	无机物
含量/%	88.0	3.8	0.9	7.1	0.2

乳中的脂肪是油酸、软脂酸和其他低分子脂肪酸的甘油三酯。乳中还含有少量磷脂、胆固醇等类脂。

乳中的糖有乳糖和少量寡糖。乳糖能被乳酸菌分解为乳酸发挥生理功能。寡糖可以促进婴儿肠道菌群正常生长及免疫功能。

乳中的酶类很多，主要有过氧化氢酶、过氧化物酶、脱氢酶、水解酶等。

乳中还含有来自食物的各种维生素（维生素 A、维生素 B、维生素 C、维生素 D 等）和植物中的色素（如胡萝卜素、叶黄素等）以及血液中的某些物质（抗毒素、药物等）。

乳中的无机盐主要有氯化物、磷酸盐和硫酸盐等，乳中的铁含量很少，所以哺乳期的新生儿应补充少量含铁物质，否则易发生贫血。

第五节 排乳过程中的神经-体液调节

一、乳汁的排出过程

在初生婴儿吮乳之前，母体乳腺腺泡上皮细胞生成的乳汁连续地分泌到腺泡腔内。当腺泡腔和细小乳导管充满乳汁时，腺泡周围的肌上皮细胞和导管系统的平滑肌反射性收缩，将乳汁转移入乳导管和乳窦内。乳腺的全部腺泡腔、导管、乳窦共同构成了蓄积乳的容纳系统。

当哺乳时，引起乳房容纳系统紧张度发生改变，使贮积在腺泡和乳导管系统内的乳汁迅速流向乳窦，这一过程称为排乳（milk ejection）。

排乳是一种复杂的反射过程。哺乳时，婴儿的吸吮刺激母体乳头的感受器，反射性地引起腺泡和细小乳导管周围的肌上皮细胞收缩，腺泡乳就流入导管系统；接着大导管和乳窦的平滑肌强烈收缩，乳窦内压迅速升高，乳头括约肌开放，于是乳汁排出体外。在哺乳期间，乳窦内压力保持较高水平，使乳汁不断流出。

最先排出的乳是乳窦内的乳，当乳头括约肌开放时，乳汁借助乳窦本身重力作用即可排出，腺泡和乳导管中的乳必须依靠乳腺内肌细胞的反射性收缩才能排出。这种乳叫反射乳（reflex milk）。吸吮刺激乳房不到1min，就可以引起排乳反射。

二、排乳过程中的神经-体液调节

排乳是高级神经中枢、下丘脑和垂体参与的复杂反射活动。

1. 排乳反射的传入途径

挤压或吮吸乳头时对乳房内、外感受器的刺激是引起排乳反射的主要非条件刺激，外界环境的各种刺激经常通过视觉、听觉、嗅觉和触觉等形成大量促进或抑制排乳的条件反射。

排乳反射属于非条件反射，排乳过程从乳房感受器感受到挤压或吮吸乳头的刺激而发生兴奋开始，传入冲动经精索外神经传进脊髓后，主要通过脊髓-丘脑束传到丘脑，在丘脑的每一侧分成背、腹两个分支，在下丘脑后部汇合，最后到达下丘脑的室旁核和视上核，由此发出下丘脑-垂体束，进入神经垂体。室旁核和视上核是排乳反射的基本中枢，在大脑皮层中有相应的代表区。丘脑还可发出传入纤维，把冲动传到大脑皮层的相应代表区，再由此发出冲动、控制下丘脑的活动。乳房的传入冲动传入脊髓后，还有一部分神经纤维能与胸腰段脊髓内的植物性神经元联系，并通过交感神经支配乳腺平滑肌的活动（图12-6）。

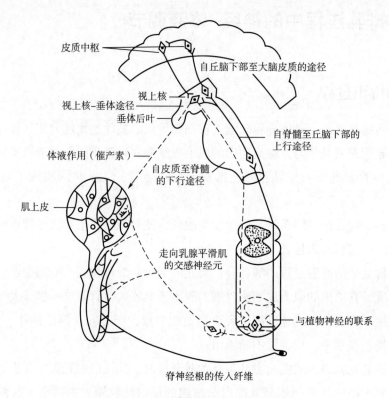

图 12-6　排入反射的神经控制示意图

实验证明，只有乳房与中枢神经系统保持正常联系的情况下，排乳反射才能出现。切断乳腺的神经支配或者麻醉都使排乳反射消失。而切断这种神经或破坏下丘脑视上核都使反射消失。吮吸乳头时，不但会引起排乳反射，而且还会同时引起抗利尿效应。同样，向颈动脉内注射高渗盐水，不但会引起抗利尿效应，也会同时引起排乳反射。催产素的排乳效应比抗利尿激素强5~6倍，但后者也具有一定的排乳效应。

2. 排乳反射的传出途径

排乳反射的传出途径有两条：一条是单纯的神经途径，另一条是体液途径。神经途径主要是支配乳腺的交感神经通过精索外神经进入乳腺，直接支配乳腺大导管周围的平滑肌活动。切断支配乳腺的精索外神经，并刺激它的外周端，可引起乳导管平滑肌强烈收缩。体液途径主要是通过神经垂体释放催产素，它在血液中以游离形式运输，到达乳腺后迅速从毛细血管中扩散，作用于腺泡和终末乳导管周围的肌上皮细胞引起收缩。

排乳过程包括两个先后出现的反射。婴儿吮吸乳头时，大约经过5s的潜伏期后，就出现第一个反射，表现为乳窦和大导管周围的平滑肌强烈收缩，使乳窦和大导管的乳汁开始排出。这是单纯的神经性节段反射，冲动经交感神经传出，效应器是乳腺的平滑肌。20～25s

后出现第二个反射，这时腺泡和细小乳导管周围的肌上皮收缩，排出腺泡乳。这是以催产素为媒介的神经-体液性反射。催产素在血液中的半衰期是 2~3min，由于大多数动物的乳汁主要积聚在腺泡腔中，所以神经-体液途径所引起的第二个反射有更重要的作用。事实上单独注射催产素，即使不刺激乳房，甚至切断乳房的神经支配，仍能较好地引起排乳。

在非条件排乳反射基础上，可以形成大量条件反射。哺乳的地点、时间等，都能成为条件刺激而形成条件性排乳反射。这些条件反射对于哺乳活动有显著影响。相反，异常的刺激（如喧闹）将抑制排乳，使排乳量明显下降。

3. 排乳的抑制

疼痛、不安、恐惧和其他情绪性不稳定因素常抑制排乳。抑制可通过反射中枢或者传出环节起作用。中枢的抑制性影响常起源于脑的高级部位，阻止神经垂体释放催产素。外周性抑制效应常由于交感神经系统兴奋和肾上腺髓质释放肾上腺素，导致乳房内外小动脉收缩。结果使乳房循环血量下降，不能输送足够量的催产素到达肌上皮，导致排乳抑制。

三、乳导管系统内压与泌乳和排乳的关系

由于乳腺腺泡上皮细胞分泌的乳汁不断由腺泡腔流入乳导管系统，构成乳导管系统内压。如果分娩后不哺乳或不挤乳，将引起乳导管系统内压增高，引起乳腺腺泡上皮细胞分泌的乳量减少，同时压迫血管，使乳腺的血流量也减少，乳的合成减慢，当导管系统内压过高时就会引起泌乳停止；经过哺乳或挤乳后，乳导管系统内压下降，有助于乳腺上皮细胞泌乳。因此，乳从乳腺有规律的排空是维持泌乳的必要条件。

📝 思考题

1. 参与乳汁分泌调节的激素有哪些？
2. 试述排乳的神经-体液调节。
3. 简述初乳的成分特点及其生理作用。
4. 简述初乳对婴儿的生理意义。

本章思维导图

拓展阅读素材：近代中国乳腺癌的治疗变革、知识传播与社会认知；MicroRNA（miRNA）参与调控哺乳动物乳腺发育和泌乳

参考文献

［1］毕殿洲. 药剂学［M］. 北京：中国医药科技出版社，2000.

［2］陈守良. 动物生理学［M］.4 版. 北京：北京大学出版社，2012.

［3］范少光. 人体生理学［M］.2 版. 北京：医科大学出版社，2000.

［4］黄庆洲　黎德斌　伍莉. 动物生理学［M］. 重庆：西南师范大学出版社，2015.

［5］侯晓华. 消化道运动学［M］. 北京：科学出版社，1998.

［6］倪鑫，胡志安，戎伟芳. 生理学［M］. 北京：科学出版社，2010.

［7］欧阳五庆. 动物生理学［M］.2 版. 北京：科学出版社，2012.

［8］裴建民，朱妙章. 大学生理学［M］.5 版. 北京：高等教育出版社，2017.

［9］裴建明，曾晓荣，张玉顺，等. 心血管学生理基础与临床［M］.3 版. 北京：高等教育出版社，2020.

［10］邱蔚六，刘正. 老年口腔医学［M］. 上海：上海科学技术出版社，2002.

［11］王庭槐. 生理学：第 2 版［M］. 北京：高等教育出版社，2008.

［12］王庭槐. 生理学. 第 3 版［M］. 北京：人民卫生出版社，2015.

［13］王庭槐. 生理学：第 9 版［M］. 北京：人民卫生出版社，2018.

［14］吴肇汉. 实用临床营养治疗学［M］. 上海：上海科学技术出版社，2001.

［15］姚泰. 人体生理学：第 3 版［M］. 北京：人民卫生出版社，2001.

［16］姚泰. 生理学［M］. 北京：人民卫生出版社，2005.

［17］姚泰. 生理学：第 2 版［M］. 北京：人民卫生出版社，2010.

［18］杨秀平. 动物生理学：第 1 版［M］. 北京：高等教育出版社，2002.

［19］朱大年. 生理学：第 7 版［M］. 北京：人民卫生出版社，2009.

［20］朱大年，王庭槐. 生理学：第 8 版［M］. 北京：人民卫生出版社，2013.

［21］中国医学百科全书编辑委员会. 中国医学百科全书·营养与食品卫生学［M］. 上海：上海科学技术出版社，1988.

［22］朱文玉. 医学生理学：第 2 版［M］. 北京：北京大学医学出版社，2009.

［23］Feldman. Sleisenger & Fordtran's Gastrointestinal and Liver Disease. 8th edition［M］. Philadelphia：Saunders，2006.

［24］Fox SI. Human physiology. 14th ed［M］. New York：McGraw-Hill Higher education，2015.

［25］Fox SI. Human Physiology. 12th ed［M］. New York：McGraw-Hill Higher education，

2011.

［26］Guyton AC，Hall JE. Textbook of Medical Physiology. 11th edition ［M］. Philadelphia：Saunders，2007.

［27］Guton AC，Hall JE. Textbook of Medical Physiology. 11th ed ［M］. Philadelphia：Elsevier，2005.

［28］Guyton AC，Hall JE. Textbook of Medicine Physiology. 13th ed ［M］. Philadelphia：WB Saunders，2016.

［29］Kumar. Robbins and Cotran Pathologic Basis of Disease. 9th ed ［M］. Saunders，2014.

［30］Levy M. N，Stanton B. A，Koeppen B. M.. Berne & Levy. Physiology. 4th edition ［M］. 梅岩艾 王建军，译. 北京：高等教育出版社，2008.

［31］Leonard RJ. 消化系统解剖与生理（选译版）［M］. 北京：科学出版社，2008.

［32］Libby. Braunwald's Heart Disease：A Textbook of Cardiovascular Medicine. 10th ed ［M］. Saunders，2014.

［33］Levick JR. An introduction to Cardiovascular Physiology. 5th ed ［M］. CRC Press，2009.

［34］Leonard R. Johnson. Essential Medical Physiology：Third Edition ［M］. USA：Elsevier，2003：809.

［35］Valerie C. Scanlon，Tina Sanders. Essentials of Anatomy and Physiology：Fifth Edition ［M］. Philadelphia：F. A. Davis Company，2007：397-399.

［36］Valerie C. Scanlon，Tina Sanders. Essentials of Anatomy and Physiology：Fifth Edition ［M］. Philadelphia：F. A. Davis Company，2007：397-399.

［37］Rhoades RA，Bell DR. Medical Physiology：Principles for Clinical Medicine. 4th ed ［M］. Philadelphia：LWW，2012.

［38］Costanzo LS. Physiology. 5th ed ［M］. Philadelphia：Saunders，2014.